TIBBİ BİTKİLER REHBERİ

PROF. DR. İBRAHİM ADNAN SARAÇOĞLU

TIBBİ BİTKİLER REHBERİ

PROF.DR. İBRAHİM ADNAN SARAÇOĞLU

Aslen Safranbolulu olan İbrahim Adnan Saraçoğlu, 1949 doğumludur. Kimya Mühendisliği eğitimini tamamladıktan sonra,1982 yılında yüksek lisans ve doktora çalışmasını Avusturya Graz Teknik Üniversitesi'nde tamamladı. 1983-1986 yıllarında Graz Teknik Üniversitesi Biyoteknoloji-Mikrobiyoloji kürsüsünde asistan olarak çalıştı. Karl Franzes Üniversitesi'nde 1987-1994 ve 1995-1999 yılları arasında da Viyana Teknik Üniversitesi'nde profesör olarak görev yapan Saraçoğlu'nun uluslararası yayımlanmış makale ve patentleri vardır. Aynı zamanda 1987-1993 yılları arasında AVL Araştırma Merkezi'nde Metabolit Sensörler konusunda araştırmacı ve yönetici olarak görev aldı.

Türkiye'de LAB'lı deterjanlara geçişin öncülüğünü yaptı. Mart/2010 yılında Ankara'da dünyanın 3'ncü büyük Tohum Gen Bankası'nın açılmasına ve yine aynı yıl Haziran/2010'da Türkiye'nin ilk Resmi Tıbbi Bitkiler Araştırma Laboratuvarı'nın açılmasında etkin rol oynadı. Bitkilerin insan sağlığı üzerindeki etkilerine ilişkin araştırmalarını 40 yılı aşkın bir zamandır aralıksız sürdüren Prof. Saraçoğlu halen, İleri Bitki Kimyası konularında Marmara Üniversitesi Biyomühendislik Anabilim dalında ve İstanbul Aydın Üniversitesi Gıda Mühendisliği ve Gıda Güvenliği Bölümlerinde Yüksek Lisans ve Doktora düzeyinde dersler vermektedir.

Saraçoğlu'nun geliştirdiği, önleyici ve koruyucu doğal bitkisel kürler uluslararası yayımlanmış birçok kitapta kaynak olarak gösterilmekte ve yurt dışı üniversiteler Prof. Saraçoğlu'nun geliştirmiş olduğu kürleri araştırmalarına almaktadırlar. Yine çok sayıda uluslararası resmi internet sitelerinde Prof. Saraçoğlu'nun kürleri yayınlanmaktadır.

www.profsaracoglu.com

prof saracoglu®
SARAÇOĞLU YAYINLARI

Yayıncı Sertifika No	: 30661
Yayın No	: 02
Saraçoğlu / Alternatif Tıp	: 02
Kitap Adı	: Tıbbi Bitkiler Rehberi
Yazarı	: Prof.Dr.İbrahim Adnan SARAÇOĞLU
Genel Yayın Yönetmeni	: Metin Soylu
Yayın Editörü	: Hediye Tan
Redaksiyon	: Şöhret Baltaş
Düzelti	: Dilara Büyüktaş
Teknik Hazırlık	: Çetin Akdeniz
Kapak Tasarımı	: Çetin Akdeniz
Baskı – Cilt	: Promat Basım Yayın San. Tic. A.Ş.
	Sanayi mah.1673.sokak No:34
	Esenyurt / İstanbul
Matbaa Sertifika No	: 12039

1. Baskı: Eylül 2014

ISBN: 978-605-9948-01-2

© **Kitabın telif hakları, Saraçoğlu Yayınları'na aittir.**
Yayınevinden yazılı izin alınmadan kısmen veya tamamen alıntı yapılamaz. Hiçbir şekilde kopya edilemez, çoğaltılamaz ve yayımlanamaz. Yayınevinden ve eser sahibinden, yazılı izni olmaksızın hiç bir yolla çoğaltılamaz ve kaynak gösterilerek dahi alıntı yapılamaz ve de kullanılamaz. Bu kitapta yayınlanmış olan bilgiler ve bitkilerin hazırlama ve hazırlandıktan sonraki tüketim şekilleri de uzun araştırmalar sonunda ortaya konmuş orijinal nitelikte yeni bilgiler ve buluşlardır. Tüm orijinal nitelikteki yeni bilgiler, üçüncü şahıslar tarafından üretim, reklam ve tanıtım amaçlı olarak dahi, eser sahibinin yazılı izni olmaksızın kesinlikle kullanılamaz.

Saraçoğlu Yayınları® 2014
Feyzullah Mah. Bağdat Cad. **No:**234/14 Maltepe /İstanbul
Tel: 0 216 442 86 86 **Faks:** 0 216 442 86 87
www.saracogluyayinlari.com.tr
info@saracogluyayinlari.com.tr

İTHAF

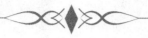

Doğa asla çöp üretmez, ne kirazın sapı, ne patatesin kabuğu ne de dalından düşen bir yaprak çöp değildir. Yaratılmış her şey bir nimettir ve onda insana faydalar (hikmetler) vardır.

Nimetin faydalarını araştırıp insanın hizmetine sunanlara selam olsun. Bu kitap, nimetin hikmetini araştıranlara ve Osmanlı'nın Otacı Kültürü'nü yüzyıllar boyu günümüze kadar taşıyıp vesile olanlara ithaf olunur. Allah, onlardan razı olsun.

İnsan doğanın bir parçasıdır. Doğadan ve doğal tüketimden uzaklaştıkça hastalıklar artacak ve yeni yeni hastalıklar da seyir değiştirerek ortaya çıkmaya devam edecektir. Teknolojinin sunduğu yapay (sentetik) ürünleri kullanarak, doğadan ve doğal yaşamdan uzaklaşan insanoğlu, çaresizliğin sınırlarına ulaşıp, tekrar doğaya geri dönmek istediğinde, doğanın da küskün olabileceğini ve artık geri dönüşün fayda etmeyeceğini unutmamalıdır.

Gaşiye 17- 20
Hâlâ bakmazlar mı, deveyi nasıl yarattık?
O göğe bakmazlar mı nasıl yükseltilmiş?
O dağlara bakmazlar mı nasıl dikilmiş?
Ve yeryüzüne bakmazlar mı ki, nasıl döşenmiş?

Hiçbir hastalığa karşı, kimse ümidini yitirmesin. En son aşamada olanlar için bile bir ümit mutlaka vardır…

ÖNSÖZ

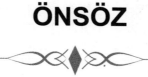

Değerli okuyucu, *"Bitkisel Sağlık Rehberi"* adlı kitabımda bulunan birkaç bitkiyi bu kitapta da bulacaksınız. Bunun nedeni bir zamanlar araştırdığım bitkilere zamanla tekrar dönmemdir. Edindiğim tecrübe ve yeni bakış açılarıyla geçmişte araştırdığım bir bitkiye yıllar sonra tekrar dönüş yaptığımda yepyeni özelliklerini görebilmekteyim. Örneğin, brokoli her iki kadından birinin göğsünde gelişen fibrokistlere karşı hem önleyici ve koruyucudur, hem de fibrokistleri tamamen ortadan kaldırabilmektedir. Brokolinin fibrokistlere karşı etkili olduğunu 2006 yılının yaz aylarında keşfetmiştim. Bu yeni sonucu *"Tıbbi Bitkiler Rehberi"* adlı kitabıma aldım.

Değerli okuyucu, ebter ve transgen tohumlar, evrimini en mükemmel şekilde tamamlamış olan doğal tohumların yerini hızla almaktadır. Salatalıktan domatese, karpuzdan kavuna, brokoliden maydanoza, soya fasulyesinden mısıra kadar birçok sebze ve meyvenin tohumları ya kısırlaştırılmakta ya da genetik yapıları değiştirilmektedir.

Diyarbakır ve Adana karpuzlarını artık bulamadığımızın farkında mısınız? Anadolu buğdayından yapılan mükemmel aromalı, enfes bir tadı ve kokusu olan ekmeğimiz artık yok. Yerini, tadı olmayan yavan bir ekmek aldı. Mısır ekmeğimizin de tadı yok. Anadolu'nun köylerinde yetişen doğal sebzelerin yerinde artık yeller esiyor. Çengelköy salatalığının tadı ancak, onun tadını bilenler tarafından bir anı olarak anlatılır oldu. Çankırı eriğini bulmak çok zor. Tüm sebze ve meyvelerin yerini hızla ithal edilen ebter tohumlar ve çekirdekler almaya başladı. Ülkemize, yüzyıllar boyu bereket taşımış olan tohumlar ve çekirdekler artık kullanılmıyor, birçoğu kaybolup gitti bile.

Bunun sonuçlarının ülkemiz için ne kadar önemli olduğunu vurgulamak ve daha detaylı açıklayabilmek amacıyla **"Anadolu Toprakları ve Bitki Örtüsü"** başlığı altında ayrı bir bölümü de kitabıma ilave ettim. Bu konu, bu ülkede yaşayan her vatandaşın milli davası olmak zorundadır, aksi halde başarı kazanmamız mümkün değildir.

Tüm değerli okuyucularımın sağlıklarının daim olmasını dilerim.

İstanbul: Ağustos 2008
Prof. Dr. İbrahim Adnan SARAÇOĞLU

İÇİNDEKİLER

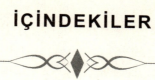

Giriş 17
Beslenme Bir Kültürdür 19
Anadolu Toprakları ve Bitki Örtüsü 21
Neden Önleyici ve Koruyucu Kürler? 43
Bitkisel Kür Nedir? 47

Kanser 55
Latentfaktör (Gizli Faktör)
Kanser İşaretleyicileri (Marker)
Şişmanlık ve Kanser
Kansere Neden Olabilen Bazı Hastalıklar
Hepatit
Ülseratif Kolit
Kanserde Kontroller ve Biyopsi
Gen tedavisi

Hastalıklara Karşı Savaşan Etkin Maddelerin Sınıflandırılması 71
Antioksidanlar
Glukosinolatlar (Glucosinolates)
Goitrogenler
Sulforafen
Mühim Not
Antocyanidler
OPC'lerin Etkileri
Antocyanidlerin Etkileri
Karotinoidler (Karotenler)
Phytosterins (Bitkisel Sterinler)
Alkoloidler

Lavanta 87
Romatizma ve Lavanta
Lavanta ve Karaciğer Yağlanması
Kür-1: Toz Allerjisi ve İdyopatik Burun Akıntısına Karşı
Kür-2: Geniz Akıntısı Durumunda Adaçayı Gargarası
Kür-3: Romatoid Artirit Ağrılarına Karşı

Kür-4: Karaciğer Yağlanmasına Karşı ML (Maydanos-Limon) + Lavanta Kürü
Lavanta Kürünün Uygulanışı

Nane 93
Östrojen Hormonu ve Nane
Bayanlarda Tüylenme

Yaşlılık Lekelerine (Lentigo) Karşı 97
Kür-1: Soya Fasülyesi Kürü
Kür-2: Limon-Sirke Kürü

Cilt Maskesi (Kayısı-Elma Maskesi) 101
Kür-1: Kırmızı Elma – Kayısı Yüz Maskesi

Tarçın 105
Şeker Hastaları
Kolesterol ve Tarçın
Sivilcelere Karşı Koruyucu
Kadınların Adet Dönemlerinde
Helicobacter Pylori
Romatoid Artrit (İltihaplı eklem Romatizması)

Testere Dişli Arslanpençesi 113
O Kadınların Bitkisidir
Kür-1: Adet düzensizliğine ve Tüylenmeye Karşı
Kür-2: FSH Hormonu Yüksekliğine Karşı

Cilt Temizleyici 117
Kür: Cilt Temizleyicisi

Alerjiye Karşı Direnç Kazanmak 119
Alerjinin Nedenleri (Sebepleri)
Alerjinin Tetikleyicileri
Çevre Zehirleri
Kanda Tayin Edilebilen Zehirli Kimyasallar
Birinci Gruptaki Zehirler
İkinci Gruptaki Zehirler
Üçüncü Gruptaki Zehirler
Zehirin Kurbanı İnsan
Allerji ve Zehirli Kimyasallar
Vücudu Zehirli Kimyasallardan Arındırmak

Kür-1: Beyaz Lahana ve Toksin Atıcı Kür
Kür-2: Isırgan ve Allerjiye Karşı Direnç Kazanmak
Kür-3: Harnup İle Allerjiye Karşı Direnç Kazanmak
Kür-4: Çekirdekli Siyah Kuru Üzüm İle Allerjiye Karşı Direnç Kazanmak

Beyaz Dut Kurusu 131
Kanda İltihap
Egzama Yaraları
Kür-1: Egzamaya Karşı
Kür-2: Kandaki İltihaba Karşı
Kür-3: Şeker Hastalarında Geç Kapanan Yaralara Karşı
Kür-4: Anne Sütünü Artırmak İçin

Karanfil 137
Benim Sigortam Kuru Karanfil
Kür-1: İshale Karşı
Kür-2: Chron ve Ülseratif Kolit Durumunda
Kür-3: Vücut Direncini Artırmak

Nar Suyu 147
Yüksek Tansiyon Hastaları
Düşük Tansiyonlu Olanlar
Diş Eti ve Diş Kökü İltihaplanmalarında

Tere 151
Akciğer Kanseri Hastaları
Balgam Çıkartmakta Zorlanıyor musunuz?
Diyaliz Hastaları Dikkat
Tere Kürü

Dereotu 155
Tiroid Rahatsızlıkları
Goitrogenler
Soya Grubu
Turp Grubu
Hamile Annelerin Dikkatine
Emziren Anneler
Kortizon Kullanmak Zorunda Olanlar
Menepozda Olan Bayanlar
Zayıflamak İsteyenler
Romatizma Hastaları

Çekirdekli Siyah Kuru Üzüm 171
Allerjiye Karşı Direnç Kazanmak İstemez misiniz?
Bir Anım
Şeker Hastaları
Kür-1: Sedefe Bağlı Şiddetli Kaşıntılar
Kür-2: Allerjiye Karşı Direnç Kazanmak

Havuç – Kuru İncir 177
Kür: Genel Yorgunluk ve Halsizliğe Karşı

Patates 181
Kür-1: Yanıklara Karşı

Taze Sıkılmış Soğan Suyu 185
Ülseratif Kolit (Colitis Ulcerosa)
Ülseratif Kolit Tedavisi
Kür-1: Ülseratif Kolit Hastalarında
Kür-2: İltihaplı Sivilcelere

Kereviz-Maydanos 189
Kür-1: Sertleşme Problemine Karşı

Taze Söğüt Yaprağı 193
Kür-1: Siğillere Karşı Söğüt Yaprağının Uygulanışı
Kür-2: Siğillere Karşı Sütleyen Bitkisinin Uygulanışı
Kür-3: Siğillere Karşı İncir Yaprağının Sütünün Uygulanışı

Kırkkilit 197
Kanser Hastaları
Kür-1: Radyoteratipi ve/veya Kemoterapi Almış Olan Hastalar İçin
Kür-2: Kalp Çarpıntısına Karşı ve İdrar Yapma Zorluğuna Karşı

Ebegümeci 201
Kür-1: Hareketli Bağırsak Sendromuna Karşı

Beyaz Lahana 203
İnsulin Nedir?
İnsulin Direnci Ne Demektir?
Tip-2 Diyabetin Özellikleri
Kür-1: İnsulin Direncini Düşürücü
Kür-2: Kan Dolaşımı Düzenleyici

Beyaz Lahana – Maydanoz- Limon **209**
Kür: Zayıflama Kürü

Melissa (Oğulotu) **213**
Göz Tansiyonu
Kronik İdrar Yolları Enfeksiyonu
Kür-1: Göz Tansiyonu
Kür-2: Östrojen Hormonu Yükseltici ve İdrar Yolları Enfeksiyonunu Önleyici

Kekik **217**
Kekik ve Mide Bulantısı
Bir Anım

Kuru İncir **221**
Kür-1: Kan Yapıcı
Kür-2: Yumurta Çatlatıcı ve Hamile Kalmayı Kolaylaştırıcı
Kür-3: Bronşite Karşı

Hibiskus (Amber Çiçeği) **225**
Wilson Hastalığı
Kür-1: Akciğer Kanserini Önleyici
Kür-2: Akciğer Kanseri Hastalarda ve Tansiyon Dengelemede
Kür-3: Wilson Hastaları

Maydanoz- Limon **233**
Kür-1: Yeni Başlamakta Olan Hipertansiyona Karşı Maydanoz- Limon
Kür-2: Karaciğer Yağlanmasına Karşı Maydanoz- Limon ve Lavanta
Kür-3: Yorgunluğa Karşı

Maydanoz- Limon-Sarımsak **237**
Maydanoz- Sarımsak – Limon Kürü
Kür: Kalp Damarlarını Açmak ve Kalp Dolaşımını Güçlendirmek

Kurutulmuş Kirazsapı **245**
Kür-1: Regl Dönemine Bağlı Ödeme Karşı
Kür-2: Toksin Atıcı ve Dolaşım Bozukluğuna Karşı
Kür-3: Ayaklarda Oluşan Ödemlere Karşı

Kurutulmuş Kirazsapı – Limon Suyu **249**
Rezidüyel İdrar
Kür: Kurutulmuş Kiraz Sapı – Limon Suyu

Biberiye 253
Karaciğerin Dostu
Kür-1: Allerjiye Bağlı Migren veya Sık Sık Yaşanan Baş Ağrılarına Karşı
Kür-2: Üst Solunumyolları Enfeksiyonlarına Karşı Önleyici
Kür-3: Gut Hastalığına, Romatid Artrite ve Ürik Asit Yüksekliğine Karşı

Avokado 257
İyi Huylu Prostat Büyümesi
Kanser Hastaları İçin
Avokado Vücuttan Sodyum Atar
Kür-1: Anemiye Karşı
Kür-2: Kanser Hastalarında...

Kurutulmuş Avokado Yaprağı 263
Böbrek Taşı Oluşması Önlenebilir mi?
Kür-1: Böbrek Taşını Düşürmek İçin

Asma Yaprağı 267
Alkolizm
İlaç Tedavisi
Neden Asma Yaprağı?
Yeşil Taze Üzüm Suyu (Koruk)
Kür-1: Alkolizm Tedavisinde ve Akciğer Kanseri Hastalarında

Anne Sütünü Azaltan Bitkiler (Galactofoge) 273
Adaçayı
Nane

Anne Sütünü Artırıcı Bitkisel Kürler (Galactogogue) 277

Brokoli 281
Kemik Erimesi (Osteoporoz)
Kür-1: Kadınların Göğsündeki Fibroadenomlara (fibrokistlere) Karşı
Kür-2: Osteoporoz Şikayetlerine Karşı

Süt 287

Taze Portakal Yaprağı 291
Kür-1: Kabızlığa Karşı Taze Portakal Yaprağı

Faydalı Bilgiler **293**
Romatizma Hastaları
Çay Tiryakileri Dikkat
Sivilceleri Azdıran veya Tetikleyen Besinlerin Hangileri Olduğunu Biliyor musunuz?

Ebegümecide Bulunan Bazı Etkin Maddeler **296**

Söğütte Bulunan Bazı Etkin Maddeler **298**

Tarçında Bulunan Bazı Etkin Maddeler **299**

Avokadoda Bulunan Bazı Etkin Maddeler **301**

Atkuyruğu Bitkisinde Bulunan Bazı Etkin Maddeler **303**

Asma Yaprağında Bulunan Bazı Etkin Maddeler **305**

Kaynak **307**

Index **308**

GİRİŞ

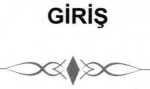

Değerli okuyucu, bitkilerin kimyası üzerine olan araştırma sonuçlarımı, *"Şu bitki şöyle hazırlanırsa, şu hastalığa iyi gelir"* şeklinde açıklarken, *"Siz hekim değilsiniz, hastalık üzerine bilgi veremezsiniz"* tepkileriyle sıkça karşılaştım. Bu konuda böyle konuşanlara benim cevabım ancak şudur: Hiçbir zaman hekim olmayı düşünmedim ve hekimliğe de özenmedim. Bir kimyacı olarak mesleğimle her zaman gurur duydum. Özellikle çok arzu ederek ve isteyerek kimya eğitimi aldım. Çünkü kimya bilimi varolan (canlı-cansız) her şeyin temel yapısını araştırır. Biyolojinin, tıbbın ve eczacılığın temeli kimyadır. Kimya, tüm bilim dallarının temelidir. Her varlığın (canlı-cansız) bir kimyası vardır. Onun kimyasını bilmeden onu tanıyamayız, ondan faydalanamayız ve onu kullanamayız. Bir bitkinin kimyasını bilmeden ondan nasıl faydalanılabilir ki?

Değerli okuyucu, son birkaç yıldır, bir hobi olarak başladığım yaklaşık kırk iki yıldır büyük bir heyecan ve yaşam sevinci içerisinde sürdürdüğüm bitkiler (sebze, meyve, tahıl, tıbbi bitkiler) üzerine olan çalışmalarımı ve araştırmalarımı sonlandırmak düşüncesindeyim. İçimde hâlâ daha bir ümit ışığı var. Bu ışık sönmüş değil, ancak, her geçen gün giderek azaldığını görüyorum.

Yıllar önce esas işimden artakalan zamanlarda gecelerimi sabahlara birleştirerek bitkilerin kimyasını araştırmaya başladım. Çalışmalarımın sonuçlarını hiçbir iddiaya kapılmadan, büyük bir paylaşım duygusu ve mutluluk içerisinde insanlığın hizmetine sundum. Elde ettiğim sonuçları, görsel ve yazılı medya ile kitaplarda paylaşırken hiçbir karşılık beklemedim. Biliyordum ki, insana yardım etmek, insanın bir derdine çare olmak, Allah'a ibadettir. Çünkü kesin teslimiyetim odur ki; ruhum, bedenim, ibadetim ve tüm çalışmalarım âlemlerin Rabbi olan Allah'ındır.

Hiçbir zaman ilimde iddiam olmamıştır. Allah, yüce kitabımızda **"Her ilim sahibinin üstünde ondan daha iyi bilen biri vardır"** (Yusuf Suresi 12/76) buyurmaktadır. Her zaman açıklamalarımda yanlış konuşmaktan ve yanlış bilgi vermekten Allah'a sığınırım.

Neden çalışmalarımı sonlandırmak istiyorum? Bunun cevabını aşağıda okuyacağınız yazımda bulacaksınız.

Beslenme Bir Kültürdür

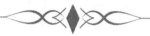

Bilim adamları, diyetisyenler sağlıklı beslenmeden veya dengeli beslenmeden söz ediyorlar. Sağlıklı ve dengeli beslenme eğer sağlıklı besin varsa vardır. Aksi takdirde yoktur. Japonların bir beslenme kültürü vardır. İskandinav ülkelerinin farklı bir beslenme kültürü vardır. Bu ülke insanlarının beslenme kültürünü değiştirmek mümkün değildir. Son on-on beş yıl içerisinde biz Türklerin beslenme kültürü hızla değişti. Osmanlı mutfağının çeşit çeşit yemeklerinin birçoğu unutuldu. Neredeyse, her milletin fast-food markaları ülkemizi sardı. Kendi beslenme kültürümüzü unuttuk. Ülkemizde değişik milletlerin restoranları, kendi ülkelerinin çeşit çeşit yemeklerini sunuyor ve beslenme kültürlerini tanıtıyor. Kendi milli yemeklerimizi ise sadece "lokanta" adı verilen yerlerde bulabiliyoruz. Onların da sayıları giderek azalıyor.

Biz Türkler tüm dünya milletleri içerisinde en zengin kültüre sahip milletiz. Ama ne acıdır ki, bu zengin kültürümüzü son elli yıl içerisinde tarihe gömdük. Kültürünü yaşamayan ve yaşatmayan milletler, kimlik mücadelesi verirler. Oysa kültür bir milletin tarih önündeki asil duruşu ve onurudur; sanatsal gücü ve zenginliğinin göstergesidir. Bir millete şahsiyet ve asalet kazandıran şey kültürdür.

Tarih, geçmişe bir şeyleri gömmek ve artık onu yaşamamak demektir. Ama bir milletin kültürü ve sanatsal inceliği tarihe mal olmamalıdır. Tüm dünyada hızla doğaya olan dönüş, biz Türklerde Osmanlı'nın her döneminde vardır. Altmışlı yıllara kadar da yoğun bir biçimde yaşanmıştır. Ancak daha sonra unutulmaya yüz tutmuştur.

Kültürümüzü yaşayarak ve yaşatarak gençlerimize örnek olmak zorundayız. Yetişkinlerle beraber kültürümüzü yaşarken gençler de aldıkları bu kültür zenginliğini geliştirerek yaşatacaklardır.

Kültürümüzün birçok dalı çoktan tarihe mal olmuştur. Birçoğu da kaybolmak üzeredir. Sessiz sedasız bir şekilde günbegün yok olan kültürümüzden size birkaç örnek vermek isterim:

- Sebil ve hayrat çeşmeler
- Hamam kültürü
- Yayla kültürü
- Otacı kültürü
- Divan ve sedir kültürü
- Geleneksel tarım ve doğal yaşam
- Musiki kültürü (divan, tasavvuf, Türk sanat müziği)
- Beslenme ve mutfak kültürü

Yöresel beslenme kültürü ve sağlığımız

Türkiye'nin yöresel ve bölgesel beslenme şekilleri vardır. Karadeniz, İç Anadolu, Akdeniz, Doğu ve Güneydoğu Anadolu bölgelerinde yaşayan insanların beslenme şekilleri bölgenin yapısına bağlı olarak gelişmiş ve yöresel beslenme kültürü oluşmuştur. Her bölgenin kendine özgü suyu, havası, baharatı, bitkisel çayları, bitkisel yağları, sebzesi, meyvesi, tahılı ve bakliyatı vardır. Her bölge insanı kendi yöresel ürünlerini kendine özgü bir şekilde hazırlar ve tüketir. İşte, her bölgenin insanları bulundukları yörenin doğa şartlarının sunduğu besinlerle beslenir, gelişir ve yaşamlarını sürdürürler. Metabolizmaları ve bağışıklık sistemleri de bu besinlere hem doğrudan hem de dolaylı yoldan bağlı olarak gelişmiştir.

Örneğin, Akdeniz ve Güneydoğu bölgesinin insanları çok bol patlıcan tüketir. Patlıcan salatası, patlıcan oturtma, musakka, patlıcanlı kebaplar vs. Patlıcan, alerjen bir sebzedir. Doğa, bu yöre insanlarına bir de karpuzu sunmuştur. Karpuz da alerjiye karşı antialerjen etkin maddeler içerir. Patlıcan içerikli yemeklerin üzerine tüketilen karpuzla denge sağlanmış olur. Bu yöre insanları patlıcanlı yemeklerden sonra bu yöresel meyveyi değil de, örneğin, ananas, kivi veya mango tüketirlerse büyük bir ihtimalle alerjik tepkiye veya bazı organ şikâyetlerinin ortaya çıkmasına neden olabilecektir. İşte, her insan yöresel beslenme kültürünün dışında çok farklı besinlere karşı dikkatli olmalıdır. Çok sık ve fazla tüketmemelidir.

Anadolu Toprakları ve Bitki Örtüsü

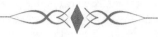

Dünyamız, bugüne kadar dört dönem buzul çağı geçirmiştir. Buzul çağının her biri 2 ile 3 milyon yıl sürmüştür. Son buzul çağıysa, milattan 18 bin yıl önce sona ermiş ve yaklaşık 250 bin yıl sürmüştür. Anadolu toprakları son buzul çağını yaşamamıştır. Yaklaşık 250 bin yıl önce yaşandığı tahmin edilen dördüncü buzul çağı Anadolu topraklarını etkisi altına almamıştır.

Buzul dönemde bitki ve mikrobiyolojik floranın kendisini geliştirmesi ve evrimin de kendisini tamamlaması mümkün değildir. Çünkü bitki ve mikrobiyolojik flora inaktiftir. Tıpkı bir derin dondurucuda mikropların ürememesi gibi. Bu ortamda mikroplar (bakteriler ve virüsler) çoğalamazlar. Aynı şekilde buzul altında kalan bitkilerin de gelişmesi söz konusu değildir. Tıpkı donmuş topraklarda tohumların gelişmesinin mümkün olamayacağı gibi... Kısaca, buzul çağında bitkiler ve mikroorganizmalar yaşamlarını sürdüremezler, evrimleşme durur. Bir bitki baharda filizlenir, çiçek açar, tohumları toprağa dökülür. Toprağa dökülen tohumlar bir sonraki bahar mevsiminde tekrar filizlenir, çiçek açar ve tohumları tekrar toprağa düşer. Her bahar mevsimiyle birlikte bu yaşam tekrar ederek devam eder. Her defasında bitki tohumlarının genetik yapısı çevre şartlarına bağlı olarak kendisini mükemmele doğru geliştirir. Bu durum genetik yapıya sahip her canlıda aynıdır. Kendisini geliştirme programı, her canlının genetik yapısında vardır.

İşte, Anadolu toprakları yaklaşık 250 bin yıl süren dördüncü buzul çağını yaşamadığı için bitkiler ve mikroorganizmalar doğal yaşamlarına devam ederek evrimlerini tamamlama yolunda yaşam faaliyetlerini sürdürmüşlerdir. Bunu şöyle de ifade edebiliriz: Anadolu topraklarında yetişen bitkiler 250 bin kez çiçek açıp tohumlarını toprağa dökmüşlerdir. Bu döngü 250 bin kez tekrar etmiştir. Anadolu toprakları, 250 bin yıl farkla, buz altında kalan diğer ülke topraklarına göre önde gitmiştir. 250 bin yıllık bu evrim farkı, Anadolu toprakları üzerindeki bitki florasını rakipsiz ve ayrıcalıklı kılmıştır. 250 bin yıllık bu zaman zarfında Anadolu topraklarının bitki florası kendisini geliştirip en mükemmel şekilde evrimini tamamlarken, dünyadaki birçok bölgenin bitki florası buzul çağından dolayı gelişmede ve evrimleşmede geri kalmıştır ya da yerinde saymıştır. Anadolu topraklarının mikrobiyolojik florası ve üzerinde yetişmekte olan bitkilerimiz, bizlere Allah'ın bir lütfudur. Bunun kıymetini çok iyi anlamak ve bilmek zorundayız.

Tohumlar

Diyarbakır'ın ve Ceyhan'ın karpuzu, Çankırı'nın eriği, Kemaliye'nin beyaz dutu, Malatya'nın kayısısı, Çengelköy'ün salatalığı, Kırkağaç'ın kavunu, Çukurova'nın yafa ve Finike portakalı, Toroslar'ın ve İsfendiyar Dağları'nın ahlatı, Amasya'nın elması, Anadolu'nun kara buğdayı veya karakılçık buğdayı ve daha yüzlercesini sayabileceğimiz, Anadolu'nun bu saygın ürünlerinin birçoğu bugün ne yazık ki kaybolmuştur, bir çoğu da kaybolmak üzeredir. Artık çoğu, her geçen yıl daha az bulunuyor. Anadolu topraklarına özgü sebze, tahıl ve meyvenin birçok türü adeta küsmüş gibi ne pazarda ne de kendi yöresinde görülmez oldu. Çünkü çoğaltan yok. Milletin efendisi ve aynı zamanda da sofralarımızın kurucusu "modernleştirildi"ler. Ellerine çeşit çeşit ebter tohumlar ve hormon verildi. Onlar da bu ürünler ile sofralarımızı kuruyorlar. Ne acıdır ki, bu yıl (Ocak-Şubat/2008) İstanbul'da yafa portakalını aramama rağmen bulamadım. Oysa ülkemizde sebze, meyve, tahıl ve bakliyatta, bölgesel ve yöresel olarak binlerce doğal tohum türü vardı... Bu türlerin sayıları her yıl giderek azalırken birçoğu da kaybolup gitti.

Gelişmiş ülkeler, Anadolu topraklarının bu saygın ve çok özel tohumlarını kendi ülkelerine götürdüler ve verimliliğini artırmış bir şekilde bize geri gönderdiler. Ancak, bize geri dönen tohumlar kısırlaştırılmış olarak geri geldi. Verimi yüksek bu tohumlar kısır olmasına rağmen tercih edildi. Yüksek verimli bu kısır tohumlar ithal edilmeye başlandı ve bu yıllarca sürdü. Sonuçta elimizdeki doğal (kısır olmayan) tohumlarımız yok oldu. Şimdi dışarıya bağımlı hale geldik.

Bölgesel ve yöresel meyve bahçelerinin önemli bir kısmı yok oldu. Yukarıda adlarını belirtmiş olduğum, sebze, meyve ve tahılın doğal tohumlarının çoğu kaybolup gitti. Yerine ithal edilen ebter (melez, hibrid, kısır) tohumlar, geleneksel tarımdaki doğal tohumların yerini aldı. Artık, çarşı-pazar alışverişlerinde bu saygın ürünlerimizi bulamıyoruz. Ne Yamula patlıcanından, ne İspir fasulyesinden ne de Heybeli kavunundan eser kalmadı. Yerini ebter tarım ve ebter tohumdan elde edilmiş sebze, meyve, tahıl ve bakliyat aldı.

Günümüzde üç ayrı tohum vardır. Bunları size kısaca tanıtmak istiyorum.

- Doğal tohumlar
- Melez (hibrid, kısır, ebter) tohumlar
- Transgen tohumlar

Anadolu'nun doğal tohumları

Evrimini en mükemmel şekilde tamamlamış tohumlardır. Yüz binlerce yıl boyunca kendilerini geliştirerek günümüze kadar gelmişlerdir ve insan sağlığı için gerekli olan etkin maddeleri içerirler. Bu etkin maddelerin özellikleri hastalıklara karşı önleyici ve koruyucudur. Bağışıklık sistemini güçlendirir. Sonradan gelişen hastalıklara karşı, içerdikleri etkin maddeler bizleri korur. Doğal tohumdan elde edilen sebzenin, meyvenin ve tahılın kokusu, damak tadı, aroması kendine hastır. Tadına doyamazsınız. Çünkü 250 bin yıllık evrim farkı sayesinde en mükemmel genetik yapıya ulaşmışlardır. Evrimini en mükemmel şekilde tamamlamış bu doğal tohumlarımızın ürünlerinin,

- Tadı,
- Kokusu,
- Aroması,
- Vitamin zenginliği,
- Mineral zenginliği,
- Besin değeri,
- İçerdikleri etkin madde zenginliği ve çeşitliliği,
- Selüloz/lignin dengesi ve yapısal matrisi

insan sağlığı için birinci derecede önemlidir. Sağlığımız için birinci derecede önemli etkin maddeler, doğal tohumun içerdiği genetik yapıya bağlıdır. Eğer bir tohumun genetik yapısına müdahale edilirse, bu takdirde o tohumdan elde edilen ürünün tadı, kokusu, aroması, vitamin değerleri, mineral zenginliği, etkin maddeleri ve selülozik yapısı değişir. Bu durumu birkaç örnekle aşağıda açıklamış bulunmaktayım;

Anadolu topraklarında geleneksel tarım uygulaması sadece doğal tohumlar ile yapılırken, 1980'li yılların başlarından itibaren yavaş yavaş azalarak yerini sera tarımına terk etmeye başlamıştır. 1990'lı yılların başlarından itibaren de geleneksel tarım uygulaması ve doğal tohum kullanımı büyük oranda terk edilerek, yerini sera uygulamasına ve ebter tohum (hibrid, melez) kullanımına terk etmiştir.

Doğal evrim

Bir bitki yüzyıllar içerisinde evrimini tamamlarken hem kendisini en mükemmele doğru geliştirir, hem de yepyeni cinslerinin gelişimine neden olur. Bu yeni cinslerin gelişimi doğal tohumların genetik yapısı içerisinde ve çevre şartlarında saklı olan bir özelliktir. İşte bu konuda size iki örnek:

Lahana – Brokoli – Karnabahar
Soğan – Sarımsak – Pırasa

Lahana, brokoli ve karnabahar aynı familyadandır. (ailedendir) Başlangıcı lahanadır. Ekolojik denge, ekolojik adaptasyon ve yatay geçişlerle lahana hem evrimini tamamlar hem de yepyeni cinslerin ortaya çıkmasına neden olur. Lahana, sırasıyla brokoli ve karnabahara doğru hem evrimini hem de tür gelişimini yaşamıştır ve yaşamaya da devam etmektedir.

Soğan, sarımsak ve pırasaysa daha farklı bir familyadır. Soğan, doğal evrimi içerisinde sarımsak ve pırasa türlerini geliştirmiştir. Bu familyanın da başlangıcı soğandır. Soğan da, doğal evrimi içerisinde sarımsak ve pırasa türlerini geliştirmiştir.

Bu gelişimi bilimsel olarak üç ana kavramla açıklıyoruz: Birincisi **ekolojik denge** (ecological equilibrium), ikincisi **ekolojik adaptasyon** (ecological adaptation) ve üçüncüsü ise **yatay geçiştir** (horizontal transition). Bu üç değerin ana temelini toprak oluşturur. Yani toprağa doğrudan bağlıdır. Çevre ve iklim şartları da dolaylı olarak etkilidir. İşte, Anadolu topraklarının ayrıcalıklı kalitesi, tohumların evrimini en mükemmel şekilde tamamlamasında en önemli rolü oynamıştır.

Melez (ebter, hibrid) tohumlar

Melez tohumların diğer bir adı da hibrid tohumlardır. Ben bu gruptaki tohumlara ebter tohumlar diyorum. Ebter, soyu kesik, yani zürriyeti yok demektir. Bir başka ifade tarzıyla soyunu devam ettiremeyen anlamına gelir. Melez (hibrid, ebter) tohumların genlerine müdahale edilir. Bu tohumların (melez, hibrid, ebter) genlerine müdahale edildiği içindir ki, soyları kesiktir. Bu tohumu toprağa ektiğiniz zaman ürününden tohum almanız mümkün değildir. Yani bir defalıktır. Örneğin, ebter (hibrid, melez) bir salatalık, domates veya biber tohumunu toprağa ekerseniz, ne çıkan salatalıktan, ne domatesten ne de biberden tohum alamazsınız. Yani, tohumluk olarak ayıramazsınız. Kısaca, melez tohumun soyu kesiktir. Her defasında satıcı firmadan yeni ebter tohum almak zorundasınız.

Unutmayın ki, bir kilo ebter (melez, hibrid) domates, salatalık veya biber tohumu da bir kilo altından daha pahalıdır. Ebter tohumların dezavantajları ve sonuçları nelerdir?

■ Tohumculukta dışa bağımlı kalınmaktadır.

■ İnsan sağlığı için birinci derecede önemli olan mineral, vitamin, antioksidan ve ana etkin maddelerin çoğunu içermez. İçerse de yeterli düzeyde değildir.

■ Genetik yapısına müdahale edildiğinden dolayı, kimyasal özelliklerini dahi bilmediğimiz yeni, karmaşık ve kompleks polifenol kimyasallar oluşmaktadır.

■ Oluşan bu kompleks polifenollerin sağlığımızı uzun veya kısa dönemde nasıl etkileyeceğini bilmiyoruz. Ancak, kesin olarak bildiğimiz bir şey var ise, o da şudur; ebter tohumlardan elde edilen ürünlerin hastalıklara karşı önleyici ve koruyucu gücü olan etkin maddeleri yok denecek kadar azdır.

■ Vitamin ve mineral içerikleri vücudumuzun ihtiyacı bakımından son derece düşüktür.

■ Ebter tohumlardan elde edilen ürünlerin tadı, kokusu, aroması hemen hemen yoktur. Özellikle bağışıklık sistemimizin ihtiyacı olan etkin maddelerin birçoğunu içermemektedir. İçerdikleri de yeterli düzeyde değildir.

■ Ebter tohumlar, toprağın mikrobiyolojik florasına yatay geçiş (horizontal transition) yaparak, hem toprağı kontamine etmekte (kirletmekte), hem de toprağın bakteri florasını bozarak, bakteri popülasyonunda kolay mutasyona uğrama yatkınlığını artırmaktadır.

■ Toprağa ekilen ebter tohumların çiçeklerinin polenleri çevre bitki florasında tür değişimine sebep olmaktadır ki, ben bu durumu çevre bitki florasının bozulması açısından büyük bir tehlike ve felaket olarak görmekteyim.

■ Ebter tohumlardan elde edilen ürünlerin (mısır, domates, brokoli, biber v.b.) selüloz ve lignin oranları farklıdır. Bu farklılık sindirim sistemi üzerinde kendisini belirgin şekilde göstermektedir. Ebter tohumlardan elde edilen ürünlerin selülozik matris yapısı büyük farklılıklar taşır. Doğal tohuma göre çok farklı olan bu selülozik matris yapı içerisinde su birikimi gerçekleşir. Yani, sebze ödem yapar. Suyu biriktirerek şişer. Kestiğinizde su açığa çıkar. Ebter tohumdan elde edilmiş domates ile doğal tohumdan elde edilmiş domatesi kıyasladığınızda bunu rahatlıkla gözleyebilirsiniz. Melez (hibrid, ebter) domatesi kestiğinizde beyaz suyunu bırakır. Doğal domatesi kestiğinizdeyse, kırmızı suyunu bırakır. Tadı, kokusu, aroması ve içerdiği etkin maddeler de çok farklıdır.

■ Unutmayınız, ebter tohumların da çok farklı kalitede olanları vardır. Ülkemize ithal edilen ebter tohumların içeriği hakkında herhangi bir bilgi yoktur. Kalite kontrol, standart ve normlara uygun olup olmadığını belirleyecek teknik seçim kriterleri bulunmamaktadır. Bu sebeple tohumun içerisinde programlanmış kötü amaçlı ve maksatlı genlerin olabileceği de göz ardı edilmemelidir.

■ Bir savaş durumunda kilosu bir kilo altından daha pahalı olan bu ebter tohumları acaba bize satarlar mı? Aç mı kalacağız? Veya ülke bir ekonomik krize girerse (hatırlayınız, "1 sente muhtacız" diyen başbakan bizim başbakanımızdı) bu tohumları nasıl satın alabiliriz?

Sonuç olarak, ebter ve GOD tohumların ürünleri (sebze, meyve veya tahıl) insan vücudunun bağışıklık sistemi için birinci derecede önemli olan etkin maddeleri, mineralleri ve vitaminleri yok denecek kadar az içermektedir. Yani, bağışıklık sistemimiz, bu ürünleri tükettiğimiz için yeterli düzeyde güçlenememektedir ve bu yüzden hastalıklar günümüzde hızla yayılmaya başlamıştır. Artık ender rastlanan hastalıklar da sık sık görülmeye başlamıştır. Örneğin MS, ülseratif kolit, Morbus Chron, Hepatit-B veya Hepatit-C gibi... Ne acıdır ki, gençler arasında bu ender görülen hastalıklarda dramatik bir artış gözlenmektedir.

Değerli okuyucu, Anadolu'nun yüzyıllar boyu gelişimini en mükemmel şekilde tamamlamış doğal tohumlarının, sağlığımız açısından nasıl bir potansiyel güç olduğu üzerine çok sayıda örnek verilebilir. Ben burada size iki örnek vermek istiyorum. Birinci örnekte genleriyle oynanmamış, yani ebter veya transgen olmayan, evrimini en mükemmel şekilde tamamlamış olan doğal domatesi ele alalım. Doğal tohumdan elde edilen domates

■ Kalp büyümesine karşı önleyicidir,
■ Kalbin dış yüzeyinde oluşan yağları eritir,
■ İyi huylu prostat büyümesine bağlı idrar yapma zorluğunu ortadan kaldırır,
■ Yaşlılığa bağlı makula dejenerasyonunu önler, başlangıçtaysa
tedavi eder,
■ Güçlü antioksidanlar içerir.

Ancak ebter tohumdan elde edilen domateste belirtmiş olduğum bu özellikler yoktur. İşte, *"Ne ekersen onu biçersin"* sözünün tam kullanılacağı noktadayız.

İkinci örnekse, vitiligo (ala) hastalığına karşı mükemmel önleyici ve koruyucu olan mısırdır. Bu nedenledir ki, Karadeniz bölgesinde yaşayan insanlarda ala hastalığı görülmez. Çünkü bu yörenin insanları bol bol mısır ve mısır ekmeği tüketirler. Doğal mısır, kür olarak tüketildiğinde deri ve cilt üzerindeki gözenekleri küçülterek cildin pürüzsüz olmasını da sağlar. Ancak, ebter tohumdan elde edilen mısırda bu özellikler yoktur.

Kırık gen içeren ebter tohumlar veya **insert gen** içeren GOD tohumlar, polenlerinde veya ürünlerinde (sebzesinde veya meyvesinde), pseudo-lineer-protein içermektedirler. Bunlar genellikle peptit yapılı olduklarından, tüketildiklerinde (vücuda alındıklarında) bir hormon, bir antikor veya vücudun tanımadığı bir metabolit veya bir toksin gibi davranabilmektedirler. Özellikle **kırık genlerin** sebep olduğu **antikorlar** insan vücudunda otoimmün (bağışıklık sistemi) rahatsızlıkları tetiklemektedirler.

Otoimmün hastalıklar hangileridir? Şeker hastalığı, romatizmanın birçok türü, karaciğer enfeksiyonlarının bazıları veya tiroidin yavaş çalışmasına neden olan bazı durumlar otoimmün hastalıklara örnek teşkil ederler. Kısaca, otoimmün hastalıklarda bir antikor, vücudun kendi organını yabancı görüp ona saldırır. Başka bir ifade tarzıyla, vücudun bağışıklık sisteminin kendi organlarına saldıran antikor üretmesi demektir. Özellikle ebter tohumlarda kırık genlerin ürettiği antikorlar, vücuda alındıktan sonra otoimmün hastalıkları tetikleyebilmektedir.

Transgen tohumlar

Transgen tohumlar hem toksin içerir hem de ebterdirler. Toksin (zehir) içermesinin nedeni, tohumun genomuna yabancı bir gen ilave edilmesinden dolayıdır. İşte, doğal tohumun genomuna dışardan yabancı bir genin yerleştirilmesi (insert gen) sonucunda elde edilen tohuma GOD tohum denir. Yani, genleri değiştirilmiş ve/veya kendisine ait olmayan yabancı bir gen içeren doğal tohum artık doğallıktan çıkmıştır ve adı, kısaca GOD (Genetik Olarak Değiştirilmiş) olarak anılır. Uluslararası dilde GOD'nin karşılığı **transgen**dir. Transgen kelimesini doğrudan Türkçeye tercüme edersek Gen transferi (Gen nakli) yapılmış anlamına gelmektedir.

GOD tohumlar, insan sağlığı için çok önemli olan koruyucu ve önleyici etkin maddelerin birçoğundan mahrumdur. Transgen tohumların içerdiği toksin genlerinin insan sağlığı üzerindeki etkilerinin ne olduğu veya ne olacağı konusunda herhangi bir bilgi de henüz yoktur. Transgen tohumlardan elde edilen ürünlerin lignin-selüloz oranları değişkendir. Ancak şunu söyleyebilirim, gerek ebter gerekse de transgen (GOD) tohumlarının içerisinde oluşan kırık genlerin, bağışıklık sistemini zayıflattığı, hastalıkları tetiklediği ve otoimmün hastalıkların ortaya çıkmasında da etkili olduğu kesindir.

Değerli okuyucu, hangi canlı olursa olsun, genetik yapısı değiştirildiğinde evrimleşme programı, yani, kendisini geliştirme süreci devam eder. Ancak, kendisini geliştirme süreci, genleri değiştirilmiş haliyle devam eder. Bu süreç, tamamen doğal sürecin dışında, sonuçlarının ne olacağını bilmediğimiz, doğa sistematiğinin kapsamı dışında gelişen bir olaydır. Hâlbuki doğal bir tohum (genetik yapısına müdahale edilmemiş tohum), çevre şartlarına bağlı olarak doğal süreci içerisinde evrimini mükemmele yönelik olarak tamamlar. Genlerine müdahale edilmiş (genleri değiştirilmiş) bir canlının mükemmele doğru kendisini geliştirmesi beklenemez.

Genomda oluşan kırık ve ilave genler

Her canlının doğasında çoğalma (üreme) özelliği yatar. Nasıl bir bitki çiçek açarak tohum veriyorsa veya bir kayısı ağacı çiçek açıp meyvesinin içerisinde çekirdek veriyorsa, aynı şekilde bir erkekle bir dişi de çiftleşerek kendi soyunu çoğaltır. Bitki çiçekleri baharda rüzgâr yardımıyla polenlerin uçuşması sonunda nasıl döllenerek tohum oluşturuyorsa, hayvanlar ve insanlar da çiftleşerek soylarını sürdürürler. Tohum ve çekirdeklerin çoğalabilmesi için TOPRAĞA, hayvanların ve insanların çoğalabilmesi için de ANNE RAHMİNE ihtiyaç vardır. Bastığımız, üzerinde yürüdüğümüz toprak tıpkı bir ANA RAHMİ gibidir. Hayvan ve insanlarda erkek ve dişi olmak üzere iki cins vardır. Erkekte olan tohum veya çekirdeğe SPERM, dişide olan tohum veya çekirdeğe YUMURTA adı verilir. Spermle yumurta bir araya geldiğinde döllenir. Bu döllenme dişinin RAHMİNDE gerçekleşir, rahimde gelişir ve doğar. Tohum ve çekirdekler içinse ANA RAHMİ topraktır.

Ebter buğday ve acı son

Değerli okuyucu, artık genetik yapısına müdahale edilmemiş hiçbir tohum kalmadı. Yediğimiz ekmeğin tadı yok. Buğday artık eski doğal buğday değil. Çünkü doğal buğday yerine, genleriyle oynanmış buğday türleri yıllardır Anadolu topraklarına ekiliyor. Peki, genleriyle oynanmış buğday neden Türkiye'ye geldi? Amaç neydi? Neden izin verildi?

Süne paraziti, yurdumuzda buğday üretimini kalite ve kantite yönünden olumsuz yönde etkileyen ana zararlı konumundadır. Süne yoğunluğunun yüksek olduğu yerlerde mücadele yapılmadığı zaman ekmeklik, makarnalık ve tohumluk yönünden özellikle buğdayda yüzde 100'e varan oranlarda zarar oluşabilmektedir. İşte, süne adı verilen bu zararlı parazite karşı daha dirençli buğday üretmek için, buğdayın genleriyle oynanmıştır. Ve süneye karşı dirençli buğday geliştirilmiştir.

- Buğdayın içerdiği glüten oranını amaca uygun hale getirmek için buğdayın genlerine müdahale edilmiştir.
- Başaktaki tane sayısını artırmak için, buğdayın genlerine müdahale edilmiştir.
- Kuraklığa dayanıklı olabilmesi için, buğdayın genlerine müdahale edilmiştir.

Yukarıdaki özelliklere sahip değişik buğday türleri, ülkemizin tarım alanlarında kullanılmaktadır. Bu sayede köylümüzün elindeki, yüzyılllardır kullanılan Anadolu'nun doğal buğdayı kaybolup gitti. Ekmeğimizin eski tadı yok. Sebebi, doğal olmayan, kırık genli ve bizim olmayan buğdayın kullanılmasıdır. Anadolu topraklarımızda yüzyıllardır evrimini en mükemmel şekilde tamamlamış doğal buğdayımız yerini ebter buğdaya terk etti. İlk yıllarda bu buğdayların ebter olduğu anlaşılmadı. Ancak üçüncü yıldan sonra gerçeğin farkına varıldı. Genleriyle oynanmış bu buğdaylardan ilk üç yıl tohum alınabildi. Daha sonra adeta programlanmış gibi, ebter olduğu ortaya çıktı. Yani, sadece ilk üç yıl genleriyle oynanmış bu buğdaylardan tohumluk alınabildi. Dördüncü yıldan sonra ekilen buğdayın hem rekoltesi hızla düşmeye başladı hem de tohumluk almak yeterli oranda mümkün olamadı. Çünkü genleri üç yıllığa programlanmıştı. Bu durum fark edildiğinde önlemler alınmaya başlandı, ama buğdayda da dışa bağımlı hale geldiğimiz gerçeğiyle karşı karşıya kaldık. Ne acıdır ki, bu arada Anadolu'muzun o muhteşem damak tadına sahip ekmeğimizin esmer buğdayını kaybettik. Kim bilir, Anadolu'da birkaç köylümüzün elinde birkaç çuval kalmış mıdır acaba?

Sonuç ve Sorular

Birçok özelliği olan bitkilerimizi, tohumlarımızı kaybettik. Şimdilerde önemi çok büyük olan endişe verici bir problemle karşı karşıyayız. Acaba, artık kaybolan ürünlere bir daha sahip olamayacak mıyız? Bir zamanlar muhteşem doğal tohumlara ve geleneksel tarıma sahiptik. Bir zamanlar doğal tohum ve geleneksel tarımla yetiştirdiğimiz ürünlerimizin, insanlara doğal olarak sağladığı vitaminlerden, hastalıklara karşı önleyici, koruyucu ve tedavi edici gücünden artık istifade edemeyecek miyiz?

İnsan vücuduna lazım olan bu maddelerin bulunamaması neticesinde zayıf düşerek hastalıklar ve diğer problemler ile yakında yüz yüze gelecek ve bu afetlere boyun eğmek zorunda mı bırakılacağız? Bunları önlemek için alınacak tedbirlerimiz olmayacak mı?

Ebter tohumları kullanarak tohum vermeyen ürünlerimizi, ihtiyacı karşılamak için üretmek zorunda olmamız, bizi bu bitki tohumlarını büyük paralarla her yıl yabancı şirketlerin bayilerinden tekrar tekrar almak zorunda mı bırakacak? Bu bayiler bu tohumları nasıl tedarik edecekler? Bayiler tekrar tohum üretme niteliği taşımayan, geriye dönüşü olmayan bu tohumları ne kadar zaman için tedarik ederek üreticiye satacak? Bayiler, kilosu bir kilo altından daha pahalı olan ebter tohumu tedarik edemediği takdirde ve tohum bulamayınca üretim yapamayıp aç mı kalacağız?

Allah'ın ayetlerini değiştirmeyiniz

Ayet, sadece Kur'anı Kerim'de bulunmaz. Yaratıcının yarattığı her şey bir ayettir. Yani, bir tohum da ayettir. Allah, yüce kitabımızda **"Ben, bu âlemi süs olsun diye yaratmadım, bir denge, nizam, düzen ve kural üzerine kurdum"** buyurmaktadır. Tek bir genin nasıl çalıştığı hakkında bir miktar bilgiye sahip olabiliriz, ancak milyonlarca genden oluşan bir genomun çalışması hakkında hiçbir bilgiye sahip değiliz. Genomu oluşturan genlerin dizilişini biliyor olmak, hiçbir şey ifade etmez. Mühim olan genomu oluşturan milyonlarca genin kendi aralarındaki çalışma düzenini bilmektir. Bu konuda hiçbir bilgimiz yoktur. Bugünün gen teknolojisi yetersizdir. Yeterli methodolojisi yoktur. Mevcut olan bazı kurallar tamamen gelişi güzeldir. (randomly distributed) Günümüzün gen teknolojisinin, canlıların spermlerine, yumurtalarına veya tohumlarına müdahale edebilmesi için fiziksel, kimyasal ve matematiksel kanunlara uygunluğu gerekli ve şarttır. Gen teknolojisinin bu anlamda temel yöntemleri, fizik ve kimyayla açıklayabileceğimiz kuralları henüz yoktur. Gen teknolojisinin bir canlının spermine, yumurtasına veya tohumuna müdahale edebilmesi için önünde daha çok uzun yıllar vardır.

Doğa şüphesiz ki araştırılacaktır. Çünkü Allah, **"Yeryüzünde yarattıklarımı sizlerin istifadesine sundum"** buyurmaktadır. Ve insanoğlu, yeryüzünde yaratılmışları aklını ve bilimi kullanarak kendisine en uygun şekilde işleyecek ve onlardan faydalanacaktır. Gen teknolojisi henüz bilimsel kurallara, kanıtlanmış yöntemlere ve kanunlara ulaşmadan tohumların genetik yapısını değiştirmektedir. Genleri değiştirilmiş tohumların sonuçlarını bilmiyoruz. Doğanın doğal evrimini nasıl etkileyeceğini bilmiyoruz. İnsanı ve çevreyi nasıl etkileyeceğini bilmiyoruz. Henüz bilmediğimiz bir yola ne yazık ki, çoktan çıkıldı. Oysa Allah, yüce kitabımızda **"Bilmediğin yola gitme"** buyuruyor.

Bilmeliyiz ki, gen teknolojisinde geri dönüş asla yoktur. Toprağa ekilen genleri değiştirilmiş bir tohumun hem toprağı, hem çevredeki bitkileri ve hem de bu ürünleri tüketen tüm canlıları nasıl etkileyeceği ve değiştireceği hakkında hiçbir bilgimiz yoktur. Ancak, şunu kesin olarak biliyoruz ki, hem toprağı, hem çevreyi hem de onu tüketen tüm canlıları bilmediğimiz bir şekilde etkiliyor. İşte, bu nedenle diyorum ki, **"Allah'ın ayetlerini değiştirmeyiniz."** Bu konu ve sonuçları hakkında yeteri kadar ilim sahibi olabilmemiz için önümüzde daha uzun yıllar var. Bu konuda yeterli düzeyde ilim sahibi olduktan sonra neden olmasın?

Gen teknolojisiyle tedavi

Mayıs – 2000'de ABD ve İngiltere başbakanları ortak bir bildiriyi canlı yayında açıkladılar. Bu bildiri, üzerinde yıllardır çalışılan *Human Genom Project* ile ilgiliydi. Human Genom Project (İnsanın Genetik Haritası) ABD, İngiltere, Çin, Almanya, Fransa ve daha birçok devlet tarafından desteklenmiş bir projeydi. Bu proje 2000 yılının Mayıs ayında tüm dünya insanlarına açıklanırken, kanser, şeker hastalığı, Parkinson, Alzheimer gibi birçok hastalığın gen tedavisiyle ortadan kaldırılabileceğine inanılıyordu. İnsanlık gen tedavisini büyük ümitle bekledi. Ama aradan sekiz yıl geçti, ortada henüz tek bir başarılı sonuç dahi yok.

2000 yılının Temmuz ayının başında, Sayın Zahid AKMAN'nın hazırlayıp sunduğu Siyah-Beyaz adlı TV programına konuk olarak katılmıştım. Sayın Zahid AKMAN, şimdilerde RTÜK'ün başkanıdır. Canlı yayında aynen şunları söylemiştim:

"Gen teknolojisinin kanser, Parkinson, Alzheimer ve şeker hastalığı gibi hastalıkları tedavi edebilmesi için, önünde daha en az bir yüzyıl var. İnsanları ümitlendirmemek gerekir. Gen teknolojisi yetersizdir. Bu teknolojinin temel fizik, temel kimya ve moleküler biyoloji açısından yepyeni kurallara ve yöntemlere ihtiyacı var. Temeli fiziğe, kimyaya, moleküler biyolojiye dayanmayan bir bilim dalı başarılı olamaz. Ancak deneme yanılma metotlarıyla çalışır."

Son birkaç yıldan beri yüzlerce kanser hastamız "Çin'de gen toknolojisiyle kanser tedavisi varmış" deyip, on binlerce dolar para harcayarak Çin'e gittiler. Hiçbiri tedavi olamadı. Bu konuda televizyon programlarında halkımızı defalarca uyardım. Buna rağmen bir "ümit" diye yüzlerce insan gitti. Hatta birçoğu da dolandırılarak geri dönmek zorunda kaldı. Allah insana dert vermeyegörsün, yılana bile sarılıyor. Eski Sağlık Bakanlarımızdan Yılmaz Tuna'da Çin'e gidip tedavi alanlardan idi. Acı sonu hepimiz gördük. Kendisine Allah'tan rahmet diliyorum.

Değerli okuyucu, Amerikalı ve Avrupalı bilim adamları gen teknolojisiyle tedavi yöntemleri üzerine çalışmaktadırlar. Birçoğunu tanıyorum, birçoğunu da yakından takip etmekteyim. Bugüne kadar tüm dünyada tedavi olmuş tek bir hasta yoktur. Aksine, hastalar ilacın ağır yan tesirlerinden dolayı çok daha erken kaybedilmektedir.

Anadolu topraklarının tıbbi bitkileri ve bitkiye "Ot" diyenler

Tıbbi Aromatik Bitkilere son zamanlarda sıkça "ot" diyenler var. "Ot" kelimesi ne anlamda ve ne maksatla kullanılıyor? 6 Nisan 2008 tarihli *Hürriyet* gazetesinde "3000 tür tıbbi bitkimiz yurt dışına ihraç edilecek." haberi vardı. İhraç edecek olan da yabancı bir şirket. Yıllardır, Türkiye'den yüzlerce çeşit tıbbi bitkilerimiz toplatılarak yok pahasına ihraç edilmektedir. Bitkinin B'sini dahi bilmeyenler, bu bitkiler "kocakarı ilaçlarıdır, ottur" dediler. Tıbbi bitkilerimizden büyük rant sağlayan yabancılar: "Bırakın, sakın uyandırmayın, Türkler için ot demek, değersiz, işe yaramaz anlamına gelmektedir" diyorlar. Bizim için "ot" veya "kocakarı ilacı" onlar için tıbbi bitki. Allah, yüce kitabımızda **"Sizler için şifalı bitkiler yarattık"** buyuruyor. Birkaç akademisyen de, bilimsel yaklaşıma hiç yakışmayan ifade tarzıyla, evrimini en mükemmel şekilde tamamlamış olarak yetişen ve dünyanın hiçbir yerinde eşi benzeri bulunmayan tıbbi bitkilerimize "ot" diyor!

Değerli okuyucu, bu âlemde hiçbir şey sebepsiz yaratılmamıştır. Her şey bir sebep üzerine yaratılmıştır. Yaratılmış her şeyin bir nedeni ve görevi vardır. Kutsal kitabımızda Allah; **"Hiçbir dert yoktur ki, biz onun çaresini de vermemiş olalım"** buyurmaktadır. Bilim adamlarının görevi, araştırmak, incelemek ve sonuçlarını insanlığın hizmetine sunmaktır. Her derdin çaresinin ve çözümünün doğada olduğuna kesin olarak inanıyorum. Bu âlem, insanoğlu için bitip tükenmez bir araştırma ve inceleme kaynağıdır. Doğada sayısız örnekler verilmiş ve gösterilmiştir. Yüce Allah, "Biz, örnek vermekten ve misal göstermekten çekinmeyiz" buyurmaktadır.

Otacı kültürümüze büyük zarar veren "ot" ve "kocakarı ilaçları" söylemleri, yıllardır ülkemizin çok kıymetli tıbbi aromatik bitkilerinin yok pahasına yurt dışına ihraç edilmesine sebep olmuştur. Artık çok sayıda endemik bitkimizi bulmak mümkün olmamaktadır. Çünkü bu konuda eğitimsiz bırakılmış köylülerimiz, bu milli servetin değerinin farkında olmadan kökleriyle sökerek çok ucuz fiyatlara toplamışlardır. Ne acıdır ki, topladıkları bitkilerin değerini, gücünü ve ne kıymetli bir nimet olduğunu bilmeden topladılar ve toplamaya da devam etmektedirler. Yurt dışına ihraç edilen bu bitkilerimizin birçoğu en pahalı ilaç olarak bize geri dönerken, bir kısmı da gösterişli kutular içerisinde doğal tablet ve marka ürünler olarak eczanelerimizde satılmaktadır. Bir an önce yasaların çıkartılarak tıbbi aromatik bitkilerimiz koruma altına alınmalı ve ihracatına da sınırlama getirilmelidir.

Sonradan edinilmiş tüm hastalıklar önlenebilir

Değerli okuyucu, sonradan edinilmiş tüm hastalıklar önlenebilir veya bu hastalıklardan korunabiliriz. Bu noktada en önemli şart, doğal tohumların ürünlerinin kullanılma şartıdır. Tıbbi aromatik bitkilerle (şifalı bitkiler) de, zaman zaman uygulanacak kürler yardımıyla önleyici ve koruyucu destek almaktır.

Lise eğitimi almış Avrupalı

Değerli okuyucu, lise eğitimi almış bir Avrupalı doğaya çıktığı zaman en az elli tane bitkiyi tanır. Doğada her bitkinin toplanamayacağını da bilir, çünkü birçok bitki yasalar ile koruma altına alınmıştır. Yurt dışından yurdumuza maksatlı olarak gelen birçok turist (biyolog, ziraat mühendisi, farmakolog...) memleketimizi dolaşarak bitki örnekleri topluyor. Misafirperver köylülerimizle sohbet edip hangi bitkileri ne amaçla kullandıklarını sorup öğreniyorlar. Anadolu'da Osmanlı'nın zengin otacı kültürünü yaşatan çok az insanımız kaldı. Bu zengin kültür ve ilim, maalesef kaybolup gitti. Bu kültüre sahip çıkamadık. Çünkü bu konuda cahil ve eğitimsiz bırakıldık. Üstüne üstlük, bazı bilim adamları da, "kocakarı ilaçları" ve "ot" diyerek otacı kültürümüzün yok olmasını başarıyla yürüttüler ve yürütmeye de devam ediyorlar. Acaba neden?

Tarih sadece kazanılan ve kaybedilen savaşları öğrenmek değildir. Tarih, aynı zamanda kültürü öğrenmek, yaşamak ve yaşatmaktır. 2500 yıllık bir tarihe sahip olan Türkler, Orta Asya'dan Anadolu'ya at üzerinde çırılçıplak gelmediler. Zengin bir kültürle geldiler. Yüzyıllar içerisinde bu kültürümüzü daha da geliştirip dünya milletlerinin hayranlığını kazandık. Türkler, dünya milletleri içerisinde en zengin kültür çeşitliliğine sahip ve kültür dallarının her birinde de zirvede olan bir millettir.

Son yirmi beş yılda modernleşme adı altında zengin kültürümüz yok oldu. Kültürünü kaybeden toplumlar, saygınlığını da kaybederek adına globalleşme denilen süreçte homojenleşerek kimliğini yitiren insan topluluğu haline gelir.

- Otacı kültürü
- Halıcılık
- Türk sanat müziği
- Hamam kültürü
- Sedir ve divan kültürü
- Kahve kültürü
- Yayla kültürü
- Beslenme kültürü

İşte bunlar ve daha onlarcası, modernleşme adı altında sahipsiz kalıp yok oldu. Modernleşmek, hamam kültürünü kaldırıp yerine sauna ve buhar banyosunu getirdi. Halıcılığımız yok oldu. Otacı kültürü "ot" ve "kocakarı ilacı" oldu. Günümüzün gençliği daha kendi otacı kültürünü tanımadan ve öğrenemeden ayurveda, yoga gibi yabancı kültürleri öğreniyor. Sedir ve divan kültürü kalktı, yerini modern koltuklar aldı. Osmanlı'nın ünlü kahvehane kültürü silinip gitti. Şimdilerde, büyük şehirlere yurt dışından gelmiş, marka kahve satan kafelerle doldu. İnsanlarımız bu kahvelerin içerisindeki katkıları bilseler bir daha içmezler.

Kültür bir milletin şahsiyeti ve asaletidir. Kültür bir milletin beraberliği, ortak varoluşu ve ayrıcalığıdır. Yurt dışında kaldığım otuz yıl içerisinde bir Türk olarak kültürümle övündüm, gurur duydum ve kültürümüzü anlattım.

Hangisi doğru?

Değerli okuyucu, kafalarınızın her geçen gün daha çok karıştığına veya karıştırıldığına inanıyorum. Yanlışı doğrudan ayırt etmekte zorlandığınızı da biliyorum. Eğer soruyu doğru sorabilirsek, sonuca çabuk ulaşırız ve yanlış olanı doğrudan kolayca ayırt edebiliriz.

Herhangi bir tarımsal ürün hormonlu veya hormonsuz diye satılıyor. Organik diye satılıyor. Arılı (örneğin domates) veya yayla sebzesi diye satılıyor. Karpuz veya kavun gibi daha birçok meyve için de bu kural geçerli.

Doğru cevap

İster yayla sebzesi, ister hormonlu veya hormonsuz desinler, ister arılı domates, isterse de organik tarım desinler; tüm bu karmaşanın içerisinden, soracağımız tek bir soruyla çıkabiliriz:"Kullanılan tohum, Anadolu'nun doğal tohumu mu?" İşte bu soruya "Anadolu'nun doğal tohumudur" cevabını alamıyorsanız elinizdeki şey, yanlış ürün demektir.

Tedavi yok, ilaca bağımlı kılmak var

Değerli okuyucu, tedavi olmak demek, bir ilacı belli bir müddet kullanıp o hastalıktan kurtulmak demektir. Ne acıdır ki, günümüzde tedavi kavramı anlamını değiştirmiş durumdadır. Günümüzde tedavi demek, kullandığımız ilaca ömür boyu bağımlı kalmak demektir. Yani, kullanılan ilaçlar günü kurtarmaya yöneliktir. Sizlere bu konuda birkaç tane örnek vermek istiyorum:

- Şeker hastalığı
- Benigne prostate hyperplazy (iyi huylu prostat büyümesi)
- Alzheimer
- Parkinson
- Ülseratif kolit
- Romatoid artirit (romatizma)
- Liken planus
- Chron hastalığı
- Hipertansiyon (yüksek tansiyon)
- MS (Multiple Sklerozis)
- ALS (motor nöron)
- SLE (Sistemik Lupus Erimatözüs)
- Kanser
- Otoimmün hastalıklar (örneğin otoimmünhepatit)
- Makula dejenerasyonu
- Siroz
- Hepatit-B
- Hepatit-C
- Damar sertliği
- Fibrokist
- Polikistik over
- Vitiligo
- Hipertiroid
- Hipotiroid

Yukarıdaki listeye tedavisi olmayan daha birçok hastalık ilave edilebilir. Yukarıda adlarını saydığım bu hastalıkların tedavisi yoktur. Bu hastalıklar için kullanılan ilaçlar semptomatik amaçlıdır. Yani, hastalığın sebep olduğu şikâyetleri hafifletici veya kısmen ortadan kaldırıcı doğrultudadır. Ömür boyu, ilgili hastalığın şikâyetlerini hafifletici veya kısmen ortadan kaldırıcı ilaçları kullanmak gerekmektedir.

Doğal tohumların değeri ve geleceği

Günümüzde ebter tohumlar bir kilo altından daha pahalıdır. Yukarıda ebter tohumların gerçekte insan ve çevre sağlığı açısından ne kadar yetersiz, riskli ve kalitesiz olduğunu anlatmaya çalıştım. Peki, Anadolu'nun doğal tohumlarına ne oldu? Onlar kalitesiz mi, riskli mi veya yetersizlikleri mi var? Kesinlikle hayır. Tam aksine, insan sağlığı açısından birinci derecede önemlidir. Peki, neden bu doğal tohumlar yok oldu? Neden bu doğal tohum tarımı terk edildi? Bazı bilim adamları çıkıp bu tohumları savundular ve Anadolu topraklarına hızla serpilmeye başlandı. Sebzede, meyvede ve tahılda hızla ebter tohuma ve tarımına geçildi. Doğal tohumlar elden çıkarak yok oldu.

Değerli okuyucu, bu durumu size bir örnekle açıklamak istiyorum. İngiltere'nin 250 km kuzeyinde ve Norveç'in batısından yaklaşık 450 km uzakta Faroe Takımadaları bulunur. Burada Faroe halkı yaşar. Temel geçim kaynakları balıkçılıktır. Burası balinaların en bol bulunduğu bölgedir. Balinalar tıbbi amaçla da kullanılan çok kıymetli memeli hayvanlardır ve balıklarla beslenir. Dünyada balina avcılığına sınırlama getirilince, Faroe adalarına önceden programlanmış bazı bilim adamları gelir ve Faroe'lılara derler ki: "Balinalar çok fazla balık tüketiyorlar, böyle giderse yakın bir gelecekte bu çevrede balık kalmayacak, hepiniz aç kalacaksınız. Bir an önce balinaları bolca avlamanız gerekir." Bu bilim adamlarına inanan halk, hızla balina avlamaya ve avladıkları balinaları büyük paralar karşılığında yabancı şirketlere satmaya başlar. Birkaç yıl içerisinde bölgede balina kalmaz. Faroe halkı halinden memnundur. Çünkü yok olan balinalar artık balıkla beslenemeyecekleri için kendilerine daha çok balık kalacağını zanneder.

Faroe Takımadalarının çevresinde balina katliamı başlamadan önce

- Balinalar,
- Balıklar,
- Ayıbalıkları,
- Samurlar,
- Takımadaların deniz içi ve sahillerindeki bitki ve yosunlar

ekolojik denge içerisinde yaşamlarını sürdürüyorlardı. Balinalar balıklarla, ayıbalıklarıysa samurlarla beslenirken, samurlar da denizdeki yosun ve bitkilerle beslenerek bir denge içerisinde ve aralarındaki bu dengeyi bozmadan yüzyıllardır süregelen yaşamlarını sürdürüyorlardı.

Faroelılar, programlanmış ve maksatlı bilim adamlarının önerileri doğrultusunda, birdenbire balinaları yok etmek için avlanmaya başlayınca, birkaç yıl içerisinde balinalardan kurtuldular. Kendilerine daha çok balık kalacağını zannettiler. Ancak,

- Balinalar yok olunca bölgeye katil balinalar hızla yerleşti.
- Katil balinalar aynı hızla ayıbalıklarını yiyerek tükettiler.
- Ayı balıkları tükenince, samurların sayısı hızla arttı.
- Çünkü ayıbalıkları samurlarla besleniyorlardı.

■ Samurların sayısı artınca, denizdeki yosun ve bitkiler aynı hızla tükenmeye başladı.
■ Çünkü samurlar denizdeki yosun ve bitkilerle besleniyorlardı.

Olan balıklara oldu. Yumurtlama mevsimi gelince, balıklar yumurtalarını bırakacak yosun ve bitki örtüsü bulamadılar. Denizdeki akıntılar balıkların bıraktığı yumurtaları sürükleyip götürüyordu.

Değerli okuyucu, Allah, yüce kitabımız Kur'anı Kerim'de; **"Ben bu âlemi süs olsun diye yaratmadım, bir denge, nizam ve kural üzerine kurdum"** buyurmaktadır. İşte, balinaların ortadan kalkmasıyla Faroe Adaları'nın çevresinde denge bozulmuş ve balıkçılık durma noktasına gelmiştir.

Nasıl kandık veya nasıl kandırıldık?

Değerli okuyucu, Anadolu topraklarının tahılı, sebzesi, meyvesi, bakliyatı ve baharat türlerinin birçoğu dünyanın hiçbir yerinde yetişenle mukayese dahi edilemez. Anadolu topraklarının yüzyıllardır bize sunduğu doğal tohumların yerini ebter (kısır) tohumların alması, hem sağlığımızı olumsuz etkilemekte hem de Anadolu toprakları üzerindeki bitki örtüsünün doğal dengesini hızla bozmaktadır.

Değerli okuyucu, günümüzde teknolojinin geliştirdiği ürünler kendimize çevirdiğimiz silah haline dönüşmüştür. Cep telefonlarından ebter tohumların ürünlerine (sebze, tahıl ve meyve) kadar...

Bir ülkenin teknolojik bir ürünü ithal ederken çok iyi düşünmesi gerekir. Artık, günümüzde teknoloji hemen hemen her alanda doğanın ve doğal yaşamın düşmanı haline gelmiştir. İnsan da doğal yaşamın bir parçası olduğuna göre birçok dalda teknolojik gelişme insan sağlığını ve geleceğini olumsuz yönde etkilemektedir.

Yakın bir gelecekte işler tersine dönecek ve Anadolu'nun bir kilo doğal tohumu üç-dört kilo altından daha pahalı olacak. Geleceğe dönük yatırım yapmak isteyenler, şimdiden Anadolu'nun tohumlarını arayıp çoğaltma yoluna gidebilirler. Eğer, bulabilirlerse tabii... Anadolu'nun ücra köylerinde tüm bu gelişmelerden habersiz, iki elin parmakları kadar kalan yaşlı nineler veya dedeler bu tohumları hâlâ daha ambarlarının bir köşesinde bir-iki avuç kadar tutuyor olabilirler. Anadolu'nun doğal tohumlarının kıymeti anlaşılır anlaşılmaz, insanlar altına hücum eder gibi doğal tohumu çoğaltacak tarla arayacaklar.

Bu bölümün başlığının "Nasıl kandık veya nasıl kandırıldık?" olmasının nedenini anlatmaya çalışayım. Bir bakliyat veya sebze düşününüz, kuru fasulye, nohut, mercimek, domates, salatalık veya biber gibi... Bu doğal tohumlardan bir grup yurt dışına götürüldü. Yabancılar bu tohumlardan birçoğunun genleriyle oynayarak verimliliğini artırdı. Bize de dediler ki, "Bakın bizde öyle tohumlar var ki, sizdekilerden yüzde 35 daha verimli." Bu ne anlama geliyor? Onların tohumunu ektiğimizde yüzde 35 daha fazla ürün alacağız demektir. Yani, yüz 100 ton yerine 135 ton... Böylece hiç düşünmeden bu tohumlar ithal edilmeye başlandı ve gerçekten de yüzde 35 fazlasıyla mahsul alındı. Ancak yıllar içerisinde bizim orijinal (doğal) tohumlarımız yok oldu.

Yok olan bu tohumlarımızın her biri altın değerindeydi. Çünkü onlar birçok hastalığa karşı önleyici ve koruyucu güce sahiptiler. İthal edilen, genleriyle oynanmış ve daha verimli olduğu söylenen tohumlardaysa bu özellikler yok denecek kadar azdı. Biliyorduk ki, bu "verimli" tohumlar aynı zamanda da kısırdı. Yani, toprağa ekersek, mahsul alamıyorduk. Yurt dışına bağımlı kaldığımız için ithal etmek zorundayız. Bir savaş anında veya stratejik ambargo uygulanması halinde elimizde, toprağımıza ekebileceğimiz tohum yok. Kendi orijinal tohumlarımızsa zaten yok. Peki, çözüm ne? Değerli okuyucu, hızla elde avuçta kalmış doğal (orijinal) Anadolu tohumlarımızı çoğaltmamız gerekir. Gerçekten bunu birkaç yıl içerisinde başarabiliriz. Her geçen gün aleyhimize çalışıyor. Yüzyıllardır, Anadolu toprakları üzerinde evrimini en mükemmel şekilde tamamlamış olan bu tohumlar elimizin altından kayıp gidiyor. Bazı yörelerde ve çok az kaldılar. Tohumdaki kurtuluşumuz ve bağımsızlığımız bu tohumları hızla çoğaltmamıza bağlıdır.

Kandık veya kandırıldık, tıpkı yukarıda Faroe Adaları'ndaki balinaların katledilmesi örneğindeki gibi... Bunu tartışmak bir şey getirmez. Çözüm, doğal (orijinal) tohumlarımızı çoğaltmaktır. Onlar, kısır değil, onlar hastalıklara karşı önleyici ve koruyucu. Hastalıklar toplumumuzda neden bu kadar hızlı artmakta, hiç düşündünüz mü?

Anadolu topraklarının ayrıcalığı

Değerli okuyucu, Peygamber Efendimiz (S.A.) İstanbul'un fethinden yaklaşık 800 yıl önce, hadisi şeriflerinde; **"İstanbul elbette fethedilecektir. Ne mutlu, İstanbul'u fethedecek o kumandana, ne mutlu İstanbul'u fethedecek o askerlere"** buyurmuştur. Bu şerefe nail olmak için birçok kumandan İstanbul'u fethetmek için sefer düzenlemiştir. Arap komutanlardan bazıları da İstanbul'u almak için sefer düzenlemişlerdir. Ancak, bu şeref, II. Mehmet'e (Fatih Sultan Mehmet) ve askerlerine nasip olmuştur. Türklerin, Anadolu'da kalabilmeleri İstanbul'un fethine doğrudan bağlıdır. İstanbul ve Anadolu topraklarının ayrıcalığı, Allah'ın Türklere sunduğu (lütfettiği) bir ayrıcalıktır. Türklerin ayrıcalığı, İstanbul ve Anadolu topraklarının ayrıcalığından kaynaklanmaktadır.

Değerli okuyucu, yukarıda Anadolu topraklarının üzerinde yetişen tıbbi bitkilerin ve on binlerce yıldır evrimini en mükemmel şekilde tamamlamış tohumların (sebze, meyve ve tahıl) ne kadar önemli olduğunu anlatmaya çalıştım. Ne acıdır ki, bu tohumlar artık yok. Anadolu'nun bazı köylerinde bu tohumlar halen çok az miktarda mevcuttur. Bu tohumları vakit kaybetmeden çoğaltarak tekrar geri kazanmak zorundayız. Doğal tohumlarımızı geri kazanmak Anadolu toprakları üzerinde yaşayan her insanın milli ve manevi vazifesi olmalıdır. Çünkü bu tohumlar Allah'ın, Anadolu insanına bir lütfudur ve Anadolu insanının geleceği bu tohumlara bağlıdır. Bu tohumlar Anadolu insanının, sağlığının ve ekonomisinin teminatıdır. Anadolu'nun doğal tohumları **"Allah'ın değiştirilmemiş ayetleridir."**

Ebter (hibrid, melez) ve transgen tohumların Anadolu topraklarında kullanılması, Türkiye'nin tohumda dışa bağlı kalması demektir. Bu pahalı tohumlar hem ekonomimize çok büyük bir yük getirmekte hem de bu ebter tohumlardan elde edilen ürünler hastalıkların hızla yayılmasında etkin rol oynamaktadır. Bu ise ülkemizin hem ekonomi hem de sağlık açısından giderek zayıflaması anlamına gelmektedir

Allah, yüce kitabımızda Araf Suresi'nin yedinci ayetinde şöyle buyuruyor: **"İyi beldenin bitkisi Rabbinizin izni ile çıkar, kötü beldenin bitkisi ise çıkmaz, çıkan da bir şeye yaramaz. Şükredecek bir kavim için ayetleri böyle açıklarız."**

Anadolu, mükemmel bir beldedir. Toprakları da mükemmeldir. Bu topraklarda yetişen bitkiler de mükemmel olur. Allah'a şükrediyorum ki, Türk milletine Anadolu topraklarını nasip etti.

17. Sayfadaki sorumuzun yanıtı

Bitkiler üzerine olan araştırmalarımı sonlandırma isteği, gerçekte bana çok büyük acı vermektedir. Ben, araştırdığım her bitkide Allah'ın gücünü gördüm. Ama Allah'ın karşılıksız olarak biz insanlara sunduğu bu nimetleri insanoğlu ne hale getirdi... Allah'ın ayetleri olan bu tohumlar yok oldu, yerine ebter (melez, hibrid) tohumlar geldi. Kısır tohum bunlar, değiştirilmiş tohumlar... Sağlığımız açısından hastalıklara karşı önleyici ve koruyucu gücü olmayan, bağışıklık sistemini güçlendirmediği gibi, zayıflatan tohumlar. Bunların zararlı olduğunu bile bile araştırmak, içerisinde nimetin hikmetini aramak boşuna harcanmış zamandır.

Benim araştırmalarım, ebter olmayan, yani Anadolu'nun yüzyıllardır geleneksel tarımda kullandığı orijinal (doğal) tohumların ürünleri üzerine idi. Araştırdığım bu doğal tohumların ürünlerini insanlarımız bulamıyor, çünkü yok oldular. Falanca hastalıklara karşı iyi gelir, dediğim ürünler artık pazarlarda satılmıyor. Nafile mi, çalıştım Allah'ım? diye soruyorum.

İçimdeki ışık sönmek üzere, doğayla ilişkimiz açısından uçurumun kenarındayız. Millet olarak bilinçlendiğimiz takdirde, Anadolu'nun ücra köşelerinde hâlâ daha geleneksel tarımla uğraşan insanlarımızın elindeki orijinal (doğal) tohumları çoğaltma şansımız var. Bunları gerçekten birkaç yıl içerisinde çoğaltabilir ve uçurumdan uzaklaşabiliriz. Bu orijinal (doğal) tohumlar Allah'ın değiştirilmemiş ayetleridir. Yüzyıllardır Anadolu toprakları üzerinde nesilden nesile aktarılarak, evrimini en mükemmel şekilde tamamlamış tohumlardır. Geleneksel tarım yaparak bu tohumları kullanan bu insanlarımızın elleri öpülmelidir.

Dua

Allah'ım, bize sunduğun bu tohumlardan bizleri emin kıl. Yarabbi, acaba sana millet olarak az mı şükrettik de bize nasip ettiğin Anadolu topraklarının ve tohumlarının kıymetini bilemedik. Onları, kısır (ebter, hibrid, melez) olanlarla değiştirdik. Bizi affet ve tohumlarımızdan bizi tekrar emin kıl Allah'ım. Biliyorum ki, senin gücün herşeye yeter, Anadolu'da hâlâ geleneksel tarım yapan ve senin değiştirilmemiş ayetlerini (tohumlarını) elinde bulunduran insanlarımız var. Allah'ım, Türk Milleti'ni yüzyıllardır bahşettiğin doğal tohumlar konusunda bilinçlendir ve tükenmek üzere olan bu tohumları tekrar çoğaltma imkânı nasip et. Senin, âciz bir kulun olarak biliyorum ki, birkaç yıl içerisinde bu tohumları tekrar çoğaltabiliriz. Ancak, şunu da kesin olarak biliyorum ki, her şey senin ilmindedir. Sen müsade etmedikçe olmaz. Yarabbi, Türk Milleti'ni bunu anlamada emin ve bilinçli kıl. Yarabbi, Türk Milleti'nin geleceği, senin değiştirilmemiş ayetlerin olan bu doğal tohumlara bağlı. Ebter (kısır, hibrid) tohumlarla bizleri imtihan etme Allah'ım. Şüphesiz ki, senin gücün her şeye yeter. Allah'ım, sen yüce kitabımızda şöyle buyuruyorsun: **"Ben dilemedikçe, siz dileyemezsiniz."** Dilettin Allah'ım! Bu satırları okurken "âmin" diyen kullarınla beraber duamızı geri çevirme Allah'ım. Âmin.

"Evrimini tamamlamış" ne demektir?

Değerli okuyucu, burada söz konusu ettiğim, bir canlının (tohumun) **"evrimini tamamlaması"** ile Darwin'in evrim teorisi kavramları tamamen farklı şeylerdir. Darwin'in evrim teorisi, benim kabul etmediğim birçok teoriden bir tanesidir. Darwin teorisi, insanın maymundan kaynaklandığını ve evrim geçirerek insana dönüştüğünü iddia eder. Bu görüşe kesinle katılmıyorum. Bakara Suresi'nde Allah, **"Biz, onları cezalandırmak için maymuna çevirdik"** buyurmaktadır. İnsan kesinlikle maymundan gelmemiştir. Darwin'in evrim teorisi başka şey, bir tohumun (çekirdeğin) genetik yapısında bulunan evrim çok farklı bir şeydir. Her tohum kendisini en mükemmele doğru geliştirir, kendi türü içerisinde kalmak şartıyla. Bu gelişim o tohumun genetik yapısında programlanmıştır. Maymun, maymun olarak gelişir; karpuz, karpuz olarak gelişir; domates, domates olarak gelişir. Tohumun gelişimi, yani kendi türünde evrimini tamamlaması, bulunduğu toprağa ve çevre şartlarına doğrudan bağlıdır. Buna "Ecological Adaptation" (ekolojik adaptasyon) adı verilir. İşte, Anadolu toprakları bir tohuma, kendi türü içerisinde evrimini en mükemmel şekilde tamamlayarak kendisini geliştirme imkânı verir. Bu durumun, Darwin'in teorisiyle uzaktan yakından alakası yoktur.

Maymunun, ilk yaratılışı maymundur ve evrimini genetik yapısına bağlı olarak, kendi türü içinde tamamlamaya devam etmektedir. Aynı şekilde, insanın ilk yaratılışı da insan olarak olmuştur. İnsan da evrimini kendi genetik yapısına bağlı, insan olarak tamamlamaya devam etmektedir.

Memeli hayvanlar ve insanlar ilk gelişimlerini anne rahimlerinde tamamlarlar. Doğduktan sonra da toprağa basarlar. Bitkilerdeyse, durum biraz farklıdır. Bitkilerin tohumları için anne rahmi topraktır. Toprakta gelişirler. Toprağın yapısı (kimyası, mikrobiyolojik florası) tohumun evriminde birinci derecede önemlidir. Topraktan çıktıktan sonra da bulunduğu çevre şartları (iklim, güneş, hava ve su) ikinci derecede önemlidir. Toprağın kimyası ve çevre şartları o bitkinin hem kendisini hem de evrimini geliştirmesinde önemli rol oynar.

Neden Önleyici ve Koruyucu Kürler?

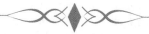

Değerli okuyucu, Japonya, ABD ve Avrupa Birliği ülkelerinde teşhis ve tedavi masrafları son derece pahalıdır. Bu durum bu ülkelerin bütçelerine giderek artan bir yük getirmekte ve bütçelerini de sarsmaktadır.

2002 verilerine göre ABD'de bir kalp-damar hastasının bir yıllık masrafı 11 bin doların üzerindedir. ABD bu konuda bir yılda toplamda yaklaşık 200 milyar dolar harcamaktadır. Avrupa Birliği ülkelerinin bir yılda sadece kalp-damar hastalıkları için harcadığı para ise, yılda 255 milyar dolardır.

Almanya, sadece kendi romatizma hastaları için bir yılda 23 milyar dolar ilaç harcaması yapmaktadır. Bu harcamaya hekim ve hastane masrafları dâhil değildir.

Tüm dünyada kalp-damar ve yüksek tansiyon ilaçlarına harcanan para 940 milyar dolardır. 1-2 yıl içerisinde bu masraf 1 trilyon doları geçecektir. Kanser tedavisinde kullanılan kemoterapi ilaçlarının ne kadar pahalı olduğu herkes tarafından bilinmektedir. Tek bir kemoterapi ilacının, ortalama bir yüksek tansiyon ilacının bin katı olduğu dikkate alınırsa, kanser teşhis ve tedavisinin bir ülkenin ekonomisine getirdiği yükün ne kadar ağır boyutlara geldiğini anlamak mümkün olabilecektir. Günümüzde kanser ikinci sıradaki ölüm nedenidir. Çok yakın bir gelecekte de ilk sıraya yerleşecektir. Bu öncelikle teknolojiyi kullanmayı bilmememizden kaynaklanmaktadır. Teknoloji, insanın hizmetine sunduğu birçok ürünle her geçen gün artan bir şekilde insanlık suçu işlemektedir.

Doğanın ve doğallığın en büyük düşmanı insandır. İnsanoğlu teknolojiyi, konforu uğruna sınırsız kullanırken doğadan ve doğal yaşamdan uzaklaşmaktadır. Doğal ürünlerin genetik yapısını değiştirmekte; koruyucular, hormonlar ve sayısız değişik kimyasalları günlük hayatında kullanarak uzun ve sağlıklı yaşayanlar yerine bağışıklık sistemi giderek zayıflayan, hastalıklı insanların ortaya çıkmasına neden olmaktadır. Ne acıdır ki, bu olumsuzlukların farkında olan ve bilinçlenen insanlar artık doğal bir ürün bulmakta zorlanmaktadırlar. Çok yakın bir gelecekte, doğaya dönüş için verilecek kitlesel mücadeleler dahi fayda etmeyecektir.

Hepatit B veya Hepatit C'den dolayı iğne tedavisi (interferon) olan ve tedavi süresi 6 ay ile 2 yıl süren bu hastaların haftada bir kullandıkları tek bir interferon iğnesinin fiyatı 1600 TL dir. Çoğu zaman bu tedaviye paralel olarak alınan antiviral ilaçlar bu fiyata dâhil değildir.

Değerli okuyucu, bir hastalığa yakalanmadan önceki tedavi ile yakalandıktan sonraki tedavi arasında büyük farklar vardır. Hastalığa yakalandıktan sonra kalıcı organ rahatsızlıkları veya organ kaybı, hastanede veya evde yatış, işgücü kaybı, uzun süreli veya yaşam boyu kullanılması gereken ilaçlar söz konusu olabilmektedir. Örneğin, yüksek tansiyon veya şeker hastalarında olduğu gibi yaşam kalitesi de bozulmaktadır.

Uzun yıllardan beri önleyici ve koruyucu bitkisel kürler üzerine çalışmaktayım. Avrupa ve Amerika'da koruyucu ve önleyici hekimlik eğitimleri hızla yaygınlaşmaya başlamıştır. Önleyici ve koruyucu tedavi ile sağlık ve yaşam kalitesi bozulmadan, iş gücü kaybına uğramadan tedbir almak mümkündür. Zaman zaman doğru biçimde uygulanacak destekleyici ve yardımcı bitkisel kürler ile birçok hastalığı önlemek mümkündür.

Kansere karşı önleyici tedavi olarak zaman zaman kemoterapi veya radyoterapi almak mümkün değildir. Kışın boğaz enfeksiyonlarına yakalanmamak için arada sırada antibiyotiğin alınamayacağı gibi...

Eğer, genetik bir rahatsızlık söz konusu değil ise, kalp-damar rahatsızlıklarını önlemek mümkündür. Mademki, yanlış beslenme sonucunda kalp damarları giderek yağ bağlayarak tıkanmaktadır, öyleyse doğru beslenerek buna engel olmak elimizdedir. Günümüzde artık birçok hastalığı önlemek mümkündür. Örneğin, rahim ağzı kanseri (cervix cancer) önlenebilir bir kanser türüdür. Yılda bir kez yaptırılacak kontroller ve hekimin uygulayacağı basit tedavi yöntemleriyle önüne geçmek mümkündür. Ancak yakalandıktan sonra tedavi şansı en az olan kanser türüdür. ABD'de belli yaştaki kadınlar her yıl hekim kontrolü yaptırma zorunluluğundadır. Bu nedenle ABD'de rahim kanseri minimuma inmiştir.

Türkiye bu durumun neresinde?

Gelişmiş ülkelerin ekonomilerine teşhis ve tedavi büyük bir yük getiriyorsa da bu ülkeler kendi ilaçlarını kendileri üretmekte ve Türkiye gibi imkânı olmayan ülkelere de ilaç ve tıbbi alet (ultrason, MR, PET, sintigrafi, vb) satarak açıklarını kapatmaktadırlar.

Hastane kapılarına giderek bitip tükenmez kuyruklara girip bekleşen insanlarımız, zaman darlığından dolayı önleyici ve koruyucu hekimlikten nasiplerini alamadan evlerine dönmektedirler.

Genç bir nüfusa sahip olmakla övünmekteyiz, ancak ileri yaş hastalıklarının yaş ortalaması da hızla düşmektedir. Övündüğümüz bugünkü genç nüfusun ileri yaşa geldiğinde, bugün hizmet vermekte zorlanan sağlık birimlerinin ve ülke ekonomisinin nasıl zor durumda kalacağının bilincinde miyiz?

Üniversitelerde okuyan tüm gençlerimize ileri yaş hastalıkları hakkında genel bilgiler ve bu hastalıklara karşı şimdiden uygulayabilecekleri önleyici ve koruyucu tedbirler hakkında bir yıl boyunca haftada bir saatlik ders verilmesi, hem onları korumaya hem de memleketin ekonomik yükünün çok büyük oranda azalmasını sağlayacaktır. Birçok ülke bilim adamlarını, bürokratlarını en verimli çağlarında kaybetmeye başlamıştır. Bilgi birikimleri, yıllar içerisinde kazanılmış deneyimleri, tam sonuç alınacak dönemlerinde sağlık nedenlerinden dolayı ya devre dışı kalmakta veya yok olmaktadırlar. Oysa Türkiye'nin sözünü ettiğim projeyi hayata geçirmesi çok kolaydır. Koruyucu ve önleyici sağlık eğitimini bugünden alacak olan gençlerimiz, ileri yaş hastalıklarından korunmuş olarak yetişeceklerdir. Sonuç olarak, bugünkü gençliğin geri dönüş hizmetleri hem daha uzun hem daha verimli olacak, hem de kendileri ülkemiz ekonomisine yük getirmeden çalışabileceklerdir.

Sonradan kazanılmış birçok hastalık önlenebilir

Bitkisel Sağlık Rehberi ve bu kitaptaki önleyici ve koruyucu kürleri zaman zaman uygulayarak birçok hastalığı önleyebilir, yaşam kalitenizin bozulmaması için önceden tedbir alabilirsiniz.

- Vitiligo,
- Şeker hastalığı,
- Bağırsak ve mide kanseri,
- Alzheimer,
- Hiper veya hipotiroid,
- Göğüsteki fibrokistler,
- İyi huylu prostat büyümesi,
- Prostat kanseri,
- Akciğer kanseri,
- Romatoid artrit,
- Faranjit,
- Sinüzit,
- Yüksek tansiyon,
- Karaciğer yetmezliği,
- Hemeroid,
- Polikistik over.

DİKKAT !

- Bir hastalığa yakalanmadan önceki önleyici ve koruyucu tedaviyle hastalığa yakalandıktan sonraki tedavi yöntemleri birbirlerinden tamamen farklıdır.

Bitkisel Kür Nedir?

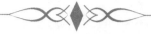

Değerli okuyucu, uzun yıllardan beri bitkiler üzerine olan araştırmalarımın temelini, içerdikleri etkin maddeler değil. Bir bitkinin içerdiği ana etkin madde veya maddeleri araştırıp tanımlamak ve ortaya koymak yeterli olmamaktadır. Çünkü bir bitki sadece faydalı maddeler değil insan sağlığı için olumsuz etkisi olabilecek zararlı maddeler de içermektedir. Öyleyse insan sağlığı için tedavi gücü veya önleyici ve koruyucu gücü olan etkin maddelerden nasıl faydalanabileceğiz? Tedavi edici, önleyici ve koruyucu gücü olan etkin maddeleri bitkiden nasıl dışarı alacağız? Bu faydalı maddeleri dışarı alırken zararlı olanların da alınmamasını nasıl sağlayacağız?

Tüm bunlar doğru seçilmiş bitkinin hangi kısımlarının kullanılacağı ve nasıl hazırlanması gerektiği sorularını ön plana çıkarmaktadır. Bunun en kolay yolu, bitkiyi demlemek veya haşlamakla mümkündür. Demleme veya haşlama esnasında bitkinin içerdiği tüm etkin maddeler aynı anda suya geçemezler. Demleme süresine bağlı olarak belli bir sırada demleme suyuna geçerler. Bu nedenle bitkinin ne müddetle demleneceği çok önemlidir. Çok severek verdiğim bir örnekle bu durumu sizlere tekrar açıklamak istiyorum. Masanıza üç tane sıcak su dolu bardağı koyunuz ve aynı anda üçünün de içerisine birer tane çay poşeti atınız. Birinci bardaktakini bir dakika sonra çekiniz, ikinci bardaktakini dört dakika sonra çekiniz ve üçüncü bardaktakiniyse sekiz dakika sonra çekiniz. Önünüzde üç ayrı zamanda demlenmiş çay bulunmaktadır. Şimdi sırasıyla bu üç bardağın insan üzerindeki etkilerinin ne olabileceğini inceleyelim.

■ Birinci bardaktaki bir dakikalık çay en uyarıcı olanıdır. Çünkü birinci dakikada suya geçen maddeler en uyarıcı olanlardır. Bunlar arasında kafein, theobromin ve theophilin bulunmaktadır. Bu üç madde uyarıcıdır. Yani kalp atışlarını bir miktar artırır. Bir miktar da tansiyonu yükseltir. Uyarıcı olmaları nedeniyle kendinizi gergin hissedersiniz ve uykuya geçmekte zorlanırsınız. Ben, gece geç saatlerde çalışırken uyumamak için bir dakika demlediğim çayı içerim. Bir dakika demleyerek, açık çay içtiğini zannedenler ne yazık ki yanılırlar. Onların açık çay zannettiği çok kısa demlenmiş çaydır. Hâlbuki gerçek tam tersidir. Çayın kısa demlenmişi en uyarıcı ve gerginlik yapıcı olanıdır.

■ Gelelim ikinci sıradaki, 4 dakika olan demlenmiş çay bardağına. Bu ise sindirim sistemini uyarıcı etkin maddeler içermektedir. Yemeğin üzerine içeceğiniz dört dakika demlenmiş çayın, sindiriminizi nasıl hızlandırdığını ve yemeği nasıl kolay hazmettiğinizi hayretle hissedebilirsiniz.

- Üçüncü sırada ve 8 dakika demlenmiş çay ise keyif vericidir. Rahatlatıcıdır, dinlendiricidir.

Bitkilerdeki biyolojik gücü bitkiyi doğru seçerek, doğru şekilde hazırlayarak ve doğru uygulayarak sağlıklı bir yaşam için hastalıklara karşı koruyucu ve önleyici olarak kullanmak mümkündür. Seçtiğiniz bitki doğru dahi olsa, yanlış hazırlanır ve yanlış uygulanırsa başarılı bir sonuç almak mümkün olmamaktadır. Doğru bitki seçilmiş ve doğru şekilde hazırlanmış olsa bile, eğer yanlış uygulanıyorsa başarılı bir sonuç almak yine de tam olarak mümkün olmamaktadır. Başarılı bir sonuca götürecek olan **doğru SEÇİM, doğru HAZIRLAMA** ve **doğru UYGULAMA** ile mümkündür. Doğru bitkinin seçilmesi, hazırlanması ve uygulanması kurallara bağlıdır. Bu kurallara uyularak tüketilmesine "kür" adını vermekteyim.

Doğru bitki seçimi, en zor olan seçimdir. Bu zorluğun birinci nedeni, bitkinin değişik yörelerde farklı isim altında tanınmasıdır. Aynı bitki çok değişik isimler altında satılmaktadır. Bu da doğru bitki seçiminde karışıklıklara neden olmaktadır. Örneğin, *Achillie millefolium* bitkisini ele alalım. Daha çok "civanperçemi" olarak tanınan bu bitki, akbaşlı, bin bir yaprak otu veya barsama otu adı altında da satılmaktadır. Bu konuda diğer bir önemli zorluk da birbirlerinden tamamen farklı bitkilerin aynı isim altında satılmasıdır. Örneğin, *Alchemilla vulgaris* bitkisi ile *Leontice leontopetalum* bitkisinin aynı isim altında "arslanpençesi" olarak satılması gibi. Zorluğun ikinci nedeniyse doğru bitkinin doğru türüne ulaşmaktır. Çünkü kür için doğru türü kullanmak çok önemlidir. Örneğin, adaçayının bugün için bilinen en az on tane türü vardır. Acaba en doğru olan hangisidir?

Aynı şekilde ebegümeci bitkisinin bilinen en az beş tane türü vardır. Papatyanın bile en az on dört değişik türü vardır. Çoğu zaman bu farklı türlerin harmanı yapılarak (karıştırılarak) aktarlarda satılmaktadır. Bu da, kürün etkisini ve başarısını olumsuz etkilemektedir. Sonuçta, doğru bitki seçimi yapıldıktan sonra, bu seçilen bitkinin hangi kısımlarının kullanılacağını bilmek gerekir. Örneğin, bitkinin tamamı mı, sadece kökleri mi, sadece çiçekleri mi veya sapları ile beraber yaprakları mı kullanılacak, gibi bir soru vardır. Çünkü seçilen bitkinin yaprakları, çiçekleri ve kökleri ayrı ayrı etkin maddeler içermektedir. Öyle bitkiler vardır ki, sadece kökleri kullanılabilir. Yine öyle bitkiler vardır ki sadece yapraklarının ve saplarının beraber kullanılması gerekir. Yine öyle bitkiler var ki, sadece çiçeklerinin kullanılması lazımdır. Doğru bitki seçimi konusunda bu satırları okuduktan sonra, tereddütlerinizin olacağına inanıyorum. Bu konuda aktara gittiğinizde doğru bitkiyi satın alıp almadığınız konusunda da şüphelerinizin olacağını da kabul ediyorum.

Öyle bitkiler vardır ki, toplanır toplanmaz (en geç birkaç saat içerisinde) belirli sıcaklıklarda fırınlanması gerekir. Fırınlama sıcaklığı da çok önemlidir. Örneğin, yulaf samanının toplandıktan en geç birkaç saat sonra ısıl işlem uygulanarak, altmış derece santigratta dört saat boyunca fırında kurutulması gerekir. Yulaf samanı, toplandıktan sonra kendi haline kurutulmaya bırakıldığı takdirde, kür amaçlı olarak kullanılması uygun olmayacaktır.

Bitkilerin üzerinde çıplak gözle görülmesi mümkün olmayan parazitler ve bu parazitlerin de yumurtaları bulunur. Bitkilerin üzerinde bulunan bu parazitlerin uzaklaştırılması işleminin mutlaka yapılması ve belirli dalga boyunda ışık uygulanarak sterilize edilmesi şarttır. Aksi takdirde parazitlerin ve yumurtalarının içeriğinde bulunan toksin yapılı maddeler demleme esnasında suya geçerek hem kürün etkisini hem de sağlığı olumsuz etkileyebilmektedir.

Değerli okuyucu, bu tür bitkiler Avrupa'da eczanelerde uzmanlar tarafından satılmakta ve bu nedenle orijinal ambajları içerisinde güvenle satışa sunulmaktadır. Eğer bu konuda gene de tereddüt yaşarsanız, **www.profsaracoglu.com** internet sitesinden bilgi alabilirsiniz.

Doğru hazırlama konusuna gelince, bitkinin seçilmiş kısımlarının ne müddetle demleneceğinin veya kaynatılacağının bilinmesi şarttır. Bir bitkinin üç dakika demlenmesiyle beş dakika demlenmesi arasında çok büyük farklar vardır. Eğer, bitkinin yaprakları demleniyor veya haşlanıyorsa, yapraklarının parçalanmadan (bir bütün olarak) veya parçalanarak demlenmesi veya haşlanması da bir kriterdir. Örneğin, beyaz lahananın yapraklarının doğranmadan ve parçalanmadan haşlanması gerekir. Bunun nedenleri beyaz lahana bölümünde açıklanmıştır. Hazırlama esnasında ne kadar suya ne kadar bitkinin ilave edileceğinin de bilinmesi gerekir. Bazı bitkilerin demleme süresi tamamlandıktan sonra demleme suyun içerisinde ılıyana kadar bekletilmesi ve sonra da süzülmesi gerekir.

Bazı bitkilerin demleme süresi tamamlanır tamamlanmaz bekletmeden hemen süzülmesi gerekir. Bu durum örneğin hepatit hastalarının uyguladığı lavanta küründe çok önemlidir. Hepatit hastalarının uyguladığı lavanta küründe bitkinin demleme süresi tamamlanır tamamlanmaz bekletmeden süzülmesi şarttır. Nasıl hazırlanacağı, yapılacak olan kürün tarifinde belirtilmektedir.

Doğru uygulamada ise, aç ya da tok karnına tüketilmesi veya sabah ya da akşam içileceğinin belirtilmesi gerekir. Örneğin, havuç suyu kürü uygulanırken akşam yatağa giderken içilmesi şartı vardır. Bunun nedenleri havuçla ilgili bölümde anlatılmıştır. Uygulanmakta olan kürün uygulama süresinin mutlaka belirtilmiş olması gerekir. Bu noktada belirtilmesi gereken bir başka husus da, uygulama süresince verilecek olan aralardır. (duruşlardır) Unutmayınız ki, insan vücudu 24 saat içerisinde biyolojik saat adı verilen bir düzene göre farklı çalışır. Gün içerisinde hormonların dengeleri değişim göstermektedir. Bu çalışma sisteminde sinir sistemi ve hormonlar birinci derecede etkin rol oynarlar.

Bu kitapta okuyacağınız bitkilerin uygulama şekillleri araştırmalarımın bir parçasını oluşturmaktadır. Bitkisel kürler uygulanırken belli bir uygulama zamanından sonra iki ya da üç gün veya bir hafta gibi ara vermeler (duraklamalar) önerilmektedir. Tüm bu zamanlamalar tarafımdan araştırılmış, incelenmiş ve geliştirilmiştir. Bu nedenle size önerilen uygulama şekillerine uymaya özen gösteriniz. Bir bitkinin hangi hastalığa karşı tedavi gücünün olduğunu ortaya koymak uzun ve yoğun bir inceleme ve araştırma gerektiriyorsa, aynı ölçüde uygulanış biçimini de ortaya koymak inceleme ve araştırma gerektirmektedir. Bir hastalığa karşı doğru olarak seçilmiş bitkinin başarılı olabilmesi, o bitkinin hazırlanışının ve uygulamasının doğru yapılmış olmasına bağlıdır. Aksi takdirde başarılı sonuç almak pek mümkün olmamaktadır. Şunu da özellikle üzülerek belirtmek isterim ki, bazı insanlar kullandıkları bitkiyi ne kadar uzun zaman demler veya kaynatırlarsa faydasını da o kadar çok görecekleri düşüncesiyle yarım saat ya da daha fazla süre kaynatmaktadırlar. Bu tür uygulamalardan sonuç almak hem mümkün değildir hem de vücut için zararlıdır. Bitkilerin kısık ateşte demlenmesi de çok önemlidir.

Bu kitapta önerilen tüm uygulamalarda, demlemenin veya haşlamanın kesinlikle, su kaynamaya başladıktan sonra kısık ateşte yapılması gerekmektedir. Kesinlikle yüksek ateşte, hızlı kaynatılmamalıdır. Bunun nedenleri ilerleyen bölümlerde yeri geldikçe açıklanmıştır. Nasıl uygulanacağı yapılacak olan kürün tarifinde belirtilmiştir.

Kürlerin etkisi

Değerli okuyucu, herhangi bir hastalığa karşı önermiş olduğum bitkisel kür, aynı hastalığa sahip tüm hastalarda aynı oranda başarılı sonuç verecektir, diye bir kural yoktur. Neden? Çünkü:

1) Kişinin başka rahatsızlıkları olabilir veya altta yatan farklı bir rahatsızlığı da olabilir. Örneğin, kişi aynı zamanda hem tiroid hastası hem şeker hastası hem de romatizma şikâyetlerine sahip olabilir veya tek bir rahatsızlığı olabilir.

2) Hiçbir insanın metabolizması ve genetik yapısı bir başka insanınkinin aynısı olmadığından tedavide farklılıklar gösterebilir. Bu farklılıklar, kür uygulandığında başarı oranında da değişiklikler gösterebilir. Çünkü her insanın metabolizması farklı çalışır. Bu farkın birinci nedeni de genetik yapıların farklı olmasıdır. Örneğin, genelde ve temelde tüm insanların bağışıklık sistemi, sindirim sistemi, böbrek ve tiroid fonksiyonları veya diğer sistem ve fonksiyonları aynıdır. Ancak, detaya inildiğinde her insanın bağışıklık sistemi farklı çalışır. Tıpkı, detaya inildiğinde hiçbir insanın kan grubunun bir başka insanınki ile aynı olmaması gibi. Bir insan gribi ayakta atlatırken bir başka insan günlerce yatakta geçirmek zorunda kalabilir. Veya hepatit virüsünü almış bir insanın bağışıklık sistemi alınan virüse karşı antikor geliştirirken, bir başka insanın bağışıklık sistemi antikor geliştirememektedir.

Bitkinin kimyası sürekli değişir

Değerli okuyucu, hangi bitki olursa olsun, zamana bağlı olarak yaprak, çiçek ve köklerinin kimyası değişir. Mevsime göre kimyaları değiştiğinden, içerdikleri etkin maddeler de değişiyor demektir. Örneğin, baharla beraber ortaya çıkan yeni sezon bir bitkinin kimyası, bitki ömrünü doğal olarak doldurup tekrar kuruyana kadar sürekli değişir. Bahar mevsiminde topraktan yeni çıkmaya başlayan filiz haldeki bitkinin kimyası ile aynı bitkinin üzerinden yaklaşık yirmi gün geçtikten sonra henüz çiçek açmamış halinin kimyası yirmi gün öncesine göre çok farklıdır. Aynı bitkinin çiçek açtıktan sonra yapraklarında ve saplarında bulunan etkin maddelerle çiçek açmadan önce yaprak ve saplarında bulunan etkin maddeler çok farklıdır.

Özellikle ömrü çok kısa olan tıbbi aromatik bitkilerin birkaç aylık ömrü içerisinde çok hızlı değişen kimyasından dolayı toplama (hasat) zamanı çok önemlidir. Birkaç aylık canlılık dönemi olan bu bitkilerin toplama zamanının bilinçli yapılması şarttır. Ne zamanından önce ne de zamanından sonra toplanmaması gerekir. Bu nedenle bir bitkiden kür olarak faydalanılacaksa ne zaman toplanacağı çok önemlidir. Aynı bitkiyi bir ay önce veya bir ay sonra toplamak arasında tedavi amaçlı kullanımda çok büyük farklılıklar vardır.

Peki, bitki bunu neden yapar? Birkaç aylık ömrü olan bir bitki neden kimyasını değiştirir? Bu özellik uzun ömürlü ağaçların saplarında ve yapraklarında da vardır. Bu sorunun cevabı tüm canlılarda olduğu gibi onun genetik yapısında saklıdır. Örneğin, bir bitki çiçek açmaya başlayacağı zaman parazitlerin kendisine zarar vermemesi veya büyük baş hayvanların kendisini yememesi için yaprak ve saplarındaki bazı etkin maddeleri değiştirerek **anti-oflaktorik** (itici kokulu) özelliği olan etkin maddelere dönüştürür.

Bunun sebebi çiçek açma dönemi yaklaştığı için bazı böceklerin üzerine tırmanıp, polenlerine, çiçeklerine veya meyvelerine zarar vermemesi içindir. Her bitki, parazitlere karşı itici koku (anti-oflaktorik) özelliği olan monoterpen grubu etkin maddeler üretir. Örneğin, domates çitilleri çiçek açmadan önce beta-ocimen salgılamaya başlar. Bu etkin madde karıncaların domates fidesine veya çitiline çıkmasına (tırmanmasına) engel olur. Eğer balkonunuza veya mutfağınıza karıncalar musallat olduysa geldikleri kaynağa yakın bir yere domates fidesinin yaprak ve saplarından bir dal yerleştiriniz, göreceksiniz karıncalar kaçacaktır. Ev ortamında böcek öldürücü ilaçları kesinlikle kullanmayınız. Özellikle bebeklerin ve çocukların yaşam ortamlarında hangi böcek ilacı olursa olsun asla kullanmayınız. Tüm böcek ilaçları bebek ve çocuklarda alerjiye ve alerjik astıma neden olmaktadır. Yetişkinlerdeyse kanser tetikleyicidir.

Kimyasal ve fiziksel yapı

Bitkilerde bulunan etkin maddelerin etki mekanizması farklılıklar gösterir. Bu etki, temelde ikiye ayrılır. Ya kimyasal etkilidir, ya da fiziksel etkilidir.

Kimyasal etkiden ne anlıyoruz? Kimyasal etki denilince, adından da anlaşılacağı gibi etkin maddelerin vücudumuzda kimyasal reaksiyona girmesi demektir. Fiziksel etkisi denildiği zaman da, o etkin maddenin sadece molekül yapısının etkili olduğunu anlatırız. Bu durum özellikle hormon reseptörlerinde etkilidir. Fiziksel yapıda, etkin maddenin sadece geometrik ve sterik yapısından dolayı etki görülür ve metabolit açığa çıkmaz.

İnsan doğanın bir parçasıdır, doğayla bir bütündür. Doğa, insana her mevsimde uygun olan sebze, meyve ve tahılı sunar. Bu sunuş, doğanın doğal dengesinin gereğidir. Kısaca doğanın, doğal yaşamının, doğal bir sonucudur.

Her sebze ve meyveyi mevsiminde tüketiniz, önerisinde bulunmaktayım. Bunu ısrarla vurguluyorum. Bunun nedeni yalnızca, yaz mevsiminde yetişen bir sebzenin kışın yetiştirilirken hormon içermesinden dolayı değildir. Veya sadece yaz sebzesinin, kışın daha az güneş aldığı için etkin maddelerinin de daha az olmasından dolayı değildir.

Şöyle de düşünebiliriz. Diyelim ki yaz mevsiminin bir sebzesini, örneğin domatesi, kışın tüketiyoruz. Bu domateste hormon yok. Zirai ilaç yok. Bol güneş alarak yetiştirilmiş olduğunu da varsayalım. Yani her şeyiyle dört dörtlük doğal bir domates. Bu durumda tüketilebilir mi? Ölçülü olmak şartıyla tüketilebilir. Belki, şu an "Bu şart nedir?" diye soruyorsunuzdur. Bu şart sebze, meyve ve tahılı mevsimine göre tüketmektir. Örneğin kış sebzesini, meyvesini ve tahılını kışın tüketmektir.

Peki, tüm bunların altında yatan sebep nedir? Değerli okuyucu, bu sorunun cevabı, doğanın dengesinde saklıdır. İnsan, doğanın bir parçasıdır ve yaşadığı bölgede doğaya uymak zorundadır. Bir yılda dört mevsim vardır. İnsan metabolizması, her mevsimde ve yaşam ortamının çevre şartlarına bağlı olarak farklı çalışır. Yazın ihtiyacımız olan sebze ve meyve, kışın ihtiyacımız olan sebze ve meyveden farklıdır.

Hiç düşündünüz mü, dut neden yaz mevsiminde yetişiyor? Dut, bir kış meyvesi de olabilirdi.

KANSER

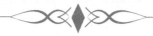

Latentfaktör *(Gizli faktör)*

Değerli okuyucu, kanser hastalığını diğer hastalıklardan ayıran önemli faktörlerden bir tanesi de bu hastalığın, ortaya çıkana kadar latent (gizli) bir evre geçirmesidir. Bu gizli evre kanserin türüne göre en az beş ile otuz yıl olarak tahmin edilmektedir. Gizli gelişim evresinin bu kadar uzun zaman alması nedeniyle kesin tedavi imkânlarının geliştirilmesi de zor olmaktadır. Kansere karşı kesin tedavi imkânlarının halen geliştirilememiş olmasının arkasında gizli gelişim evresinin çok sayıda internal evreler içermesi yatmaktadır. Bir internal evreden bir başka internal evreye geçişlerin nasıl olduğu bilinmemektedir. Ta ki, günümüzde kanser markerleri olarak bilinen belirteçlerin, kanda ortaya çıkıp belirlenmesi ile dikkat çekene kadar. Bu markerler (belirteçler) yüksek çıktığında patalojik durum baş göstermiş demektir. Patalojik durum demek, tıbben müdahale edilmesi (tedavinin başlaması) gereken aşama demektir. Uzman hekim bu belirteçlere (markerlere) bakarak kanserin hangi organda geliştiğini belirlemeye çalışır ve gerekirse biyopsi önerebilir. Belirteçler (kanser markerlerinin) hakkında aşağıda kısaca bilgi verilmiştir.

Günümüzde kanser teşhisi konulduğunda, hastalık birçok evresini geride bırakmış ve tamamlanmış olarak karşımıza çıkmaktadır. Onu tekrar geri bir evreye döndürmek mümkün değildir. Kanser ortaya çıktıktan sonra, geri vitesi olmayan bir araca benzer. Peki, bu durumda neler yapılmaktadır. Kanser, ortaya çıkıp belirgin şikâyetleriyle kendisini belli ettikten sonra, aşamasına göre kemoterapi (KT) ve/veya radyoterapi (RT) önerilmektedir. Biyopsiye gönderilen patojik bulguda hormon reseptörleri tespit edilmişse, hormon baskılayıcı tedavi de uygulanabilmektedir.

Kanser işaretleyicileri *(marker)*

Bunlar "tümör işaretleyicileri" adı altında tümör dokusuna bağlı olarak vücut sıvılarında bulunan (tespit edilen) çeşitli biyokimyasal parametrelerdir. Bu **işaretleyiciler** ya tümör dokusunun kendisi tarafından ya da tümör dokusunun neden olduğu metabolik değişiminin sonucu olarak vücut sıvılarına salgılanırlar. Asıl önemli olan ve ölçülen, tümör dokusunun kendisi tarafından direkt olarak salınan tümör **işaretleyicileridir.** Ölçülen bu değerler *malign* (kötü huylu) bir oluşumun göstergesi olabilir, ancak kesin sebebi değildir. Bunlar inflamatuar enfeksiyonlar gibi tamamen *beningn* (iyi huylu) sebeplerle de salınabilirler. O nedenle toplumda yanlış anlaşıldığı gibi tümörün veya tümör dokusunun kesin belirleyicisi olamaz.

En sık ölçülen tümör işaretleyicileri (marker):
- AFP (**A**lfa **F**eto **P**rotein)
- CEA (**C**arsino **E**mbriyonejik **A**ntijen)
- PSA (**P**rostat **S**pesifik **A**ntijen)
- CA15-3
- CA19-9
- CA125
- CA50
- CA72-4
- NSE (**N**öron **S**pesifik **E**nolaz)
- SCC (**S**quomaz **C**ell **C**arsinom)
- Beta2-mikroglobulin
- Thyreoglobulin

Tümör işaretleyicileri artışının görüldüğü diğer durumlar:

- İnflamatuar enfeksiyonlar
- Kolestaz (Safra akımının durması veya azalması)
- Karaciğer sirozu
- Böbrek yetmezliği

Tümör işaretleyicilerinin ölçümü için başlıca endikasyonlar

CEA	Kolon, meme, akciğer tümörleri
AFP	Karaciğer tümörleri
Ca15-3	Meme tümörleri
Ca19-9	Pankreas, safra kesesi ve kanalı tümörleri
Ca125	Over tümörleri
PSA	Prostat tümörleri
Beta-HCG	Küçük hücreli tümörler, trofoblastik tümörler
Thyreoglobulin	Tiroid tümörleri
Beta2-mikroglobulin	Multiple myeloma, nonhodghin lenfoma
Kalsitonin	C-hücre tümörleri
Ca72-4	Mide ve over tümörleri
Ca50	Pankreas, safra yolları tümörleri

Şişmanlık ve Kanser

Değerli okuyucu, yanlış beslenmenin kanserin tetikleyicisi olarak önemli bir rolü olduğu tüm bilim adamları tarafından kabul edilmiştir. Bu konudaki oranlar yüzde 30 ile 70 arasında değişmektedir. Neden bu kadar değişken? diye bir soru sorabilirsiniz. Veya ben, bu yüzdenin neresindeyim? diye de sorabilirsiniz. Bu iki sorunun da cevabını vermeye çalışalım. En kaba yaklaşımla kesin bilinen gerçek şudur: Gelişmiş ve sanayileşmiş ülkelerde kanser vakaları en yüksektir. Azgelişmiş ülkelerde ise en düşüktür. Gelişmiş ülkelerde beslenme çeşitliliği ve aşırı yağ tüketimi önemli bir sebeptir. (fazla yemek yemek) Azgelişmiş ülke insanları fakirliğin verdiği imkânsızlıktan dolayı besin bulma zorluğu içerisinde olduklarından az tüketim yapmaktadırlar.

Azgelişmiş ülke insanlarında aşırı şişmanlık (obezite) hemen hemen yoktur. Gelişmiş ve sanayileşmiş bir ülke olan Amerika Birleşik Devletleri'nde halkın yüzde 64'ü aşırı kilolu veya obezdir. Bu ülkede genel olarak kanser dağılımı diğer ülkelere göre yüksektir. Kısaca, şunu söyleyebiliriz, şişmanlık ve obezite kanseri davet eden önemli bir parametredir.

Kilo almak, daha az fiziksel hareket yapma isteğine sebep olduğundan tembelliği geliştirir. İdeal kilomuzun üzerine çıktıkça, hareketlilik bakımından daha tembel olmaya başlayacağımız, bir gerçektir. Şişmanlık ve beraberinde kaçınılmaz olarak gelen harekete karşı isteksizlik, sadece kansere davetiye olmayıp, şeker hastalığı, kalp-damar rahatsızlıkları ve bazı organ rahatsızlıklarının da ortaya çıkmasında etkili bir rol oynamaktadır. Son yıllarda yapılan araştırmalar göstermektedir ki; ideal kilonun üzerine çıkıldığı oranda, kansere yakalanma riski de artmaktadır.

Değerli okuyucu, yemek yerken, doygunluk duygusu yaklaşık 10 dakika sonra gelmektedir. Bu durumu rahatlıkla kendi üzerinizde deneyebilirsiniz. Sofradan tam doymadan kalkmayı deneyiniz. Kalkınız ve beş-on dakika dolaşınız. En geç on dakika sonra doygunluk duygusunu hissetmeye başlayacaksınız.

Amerika Birleşik Devletleri'nde yapılan bir araştırmaya göre, obez erkeklerin yüzde 14'ü, obez kadınların da yüzde 20'si kanserden ölmektedirler. Bu kişilerde en sık görülen kanser türleriyse yemek borusu, kolon, rektum, karaciğer, pankreas, mide, prostat, meme, rahim ağzı ve yumurtalık kanserleridir. Bu araştırma sonucundan çıkartılan diğer bir sonuç da şudur: Normal kiloya sahip (BMI<20 kg/m2) yetişkinlerde yılda 90.000 kişi daha az ölmektedir.

Şişmanlarda (obez) hormona bağlı kanser riskinin yüksekliği

Bazı kanser türlerinin gelişiminde hormon dengesizliğinin veya hormonların doğrudan etkili olabildiği, çok sayıda araştırmacının yayınladığı makalelerde belirtilmektedir. Şişmanlık, hormon ve kanser nasıl ilişkilendirilmektedir? Bu soruyu mümkün olduğu kadar basit bir şekilde açıklamaya çalışalım.

Şişmanlığın metabolizma ve kalp-damar hastalıklarına neden olduğu çok eskiden beri bilinmektedir. Kilosu fazla olan insanlarda, dolaşım bozukluğu, şeker hastalığı veya kalp krizi geçirme riski yüksektir.

Peki, kanserle fazla kilolu olmanın ilişkisi nasıldır? Beslenme yoluyla aldığımız fazla enerji (kalori), yağ olarak depolanmaktadır. Yani, yağ dokusunda artış olur. Yağ dokusu, alınan fazla kalorilerin, sadece yağ olarak depolandığı bir yer değildir. Yağ dokusu aynı zamanda hormon üreten bir organdır. Kadınlarda, yumurtalıklardan sonra östrojen hormonunun üretildiği en önemli ikinci kaynak yağ dokusudur. Yağ dokusunun fazlalığı oranında östrojen hormon seviyesi (plazmada) artış gösterir. Bu durum hormona bağlı tümör gelişimine davetiye çıkartır. Bu konudaki bilimsel araştırmalar 90'lı yılların başlarından itibaren fazlaca araştırılmış ve yüzlerce makale yayınlanmaya başlamıştır.

Kaynak: *(Scharpira DV, Clark RA, Wolff PA, Jarrett AR, Visceral obesity and breast cancer risk. Cancer 1994; 7:632-9.)*

Menopoz dönemi ve menopoz sonrası, kadınların kilo almamaları ve ideal kilolarını korumaları gerekir. Menopoz dönemini geride bırakmış obez kadınlarda, yağ dokusunun salgıladığı östrojen hormonu seviyesindeki artış, endometriumu sürekli stimule ettiğinden (uyardığından), korpus kanserinin (endometrium kanseri) oluşum riskini beş misli artırmaktadır. Bu konuda çok sayıda araştırma 90'lı yılların başlarından beri yayınlanmaktadır.

Kaynak: *(Ewertz M, Schou G, Boice JD. The joint effect of risk factors on endometrial cancer. Europ J Cancer Clin Oncol 1998; 21: 189–94.)*

DİKKAT !

■ Östrojen metabolizmasıyla kalsiyum metabolizması birbirleriyle karşılıklı olarak sürekli etkileşim halindedir. Menopoz dönemindeki kadınların çok sık karşılaştığı osteoporoz (kemik erimesi) şikâyetlerine karşı süt içmeleri önerilir. Neden? Çünkü süt kalsiyum bakımından zengindir. Fakat aslında bu görüş yanlıştır. Çünkü sütün içerdiği kalsiyum sanıldığı gibi vücut tarafından kolayca ve istenilen ölçüde alınmamaktadır. İkinci nedeni ise, sütün içerdiği kolestrol, östrojen hormonunun temel kimyasal yapıtaşını oluşturmaktadır. Östrojen hormonunun kimyasal yapısında kolesterol vardır. Süt içerek,

- ■ yeterli düzeyde alınamayan kalsiyuma,
- ■ yağ dokusuna depolanan diğer farklı yağlara,
- ■ yağ dokusundaki artışa,
- ■ sütten alınan kolesterole sebebiyet veririz.

Bu da, tam bir başarısızlık, sağlıksız beslenme ve yanlış destekleyici uygulama örneğini oluşturur. Kısaca, süt içerek yağ dokusu artar, yağ dokusunun artması demek östrojen hormonunun fazla salgılanması demektir. Ayrıca, süt zengin bir kolesterol kaynağı olması nedeniyle de iki yönlü östrojen bombasıdır. Yeri gelmişken belirtmekte fayda görüyorum, **osteoporoz** şikâyetine karşı brokoli kürü mükemmel bir destekleyicidir.

Gelişme çağında olanlar süt içmelidir ama ölçülü ve dengeli bir biçimde. Ancak, en geç otuz yaşından sonraki yetişkinlerin süt içiminde çok ölçülü olmalarını öneririm. Mecbur kalmadıkça ve hekim önermedikçe içilmemesi gerekir.

Değerli okuyucu, bu arada süt ürünleri konusunda sorularınız olabilir. Yoğurt, kaymağını yememek şartıyla, her gün tüketilebilir ve çok sağlıklıdır. Özellikle, günde bir dilim kepekli ekmekle tüketilecek bir kâse yoğurt (yaklaşık 150 g) sağlıklı ve uzun bir yaşamın temellerinden biridir.

İnsanın bağışıklık sistemi zayıflıyor ve hastalıklar hem artıyor hem de seyir değiştiriyor.

Son yıllarda çevremizdeki insanların hastalıklardan ne kadar çok bahsettiğinin farkındayız. Yeni yeni hastalıklar çıkıyor. Eskiden adı tek tük duyulan bazı hastalıklar son birkaç yıldan beri sık sık duyulmaya başladı. Çok seyrek duyulan ve rastlanan bu hastalıklar hızlı bir artış gösteriyor. İşte size birkaç tane örnek: Meme ve akciğer kanserleri, Lupus, MS (Multipl Sklerozis), ALS (Motor Nöron Hastalığı), Ülseratif kolit, Chron hastalığı, Hepatit B veya -C gibi daha birçok hastalık hızla yayılıyor. Bunların bir kısmı bulaşıcı özellik taşımasından yaygınlaşıyor bir kısmı da insanın yanlış beslenmesinden ve kötü çevre şartlarından, giderek güçlenen ve genetik yapılarını değiştiren mikroorganizmalardan kaynaklanıyor.

Bu olumsuz hızlı gelişimin arkasında yatan sebepler şunlardır:

1. Soluduğumuz havanın günbegün hızla kirlenmesi (araçların egzos gazları, sanayi baca gazları vb. tarafından),

2. Güneş ışığındaki kısa dalga boylu fotonların, çevre şartlarının bozulması sonucunda üzerimize daha fazla gelmesi ve her geçen gün daha fazla iyonize olmuş havayı solumamız,

3. İçtiğimiz suyun içeriğinde, ne olduğunu bilmediğimiz organik asıllı madde miktarının giderek artması (az da olsa kapalı sular da buna dâhil),

4. Besinlerin içeriğinde bulunan katkı maddelerinin artması,

5. Antibiyotik tüketiminin artması ve çeşitli antibiyotiklerin üretimine ihtiyaç duyulması,

6. Genleriyle oynan tahıl, sebze ve meyve üretiminin artması,

7. Sonu kesik (ebter) tohumların kullanılması,

8. Sokakta dolaşan her canlının elektromanyetik dalgaların indüktif etkisine maruz kalması,

9. Sağlıklı ve kaliteli su kaynaklarının giderek kirlenmesi,

10. Kullanılan cep telefonlarının ilk sinyal geldiğindeki yüksek güç çekiminin sebep olduğu iyonizasyonun etkisi,

11. Su içme alışkanlığının giderek ortadan kalkarak yerini gazlı içeceklerin, çeşit çeşit uyarıcı etkisi olan kola türlerinin alması ve fast-food ürünlerin tüketilmesi,

12. Kullanılan zirai ilaçların, tükettiğimiz besinler (et, yumurta ve süt) üzerinden insana geri dönüşü,

13. Mutfak, banyo ve lavabolarda kullanılan yumuşatıcıların, deterjanların, organik asit içerikli çözücülerin kanalizasyonla doğaya karışması sonucunda mikroorganizmaların güçlenerek, kendilerini geliştirmiş bir şekilde insanlara dönmesi,

14. Doğum kontrol haplarının ve antibiyotiklerin dışkı ve idrar yoluyla kanalizasyon üzerinden doğaya karışması sonucunda mikropların kendilerini geliştirerek biz insanlara daha güçlü olarak geri dönmesi,

15. Yaşam mekânlarımızda kalıcı veya geçici kimyasalların kullanılması parkelerin birçoğunda olumsuz etkili kimyasallar kullanılması veya kovucu böcek ilaçlarının kullanılması gibi,

16. Besinlerin raf ömrünü uzatma ve taze görüntüsünü koruma amaçlı katkı maddelerinin ilave edilmesi.

İşte, yukarıda bir kısmını saydığım doğal olmayan bu sebepler, insan vücudunda birikerek (akümülasyon) metabolizmamızın farklı çalışmasına neden olmaktadır. Metabolizmanın farklı çalışması sonucunda hastalıklar ortaya çıkmaktadır. Her insanın genetik yapısı farklı olduğu için farklı hastalıkların ortaya çıkmasına neden olmaktadır. Hiçbir insan yoktur ki, genetik yapısı bir başkasıyla eşit olsun. Aynı hastalığın bile her insandaki seyri farklıdır. Ne acıdır ki, yukarıda belirttiğim bu hastalıklar kişiye özel hastalık olarak gelişim göstermektedir. Yani, aynı hastalık hemen hemen her kişide farklı seyretmekte, hastalığın ortaya çıkış şekli ve gelişimi hastadan hastaya farklılıklar göstermektedir. Böyle durumlarda hekimler doğru teşhisi koymakta zorlanabiliyorlar. Sonuçta, geç teşhis konulduğu için de hastalık yerleşmiş olabiliyor. (kronikleşme) Şüphesiz ki, kronikleşmiş bir hastalığın tedavisi hem zor oluyor hem de uzun zaman alabiliyor. Hatta bazı durumlarda hastanın organlarında kalıcı hasarlara neden olabiliyor ve hastanın yaşam boyu yaşam kalitesi düşüyor.

Kansere neden olabilen bazı hastalıklar

Değerli okuyucu, bazı hastalıklar tedavi edilmediği takdirde, ileri dönemlerinde kansere sebebiyet verebilmektedir. Yani, bu hastalıklar kanseri tetikleyebilmekte veya kansere neden olabilmektedir. Peki, bunlar hangi hastalıklardır? Hepatit ilk sırayı almaktadır. Hepatit B veya Hepatit-C hastaları, 15 ile 25 yıl içerisinde siroza veya karaciğer kanserine yakalanma riski altındadırlar. Hepatite yakalanmış olanların hastalık riski, yakalanmamış olanlara göre yüzde 300 daha fazladır.

Şüphesiz, hayatında hiç sigara, alkol kullanmamış ve hepatit yaşamamış hastalar da siroza veya karaciğer kanserine yakalanmaktadırlar. Hepatit-B veya hepatit-C virüsünü alır almaz, karaciğer kanserine yakalanılacaktır anlamı çıkartılmamalıdır. Ancak, tedavi görmeyen hepatit hastalarının karaciğer kanserine yakalanma açısından büyük riskleri vardır. Ne yazık ki, onuncu yıllarını doldurmak üzere olan hepatit hastalarının da siroz ve/veya karaciğer kanserine yakalanma riski vardır.

Human Papiloma Virüsü (HPV), genital bölgede bulunur ve rahim ağzı kanserine neden olabilmektedir, *Helicobakter pylori* (HBP) bir bakteri olup midede bulunur ve mide kanserine neden olabilmektedir, ülseratif kolit bir kalın bağırsak hastalığı olup kolon kanserine yatkınlık gösterebilmektedir. Chron hastalığı ise ağızda başlayıp rektuma kadar olan herhangi bir bölgeyi veya bölgeleri tutabilir ve kansere dönüşme riski vardır.

Hepatit

Hepatit hakkında bilgi vermeden önce sizlere kısaca karaciğer üzerine genel bilgi vermek istiyorum. Karaciğer, hayati önem taşıyan bir organdır ve tüm organlar içerisinde en ağır olanıdır. Ağırlığı ortalama 1,6 kg gelmektedir. Her organ hücresi farklı yapıdadır. Karaciğer hücrelerine hepatozit adı verilir. En önemli görevleri arasında;

- Protein
- Karbonhidrat (şeker)
- Ve yağların

işlenmesi gelmektedir.

Proteinler, tüm hücrelerin yenilenmesinde, hormonların ve enzimlerin üretilmesinde gereklidir. Bitkisel ve hayvansal besinler üzerinden alınan proteinler vücudumuz tarafından kullanılamaz. Çünkü dışardan aldığımız bu proteinlerin çoğunu vücudumuz tanımaz. İşte, besinler üzerinden aldığımız proteinlerin insan vücudu tarafından kullanılabilir hale dönüştürme görevi karaciğere aittir.

Karbonhidratlar (şeker), o kadar çok çeşitlidir ki, doğada daha henüz keşfedilmemiş şeker çeşitleri vardır. Karbonhidratların üç tane temel kimyasal maddesi oksijen, hidrojen ve karbondur. Bu üç kimyasal maddenin çeşitli oranlarda bir araya gelmesi ile yüzlerce çeşit şeker (karbonhidrat) oluşur. Vücudumuzun ihtiyacı olan karbonhidratları besinler üzerinden şeker veya nişasta olarak alırız. Karaciğerin görevi yüzlerce çeşit şekeri ve nişastayı glikoz'a dönüştürmek ve fazlasını da glikojen olarak depolamaktır. Glikoz anında enerjiye dönüşebilmektedir. Vücudun ihtiyacı oldukça glikojen deposundan alınıp glikoza dönüştürülür. Bu dönüştürme görevi de yine karaciğerindir. Belki, burada şu soruyu sorma ihtiyacı duymuş olabilirsiniz, neden depolamaya gerek var? Değerli okuyucu, beyin glikoza en fazla ihtiyaç duyan organımızdır. Beynin çok kısa bir süre şekersiz (glikoz) kalması demek, beyin hücrelerinin zarar görmesi demektir. Beyni şeker açığına düşürmemek, diğer bir ifade tarzıyla şekersiz bırakmamak için, kanda belli bir seviyede glikozun bulunması gerekir. Biz buna kan şekeri diyoruz. Kanda normal bulunma aralığı da 80 ile 110 arasındadır. İşte, kan şekerinin kanda normal seviyede tutulabilmesi için, ihtiyaç halinde glikojen olarak depolanmış olan glikoz, hormon uyarısıyla derhal glikoza dönüştürülür ve kana karışır, bu sayede öncelikle beyin ve diğer organlar ile kaslar şekersiz kalmaz.

Bir an için vücudumuza çok fazla şekerli besin aldığımızı düşünün. Karaciğer alınan şekerin glikojen olarak depolanmasını, fazlasının da gene vücudumuzda yağ olarak depolanmasını sağlar.

Değerli okuyucu, söz kan şekerinden açılmışken, hemen belirtmekte fayda görüyorum. Bazı insanlar kan şekerlerinin aniden düştüğünden bahsederler. Kendilerini garip hissettiklerini, o an bir şey olacakmış gibi acayip duygular yaşadıklarını, hatta sebepsiz bir heyecana kapıldıklarını söz anlatırlar. Ani kan şekeri düşüşü yaşayan bu kişilere her öğlen, bir adet orta büyüklükte haşlanmış patates tüketmelerini öneririm. Uygulamaya başladıktan sonra hayretle bu tür şikâyetlerinin ortadan kalktığını gözlemleyeceklerdir.

Biz tekrar karaciğerin diğer önemli görevine bakalım. Yağları dönüştürme. Yağlar, insan vücudu ve sağlığı için hayati önem taşır. Tıpkı, şekerde olduğu gibi, hayvansal ve bitkisel yüzlerce çeşit yağ vardır. Vücudumuz, besinler üzerinden aldığımız bu hayvansal ve bitkisel yağları tanımaz. İşte, karaciğerin diğer bir önemli vazifesi de, besinler üzerinden aldığımız, kimyasal yapıları birbirlerinden tamamen farklı olan yağ çeşitlerini vücudun ihtiyacı olan yağ türlerine dönüştürmektir. Karaciğer tarafından vücudun kullanabileceği şekle dönüştürülen bitkisel ve hayvansal yağlar, en önemli enerji kaynağımızdır. Yağların fazlası da depolanır. En bol depolama yeri de deri altımızdaki yağ deposudur.

Karaciğerin, yağ, şeker ve protein işleme görevinin dışında daha birçok hayati önem taşıyan vazifeleri vardır. Ancak, bu organımızın ne kadar önemli görevler üstlendiğini, karaciğer metabolizmasının ne denli önemli olduğunu vurgulamak üzere, bir diğer görevinden daha bahsetmek istiyorum. Karaciğerin içerisi kanallarla doludur. Bu kanallar içerisinde Kupffer Hücreleri yer alır. **Kupffer hücreleri** denilmesinin nedeni, onu bulan kişinin adından dolayıdır. Kupffer hücrelerinin vazifesi kan hücrelerini bakterilerden ve zararlı kimyasallardan arındırmak, temizlemektir. Zarar görmüş kan hücrelerini de karaciğer hücrelerine (hepatozit) gönderip (teslim edip) yok edilmelerini sağlamaktır. Bu yok edilme esnasında, toksinler ve amonyak gibi zararlı kimyasallar oluşur. Bu zararlı toksinleri (zehirlerin) ve kimyasalları nötralize etme (zararsız hale getirme) görevi de karaciğerin vazifeleri arasındadır.

Görülüyor ki, karaciğer hayati önem taşıyan bir organ... Yeri gelmişken *Bitkisel Sağlık Rehberi* adlı kitabımdaki toksin atıcı (arındırıcı) iki kürü burada hatırlatmayı uygun görüyorum. Birincisi beyaz lahana, ikincisiyse maydanoz-limon küründür. Her iki kür, karaciğer metabolizmasının sağlıklı çalışmasında ve karaciğerin arındırılmasında mükemmel etkilidir. Bu kürleri yılda bir-iki defa uygulamış olanlar nasıl toksin attıklarını, kür boyunca yağlı yağlı terlediklerini ve ciltlerinin nasıl tazelendiğini, parladığını, kendilerini nasıl uzun süre dinç ve zinde hissettiklerini çok iyi bilirler.

Unutmayınız, cildinizin tazeliği, güzelliği ve zindeliğinizin en önemli temel taşlarından biri de sağlıklı karaciğer metabolizmasıyla mümkündür. Günümüzün insanı, öylesine çok yabancı maddeyi vücuduna almak zorunda kalıyor ki, bunlardan birçoğu organlarımızda, dokularımızda günbegün artarak depolanıyor. Unutmayınız, elli yaşına gelmiş bir insan elli ton besin tüketmiş oluyor. Bu miktara içtiği su dahil değildir. Bu birikimler kanser dahil birçok hastalığın zamanla ortaya çıkmasında tetikleyici olabiliyor.

Karaciğer, öylesine önemli ve çok yönlü çalışan bir organdır ki,

■ Binlerce çeşit, tamamen birbirlerinden farklı enzimlerin ve proteinlerin sentezi (üretilmesi) onun görevleri arasındadır.

■ Protein sentezindeki bir aksaklık, hormon dengesizliğine de sebep olabilmektedir.

■ Kan pıhtılaşmasında gerekli olan pıhtılaşma faktörlerinin üretilmesi hep onun görevidir. Aksi takdirde kanama riskiyle karşılaşılır.

■ Karaciğerde arındırılan kanın, karaciğer kanallarından rahat geçememesi durumunda, karaciğerin giriş (portal) basıncı yükselir, kandaki minerallerin ve proteinlerin miktarları değişim gösterir. Sonuçta karın bölgesinde sıvı birikimi başlar.

■ Ömrünü doldurmuş olan hemoglobinin yok edilerek, bilirubine dönüştürülmesi karaciğerin görevidir.

■ Zararlı kimyasalların suda çözünebilir hale dönüştürülerek ter ve idrar yoluyla vücuttan atılmalarını sağlamak onun görevidir. Bu görevini yerine getirirken mükemmel destekleyici kür beyaz lahana kürüdür. (bakınız: *Bitkisel Sağlık Rehberi*)

■ İz elementlerin kontrolü ve dengelenmesi ile vitamin sentezi karaciğerin görevleri arasındadır.

■ Sindirim için gerekli olan safra asidinin üretilmesi de onun görevidir. Bakterilerin fagozite edilmesi (imha edilmesi) onun görevidir.

■ Vücudun ihtiyacı olan kolesterolün yüzde 70 oranında üretilme görevi onundur.

■ Vücudun asit-baz dengesini kontrol etmek onun görevidir.

Bunlardan başka karaciğerin daha birçok görevi vardır. Bu saydıklarım onun ne denli önemli bir organ olduğunu göstermeye yeterlidir. Tekrar, başlangıçta belirtmiş olduğum hepatit konusuna dönelim. Hepatite, alfabe hastalığı demek yanlış olmaz. Hepatit-A, -B, -C, -D, -E, -G tipleri vardır ve her tipin fiziksel, kimyasal özellikleri birbirlerinden tamamen farklıdır. Moleküler biyolojik yapıları da tamamen birbirlerinden farklıdır. Ancak, hepsinin bir tek ortak tarafı vardır, o da hedefleri karaciğerdir. Kronik Hepatit-B hastalarının karaciğer kanserine yakalanma riskleri yüzde 300 daha fazladır.

Ülseratif kolit

Ülseratif kolit, kalın bağırsak hastalığıdır ve sadece kalın bağırsağa özgü bir hastalıktır. Kalın bağırsağın iç yüzeyini kaplayan mukoza tabakalarının iltihaplanmasıdır. (inflamasyon) Kalın bağırsak mukoza tabakasının iltihaplanması kolaylıkla kanamaya neden olabilmektedir. Bu hastalığın tipik belirtileri dışkıda kan bulunması, karın ağrısı ve ishal durumudur. Sebebi kesin olarak bilinmemektedir. Mide veya ince bağırsak bu hastalıktan etkilenmez. Tıp diliyle söylersek, mide veya ince bağırsakta ülseratif kolite bağlı tutulum yoktur. Ülseratif kolit, sadece kalın bağırsağın iç yüzeyini kaplayan zarın iltihaplanması sonucunda ortaya çıkan bir hastalıktır. Kısaca, kalın bağırsağın iç yüzeyini kaplayan zarda (mukozada) ülserler oluşur. Bu nedenle hastalığa ülser karakterli olduğu için **ülseratif kolit** denir. Bu hastalığın en sık görüldüğü yaş, 15 ile 25 yaş arasıdır. İleri yaş grubundaysa 55-65 yaş arasında daha sık rastlanmaktadır. Öncelikli şikâyetleri kanlı mukuslu ishaldir. Kalın bağırsağın birinci derecedeki görevi, bağırsak içerisindeki suyun geri emilmesidir. Ülseratif kolit durumunda su, kalın bağırsakta geri emilemediğinden dolayı, hastalığın en önemli bulgusu olan ishal kaçınılmazdır. İshalin doğal sonucu olarak, bağırsak hareketleri artar ve karın bölgesinde ağrılara neden olur. Hasta kendisini tedirgin hissetmeye başlar. Bu tedirginliğin nedeni dışkılamanın başlayacağı duygusudur. Makattaki iltihabi durumdan dolayı sık sık dışkılama isteği vardır. Ömür boyu devam etme ihtimali yüksek olmakla beraber, hekim kontrolünde alınan tedavi ile yaşam kalitesini düzeltmek mümkün olabilmektedir. Ülseratif kolit hastaları, gün içerisinde yedi-sekiz defa tuvalete (dışkılama) çıktıklarından yakınırlar. Kalın bağırsağın sadece bir bölümünü etkileyen hastalık, zamanla tüm kalın bağırsağı kapsayarak ateş ve kilo kaybı da belirtilere eşlik edebilir. Ülseratif kolit bağırsak kanserine yakalanma riskini artırmaktadır. Bugüne kadar, ülseratif kolitin genetik olarak (ırsi) geçişi kanıtlanmamıştır.

Ülseratif kolit adeta kişiye özel bir hastalıktır. Seyri ve şikâyetleri büyük oranda farklılıklar gösterebilmektedir. Bazı ülseratif kolit hastalarında yıllar boyu ilerleme görülmezken bazı hastalarda ise kısa zamanda tüm kalın bağırsağı tutabilmektedir. Bazı hastalarda hiç akıntı görülmezken, bazı hastalarda akıntı şikâyetleri de gözlenebilmektedir. Dışkılama peryotları da farklılıklar göstermektedir. Alevlenme dönemlerinde, bir günde 15-20 defa dışkılamaya çıkanlar vardır. Yine alevlenme dönemlerinde günde en fazla 1-2 defa dışkılamaya çıktıklarından söz edenler vardır. Ülseratif kolit hastalarının bazıları çok rahatlıkla yoğurt tüketebilirken bazıları kesinlikle yoğurdu ağızlarına dahi alamadıklarından yakınırlar. Birinin rahatlıkla tükettiği bir besini bir diğer ülseratif kolit hastası tüketememektedir. Ülseratif kolit hastalarının yaşam kaliteleri oldukça düşüktür. Yemek yerken tedirgindirler. "Acaba, bu yediğim beni biraz sonra olumsuz etkileyecek mi ?" diye düşünürler. Burada önemle vurgulamak isterim ki, sindirim sistemi stresten, tedirginlik, endişe ve tasa duygularından oldukça olumsuz etkilenebilmektedir.

İnce bağırsaktan sonra kalın bağırsak gelir. Kalın bağırsak, genel olarak altı bölümden oluşur. Kalın bağırsak ters duran U harfi (∩) şeklinde bağırsak sistemimizde yer alır. Ters duran U harfinin (∩) sol alt ucu ince bağırsağın kalın bağırsağa bağlandığı kısımdır ve **çekum** adı verilir. Ters duran ∩ harfinin sol tarafına **çıkan kolon** adı verilir. Tepe kısmına (yatay kısım) ise **transvers kolon** adı verilir. Tranvers kolondan sonra **inen kolon**, ters duran U harfinin (∩) sağ tarafıdır. İnen kolondan hemen sonra çok kısa olan **sigmoid** ve **rektum** gelir.

Bunlar sırasıyla,

- Çekum (ince bağırsağın kalın bağırsağa bağlandığı kısım)

- Çıkan kolon (çekumdan sonra kalın bağırsağın yukarı doğru yükselen kısmı)

- Transvers kolon (çıkan kolondan sonra yatay olarak devam eden tepe kısmı)

- İnen kısım (tranvers kolondan sonra aşağıya inen bölüm)

- Sigmoid (aşağıya inen kolonun kıvrıldığı çok kısa olan bölüm)

- Rektum (anüse bağlanan, 10-15 cm uzunluğundaki son kısımdır)

Kalın bağırsakta ülseratif kolitin en seyrek rastlanan bölümü yüzde 15 ile çekumdur. Rektuma doğru ilerledikçe bu oran giderek artar ve rektumda yüzde 95 ile en yüksek tutulum (etkilenim) oranına yaklaşır.

Kanserde kontroller ve biyopsi

Kanserde erken teşhis için, yıllık kontroller hayati önem taşır. Bu nedenle genel bir kural olarak **"Kanserden korkma, geç kalmaktan kork"** sloganını burada tekrar vurgulamakta fayda görüyorum.

Ortalama kansere yakalanma yaşı, 80'li yıllara kadar 50 ve üzeri yaş iken ne acıdır ki, hızla düşmektedir. 30 yaşlarında meme kanserine (meme CA) yakalanan kadınların sayısında çok büyük artışlar olmuştur. Giderek hem yaş ortalaması düşmekte hem de kanser vakaları hızla yaygınlaşmaktadır. Görsel ve yazılı medyada ve konferanslarımda bu artışın sebeplerini açıklamaktayım. *"Bitkisel Sağlık Rehberi"* adlı kitabımda bu konuya geniş bir şekilde yer verdim.

Kanserde yıllık kontrol veya kontroller şarttır. Hekiminiz öngördüğünde biyopsi (doku veya organdan parça almak) yaptırmak da şarttır. Ancak, yeterli değildir. Neden yeterli olamayacağını yeri gelmişken biraz açıklamak istiyorum. Her yaş grubu insanda (buna bebekler de dahil) yirmi dört saat içerisinde en az 50 ile 300 defa kanser hücresi oluşmaktadır. Ancak, bağışıklık sistemimiz bu hücreleri yok edebilmektedir. Bu nedenle bağışıklık sistemimizin güçlü olması veya güçlendirilmesi gerekli ve şarttır. Ancak, tek başına bağışıklık sisteminin güçlü olması da yeterli değildir.

Değerli okuyucu, size kontrollerin ne kadar önemli olduğunu vurgulamaya çalıştım. Ne var ki, kontroller de yeterli değildir. Çünkü kontrolden temiz raporuyla çıkan kişi birkaç saat sonra kansere yakalanabilir. Yukarıda da belirttiğim gibi, her yaş grubu insanda, her yirmi dört saat içerisinde en az 50 ile 300 kanser hücresi oluşmaktadır. Kontrolden henüz çıkan bir insan, aynı gün içerisinde kansere yakalanabilir ve bir yıl sonra kontrollere gittiğinde de kanser ve/veya metastaz ile karşılaşma riski vardır. Hatta geç kalınmış da olabilir. İşte, bu nedenle diyorum ki yıl içerisinde kontroller şarttır, ancak yeterli değildir.

Ayrıca "Temiz" olarak verilen biyopsi raporunun da yüzde 100 garantisi yoktur. Bunun üç önemli sebebi olabilir. Bunlar sırasıyla,

■ Biyopsi raporunda, alınmış olan parçanın bölgesi, bölgedeki yeri (konumu) ve parça sayısı genelde belirtilir. Tıpkı, tapu senedi üzerindeki, ada, pafta ve parsel sayısının belirtildiği gibi. Alınan tüm parçalar patolojiden "temiz" olarak gelmiş olabilir. Alınmış parçaların alındığı tüm yerler temiz olabilir. Ancak, biraz farklı bölgeden parça alınmış olsa, o farklı bölgeden kanserli hücrelerin çıkma ihtimali vardır. Bu nedenle, yüzde 100 garanti veremez.

■ Biyopsi neticesinde alınan parçaların tecrübeli ve işini iyi bilen bir patolog tarafından değerlendirilmesi ve incelenmesi de önemlidir. Alınmış parçada bazı durumlarda neoplaziyi (kanser hücrelerinin ön basamağı) tespit etmek gerçekten tecrübe ve uzmanlık ister.

■ Bazı özel durumlarda bir patoloğun "temiz" dediği parçayı, bir başka patoloğun erken neoplazi olarak değerlendirmesi ender de olsa karşılaşılabilen bir durumdur.

Gen tedavisi

Değerli okuyucu, elinizde tuttuğunuz bu kitabımı yazmaya başladığım (Ocak/2007) dönemde, gen tedavisi tekrar gündeme gelmişti. Görsel ve yazılı basında geniş olarak yer aldı. Çok sayıda kanser hastası ve yakını, gen tedavisine yönelmeye başladı. Her gün onlarca insan bana bu konuda e-mail, faks ve telefonla ulaşarak bilgi almak istedi. Bu konudaki görüşlerimi katıldığım canlı yayın televizyon ve radyo programlarında açıklamaya çalıştım. Konu çok yeni olduğu için burada sizlere gen tedavisi hakkında görüşlerimi açıklama ihtiyacı duydum.

Gen tedavisinde söz konusu edilmiş olan p53 proteinidir. Nedir bu p53 proteini? Kansere yakalanmış olan hastaların yüzde 60'ında p53 proteini düşük seviyelerde bulunur. Peki, bu p53 proteinin vazifesi nedir? p53 proteini, ilk defa 1979 yılında İskoçyalı David Lane ve Amerikalı Arnold Levine adlı bilim adamları tarafından keşfedilmiştir. Bu proteinin vazifesi, sağlıklı hücrelerin kanserli tümör hücrelerine dönüşmesini engellemektir. Normalde hücre çekirdeğinde çok az sayıda p53 proteini bulunur. Ne zaman UV-ışığına veya X-ışınlarına maruz kalsak veya kansere sebep olan kimyasalları vücudumuza alsak veya da sigara içsek p53 proteini fazlaca üretilmeye başlar. Çünkü UV-ışını, X-ışını, kimyasallar ve sigara tüketimi, hücrenin genetik yapısını bozarak (olumsuz etkileyerek), sağlıklı hücrenin kanserli tümör hücresine dönüşmesine sebep olmaktadır. Kansere sebep olan kimyasallar ve zararlı ışık vücudumuza alındığında p53 proteini derhal harekete geçerek DNA'ya bağlanır ve hücrenin bölünmesini durdurur. Daha sonra zarar görmüş olan DNA'nın tamir edilmesi için "tamirat mekanizmasını" harekete geçirir. Tamirat tamamlandıktan sonra hücrenin bölünmesine izin verir. Eğer, tamirat yapılmadan hücre bölünmesine izin vermiş olsaydı bu takdirde bozuk hücre, bozuk olarak bölünerek çoğalmasına devam edecek ve sonuçta kanserli tümör hücre çoğalması gerçekleşmiş olacaktı.

Diyelim ki, hücre DNA'sı, UV, radyasyon, X-ışını veya vücudumuza aldığımız kimyasallardan veya tükettiğimiz sigaradan tamir edilemeyecek kadar olumsuz etkilendi. Bu takdirde p53 proteini hücreye intihar (apaptoz) komutunu verdirir. Bu sayede, bozuk hücrenin bozuk olarak bölünüp çoğalmasına (kanserli hücre oluşumuna) engel olmuş olur.

p53 proteini hücrelerimizin güvenlik bekçisidir. Hücrelerimizin güvenliğinden sorumlu bu p53 proteinini üreten yine aynı şekilde hücre çekirdeğinde bulunan p53 genidir. Unutmayınız, her proteini üreten bir gen vardır. Eğer, p53 proteinini üreten p53 geni zarar görürse bu takdirde hücrenin güvenliği sağlanamaz. Çünkü zarar görmüş olan p53 geni, bozuk yapılı p53 proteinini üreteceğinden hücre denetimi ve güvenliği sağlanamayacaktır. Kısaca, hücrenin denetimden geçmeden çoğalmasına fırsat verilmiş olacağından, tamir edilmemiş hücreler (kanserli hücreler) her defasında bölünerek çoğalacaktır.

Yeri gelmişken bu noktada mutasyon kavramını basitçe açıklamak istiyorum. Sigara tüketimi, radyasyon, kanserojen etkili kimyasallar veya serbest radikaller genleri bozabilmektedir. Bir genin bozulmasına kısaca mutasyon diyoruz. Yukarıdaki ifademizi şöyle de açıklayabiliriz, p53 geninin mutasyona uğraması sonucunda üreteceği p53 proteini de mutasyona uğramış olarak üretilmiş olacaktır.

Değerli okuyucu, bugün için ellinin üzerindeki kanser türünde p53 geninin mutasyona uğradığını kesin olarak bilmekteyiz. Örneğin, bağırsak tümörlerinin yüzde 70'inde, akciğer tümörlerinin yüzde 50'sinde ve meme kanserlerinin de yüzde 40'ında hatalı p53 geni tespit edilmektedir. Hatalı veya bozuk p53 geni derken, mutasyona uğramış p53 geni anlaşılmalıdır. Günümüzde artık, p53 genine bakılarak mutasyon olup olmadığına bakılabilmektedir. Gelecekte bu yöntem, kanserin erken teşhisinde veya kansere yatkınlığın olup olmadığının belirlenmesinde basit bir analiz yöntemi olarak geliştirilmiş olabilecektir.

Değerli okuyucu, p53 proteini üzerine yukarıda anlatmış olduklarım genel bir görüştür. Bu görüşleri hemen hemen tüm biyokimya, gen teknolojisi veya moleküler biyoloji ders kitaplarında biraz daha detaylı bir şekilde açıklanmış olarak bulabilirsiniz. Ancak, tüm bu anlatılanlar ve kabul görmüş görüşler birer modeldir. Henüz kesin olarak sonuca götürecek bilimsel kuramlar değildir. Kanser konusunda bilimin önünde daha çok uzun zaman vardır. Bu uzun zaman içerisinde ortaya konulması gereken yepyeni inovatif görüşlere, devrim yapabilecek yöntemlere ve yasalara ihtiyaç vardır.

Bu açıklamalardan sonra, konumuzun başlangıcında söz konusu etmiş olduğum gen tedavisine tekrar dönelim. Gen tedavisi nasıl yapılmaktadır? p53 proteininin kanserli tümör hücrelerine karşı duyarlı olduğunu öğrenmiştik. Dışarıda üretilen p53 proteinini kan yoluyla vererek, kanserli hücreleri parçalaması hedeflenmiştir. Amerika Birleşik Devletleri'nde bu konuda çok fazla sayıda kanserli hasta üzerinde 1990'lı yıllardan beri denemeler yapılmış ama hiçbir hastada başarı sağlanamamıştır. Bu yöntemin (gen tedavisinin) başarılı olabilmesi için daha uzun yıllar çok yönlü araştırmaların yapılmasına ihtiyaç vardır. Bu noktada tekrar belirtmekte fayda gördüğüm üç önemli nokta şudur. Birincisi, bu şekildeki bir gen tedavisinin kesin sonuç olamayacağının bilinmesidir. Diyelim ki, tümör parçalanabildi, bu demek değildir ki, kanseri tedavi ediyoruz. Tümörün yok edilmesi demek, tümöre sebep olan mekanizmayı yok etmek anlamına gelmez. Çünkü tümörün oluşumunu tetikleyen mekanizma var olmaya devam edecektir. Tümör tekrar tekrar oluşacaktır. İkinci noktaysa kan yoluyla yapılan bu gen tedavisinin bağışıklık sistemini harekete geçirmesidir. Ağır yan tesirlerle karşılaşılacağı kesindir. Üçüncü noktaysa p53 proteini, virüse yüklenerek (gen-taksi) vücuda verilmektedir. Bu virüsün geri dönüşü olmayan sonuçlar doğurabileceği de göz ardı edilmemelidir.

Hastalıklara Karşı Savaşan Etkin Maddelerin Sınıflandırılması

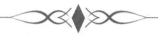

Tükettiğimiz sebze, meyve ve tahılın içerdiği etkin maddelerin ancak yüzde 1'ini tanıyoruz. Tıbbi Aromatik Bitkilerde bu durum çok daha alt sınırlarda olup yüzde 0.01 civarındadır. Son yıllarda hızla gelişen araştırma teknikleri sayesinde bazı etkin maddelerden çok sık söz edilmeye başlamıştır. Örneğin, likopen, sulforafen, quercetin, indol-3-karbinol, izotiyosiyanat, rutin, viscumin, coumarin gibi. Daha yüzlercesini sıralamak mümkündür. Bunların birçoğu grip, kanser, ülser gibi sonradan edinilmiş hastalıkları önlemekte veya tedavi etmekte etkilidirler. Şüphesiz ki, bu ana etkin maddelerin genel sağlığımız açısından farklı özellikleri vardır. Araştırmalar ilerledikçe yeni yeni tedavi edici veya önleyici özellikleri ortaya konacaktır. Gün geçmiyor ki, bitkilerde, mikroorganizmalarda veya bir hayvanda yepyeni etkin bir madde tanımlanmasın veya daha önceden bilinen doğal etkin bir maddenin yepyeni bir özelliği bilim adamları tarafından ortaya konmasın. Bir tür sümüklüböceğin veya kurbağanın salgıladığı özel bir protein, devrim yaratacak duruma gelmiştir. Bir ağacın kabuğunda, bir bitkinin yapraklarında veya çiçeklerinde bulunan etkin maddeler yıllardır tedavisi mümkün olmayan birçok hastalığa derman olabiliyor. Bu etkin maddelerin;

- Antioksidan,
- Antibakteriyel,
- Antitümöral,
- Antiinflamatuvar,
güçleri klinik deneylerle ortaya konulmaktadır.

Bitki, mikroorganizma (bakteriler, virüsler) veya hayvanlardan elde edilen bu maddelerin, yukarıda belirtmiş olduğum özelliklerini tek tek incelemek hem zordur hem de objektif bakış açısını zorlaştırmaktadır. Bu nedenle etkin maddeleri kimyasal yapı veya etki mekanizmalarına göre sınıflandırmak en doğru yaklaşımdır. Bu sınıflandırmalardan bazılarını aşağıda vermeye çalıştım.

Antioksidanlar

Antioksidan, hücre kimyasına veya hücrenin fiziksel yapısına zarar veren serbest radikalleri zararsız hale getiren maddelere verilen addır. Günümüzde yüzlerce antioksidan tanımlanmıştır. Bu antioksidanların çoğu bitkisel kökenlidir.

Bilim adamları, son yirmi yıldan beri serbest radikallerin çeşitli kronik hastalıkların gelişmesinde etkili olduğunu bildirmektedirler. Kanser, Alzheimer, kalp-damar rahatsızlıkları, romatoid artrit, katarakt veya yaşlılığa bağlı makula dejenerasyonu gibi daha birçok hastalığın arkasında serbest radikallerin olduğunu savunmaktadırlar.

Serbest radikallerin zararlı etkileri, DNA hasarı, lipit peroksidasyonu sürecinin başlatılması, kolajen ve hiyalüronik asit gibi yapısal elementlerin parçalanması şeklindedir. Lipit peroksidasyonu, hücre membran bütünlüğünün bozulması, bazı kritik membran bağımlı enzim sistemlerinin inaktivasyonu ve tromboksan A2 gibi vazokonstrüktif prostaglandinlerin artmasından sorumludur. *(Braughler J.M, Hall E.D: Central nervous system trauma and stroke. Biochemical considerations for oxygen radical formation and lipid peroxidation. Free Radic. Biol. Med. 1989;6:289-301.)*

Serbest radikallerden bazıları şunlardır:

- beta-karoten
- chlorophyll
- superoxide dismutase
- katalaz
- lutonarin
- saponarin
- polyphenol oxidase
- vitamin E
- vitamin C
- fosfor
- çinko
- likopen
- catechine
- sulforafen
- DIM (di-indol-methan)
- anthocyaninler

Glukosinolatlar *(Glucosinolates)*

Glukosinolatlar en bol olarak beyaz lahana, kırmızılahana, brüksel lahanası, brokoli, hardal, ıspanak, turp, yerfıstığı, soya ve karnabahar ile bazı yağlarda bulunmaktadır. Brokolinin 100 gramında ortalama 55 mg glukosinolat bulunur. Taze terenin 100 gramında (yaprak ve sapları dahil) ortalama 120 mg glukosinolat bulunur.

Glukosinolatların, molekül yapıları açısından çok farklı çeşitleri vardır. Bunlar arasında en çok bilinenleri şöyle sıralayabiliriz:

- glucocapparin
- sinigrin
- glucoerucin
- progoitrin
- gluconapin
- glucoraphanin
- 1-Methoxyindol-3-ylmethyl
- 4-Methoxy-glucobrassicin + gluconasturtiin
- 4-Hydroxy-glucobrassicin
- glucobrassicanapin
- glucobrassicin
- glucoalyssin + gluconapoleiferin
- vitamin U

Bütün glukosinolatların ortak tarafı kükürt içermeleridir. Glukosinolatlar sebzeye tipik kokusunu ve tadını veren maddelerdir. Mutfağınızda karnabahar, brokoli veya lahana pişirildiğinde hemen kokusundan anlarsınız. Bu tipik koku glukosinolat grubundaki maddelerin kükürt içermesinden kaynaklanır.

Glukosinolat içeren sebzelerin özellikle lahana çeşitleri, ıspanak, brokoli ve karnabahar **goitrogenler** özelliği taşır. Nedir goitrogen? Goitrogen, tiroid bezinin çalışmasını frenleyen maddedir. Yani, tiroid bezinin az çalışmasına (yavaş çalışmasına) sebep olur. Tiroid bezi yavaş çalışmaya başladığında, tepkisini kendisini büyüterek gösterir. Tiroid bezinin büyümesine guatr denir.

Guatr ve tiroid bezi yavaş çalışan hastaların özellikle lahana, ıspanak, turp, brokoli, hardal ve karnabaharı çiğ olarak (pişmemiş) tüketmemeleri gerekir. Çünkü çiğ olarak tüketilmeleri durumunda iyot-retensiyonuna sebep olarak, tiroid bezinin yavaş çalışmasına neden olmaktadır. Yavaş çalışmaya başlayan tiroid büyümeye başlar.

Goitrogenler bilim adamlarının son yirmi yıldan beri çok ilgisini çekmiştir. Bu ilginin nedeni, glukosinolat grubunda bulunan etkin maddelerin, kansere yakalanma riskini azaltma gücünün olmasıdır. Özellikle pankreas, akciğer, mide, bağırsak (kolon) ve prostat kanserlerine yakalanma riskini azaltmaktadır.

Glukosinolatlar bulundukları bitkinin içerisinde inaktiftirler (kararlıdırlar). Yani, herhangi bir şekilde aktif rol oynamazlar. (reaksiyona girmezler) Ne zaman ki, bulunduğu bitkiyi elinizle koparmaya veya bıçakla doğramaya başlarsınız, işte o zaman aktif hale geçmeye başlarlar. Çünkü bitkinin ezilmesi veya doğranması durumunda hücreler zarar gördüğünden, hücre içerisinde bulunan maddeler birbirine karışır ve kimyasal reaksiyonlar başlar. Glukosinolatlar hidrolize uğrarlar. Glukosinolatların hidrolize olması ile **glikoz** (şeker) ve **aglykonlar** oluşur. Oluşan aglykonlar da çok kararsız olduklarından hemen,

- izotiyosiyanat
- sulforafen
- di-indol-methan (DIM)
- indol-3-carbinol (I3C)

gibi sağlığımız açısından çok önemli maddelere dönüşürler. Şimdi bunlara kısaca bir göz atalım.

Sulforafen

Sulforafen, kanser hücrelerinin gelişmesine engel olma gücüne sahiptir. Kanser hücrelerine karşı savaşan enzimleri uyarır. Örneğin, Phase-2 enzimini aktive eder (uyarır). Sulforafen, chinonredüktaz enzimini uyararak (aktive ederek), vücudumuzdaki toksinleri yok eder. Toksinlerin yok edilmesi demek, vücudun arındırılması demektir. Sulforafenin bu özelliği klinik deneylerle defalarca kanıtlanmıştır. Sulforafen en bol brokolide bulunur. Brokoliyi çok az suda beş dakikadan fazla haşlamayınız ve haşlama suyunu da mutlaka tüketiniz. Sulforafen, prostat ve meme kanserine karşı koruyucu ve önleyicidir. Sulforafen Amerika ve Avrupa'da, doğal ürün satan mağazalarda tablet olarak bol miktarda satılmaktadır. Memleketimizde hemen hemen her türlü ürün, doğal olarak bulunmaktadır. Benim önerim, söz konusu sebzelerin kürlerini ellerimizle hazırlayıp tüketmemizdir. Tablet olarak satılanlardan kat kat daha etkilidir. Hem daha ucuza mal olur hem de mutfağımızdan sağlığımıza taşıdığımız kürlerin hazırlanması da ayrı bir keyiftir.

Indoller

Indoller hem hormon dengeleyicidirler hem de bağışıklık sistemini güçlendirirler. Meme kanserini önleyicidirler. Östrojen hormonunun normalden fazla üretilmesi, meme kanserini tetikler. Östrojen hormonunun fazla üretilmesini kontrol altında tutan enzimi aktive ederek, aşırı östrojen üretimine engel olurlar.

indol-3-Carbinol (I3C)

İndol grubunda bulunan en önemli madde indol-3-carbinol'dür (I3C). Kronik yorgunluğun semptomlarına ve fibromiyaljiye karşı etkilidir. Karaciğer hücrelerini (hepatozyt) spesifik olarak uyararak **glutathion** üretimini sağlar. I3C, kanser oluşumunda birinci derecede etkili olan **dioxin, aflatoksin, heterosiklik aromatik aminleri** etkisiz hale dönüştürerek, hücre DNA'sının zarar görmesine engel olur. Bu özelliğinden dolayı I3C, kanser önleyici olarak önem kazanır. C-vitaminiyle reaksiyona giren I3C, ascorbigen adı verilen yeni bir indol oluşturur.

Indol-3-Carbinol + vitamin-C > ascorbigen

Ascorbigen, lahana, turp ve şalgamda doğal olarak bol miktarda bulunur. Amerika'da suplement olarak satılmaktadır. Doğal sebze tabletlerinin içerisine ascorbigen ilavesi yapılmaktadır. Avrupa ve Amerika'da satılan bazı brokoli tabletleri ekstra ascorbigen katkılıdır. Ascorbigen hem antioksidandır hem de bağışıklık sistemini modüle etme özelliğine sahiptir. Bitkisel tedavi uzmanları tarafından fibromiyalji tedavisinde önerilmektedir.

di-indol-methan (DIM)

Di-indol-methan (DIM), indol grubunda bulunan en güçlü hormon dengeleyici özelliğe sahip etkin maddedir. Lahana, brokoli, turp, karnabahar, brüksel lahanası DIM'in en bol bulunduğu sebzelerdir. Etki bakımından I3C'ye göre on kat daha etkilidir. DIM, östrojen hormonunun kanserojen metaboliti olan 16-hydroxyöstron oluşumunu inhibe ederken (frenlerken), zararsız metaboliti olan 2-hydroxöstron'a dönüşmesini de hızlandırır. DIM, bu özelliği sayesinde meme, prostat ve bağırsak kanserine karşı önleyici gücünü gösterir. Aflatoksinin metabolizmada yer almasına da engel olur. Kısaca, aflatoksini kimyasal olarak bağlayarak, zararlı reaksiyon vermesini engeller.

Yeri gelmişken hemen belirtmek isterim ki, bu türden sebzeleri (karnabahar, brokoli, lahana, turp) ne kadar çok küçük doğrarsanız sağlığımız açısından o kadar çok faydalıdır. Yukarıda adları geçen sebzelerin parçalanmaları veya doğranmaları neticesinde açığa çıkan (oluşan) tüm etkin maddeler kansere karşı savaşan veya kanseri önleyen çok önemli etkin maddelerdir. Örneğin, brokolinin doğranması esnasında açığa çıkan (oluşan) **sulforafen,** prostat ve meme kanserine karşı hem koruyucu hem de önleyicidir. **İndol-3-carbinol** ve di-indol-methan beyaz lahana ve brokolide bol miktarda bulunan hormon dengeleyici özelliğe sahip etkin maddelerdir. Di-indol-methan (DIM), insan vücudunda kansere karşı aktif rol oynayan **Phasell enzimini** aktive etme özelliğine sahiptir. Bu özellik aynı zamanda sulforafende de bulunmaktadır.

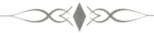

MÜHİM NOT
Brokoli, beyaz lahana, karnabahar, pırasa ve benzeri sebzelerin yukarıda belirtmiş olduğum gücünden maksimum oranda faydalanmak için mümkün olduğu kadar kısa süreli haşlanmaları gerekir. Bu süre en fazla beş dakika olmalıdır. Bir sonraki öğün için bu tür sebzelerin ikinci kez ısıtılmaları durumunda, söz konusu özellikler büyük oranda yok olmaktadır.

Glukosinolat derivatlarının (türevlerinin) diğer bir önemli özelliği de, **aflatoksin** adı verilen toksini zararsız hale getirebilme özelliğine sahip olmalarıdır. Aflatoksin, karaciğer kanserine neden olan bir maddedir. Bu konuda detaylı bilgi için *Bitkisel Sağlık Rehberi* adlı kitabımdan faydalanabilirsiniz.

Sulforafen, indol-3-carbinol, isothyiocyanate ve di-indol-methan üzerine yazılmış çok sayıda bilimsel makale ve klinik deneyler vardır. Bunlardan bazıları,

"Adicyanotriterpenoid induces cytoprotective enzymes and reduces multiplicity of skin tumors in UV-irradiated mice" ;*Biochemical and Biophysical Research Communications, Volume 367, Issue 4, 21 March 2008, Pages 859-865;* Albena T. Dinkova-Kostova, Stephanie N. Jenkins, Scott L. Wehage, David L. Huso, Andrea L. Benedict, Katherine K. Stephenson, Jed W. Fahey, Hua Liu, Karen T. Liby, Tadashi Honda, Gordon W. Gribble, Michael B. Sporn and Paul Talalay.

"Protection against UV-light-induced skin carcinogenesis in SKH-1 high-risk mice by sulforaphane-containing broccoli sprout extracts"; Cancer Letters, Volume 240, Issue 2, 28 August 2006, Pages 243-252; Albena T. Dinkova-Kostova, Stephanie N. Jenkins, Jed W. Fahey, Lingxiang Ye, Scott L. Wehage, Karen T. Liby, Katherine K.

Stephenson, Kristina L. Wade and Paul Talalay.

"Quantitative determination of dithiocarbamates in human plasma, serum, erythrocytes and urine: pharmacokinetics of broccoli sprout isothiocyanates in humans"; Clinica Chimica Acta, Volume 316, Issues 1-2, February 2002, Pages 43-53; Lingxiang Ye, Albena T. Dinkova-Kostova, Kristina L. Wade, Yuesheng Zhang, Theresa A. Shapiro.

"Antioxidant Functions of Sulforaphane: a Potent Inducer of Phase II Detoxication Enzymes"; Food and Chemical Toxicology, Volume 37, Issues 9-10, 10 September 1999, Pages 973-979, J. W. Fahey and P. Talalay.

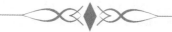

Antocyanidler

Antocyanidler pigmenttirler. Meyve ve sebzelere kendilerine özgü rengi veren hep bu antocyanid'lerdir. Yani değişik renkteki pigmentlerdir. Derimize rengini veren pigmentlerdir. Deride pigment eksikliği, halk arasında "ala hastalığı" adı verilen, henüz sebebi tam olarak bilinmeyen ve tıptaki adı **"vitiligo"** olan hastalığın ortaya çıkmasına neden olur. Örneğin, böğürtlene kırmızı, mor, siyah ve mavi rengi veren antocyanidlerdir. Antocyanid'ler çok güçlü antioksidanlardır. Antioksidanlar kansere ve kanser oluşumuna karşı savaşan maddelerdir. Mevsiminde tüketeceğiniz kırmızı, mavi, mor böğürtlenler içerdikleri antocyanidlerden (pigment) dolayı kansere karşı hem önleyici hem de koruyucudur. Doğada dolaşırken, tabiat ananın sunduğu bu nimetten faydalanmayı ihmal etmeyiniz. E- ve C-vitaminleri de antioksidan özelliklidir. Ancak, böğürtlenlere renk veren antocyanidler (pigmentler) E- ve C-vitaminlerinden kat kat daha güçlü antioksidan özelliğine sahiptirler.

Son yıllarda pazarlarda görmeye başladığımız değişik renkli böğürtlenleri almayı ihmal etmeyiniz. Toplanmaları emek ve zaman istediğinden biraz pahalıdır. Toplandıktan sonra da nakliye esnasında çabuk yıprandığından pazarcılar elde kalacağı endişesiyle pek satışa sunmazlar. Ben tanıdığım ve alışveriş yaptığım pazarcılara özellikle böğürtleni sipariş etmeyi ihmal etmem. Bu sayede ben bulamam, pazarcı da satamam endişesi çekmemektedir.

Konu antioksidan özellikten açılmışken hemen belirtmekte fayda görüyorum, yapmış olduğum araştırmalara göre, bilinen tüm meyveler içerisindeki en güçlü antioksidan taze beyaz üzümdür. Taze beyaz üzümde bulunan pigment, yani antocyanid çok özel ve karmaşık bir molekül yapısına sahiptir. Onun adı da **OPC** '**O**ligomere **P**roanthocyanidin-**C**omplex'dir. Taze beyaz üzüm, çok sayıda farklı antocyanidler içeririken aynı zamanda da en zengin renksiz OPC deposudur.

Taze beyaz üzümün çekirdeğinde bulunan OPC, oldukça özel bir OPC olup, kimyasal adıyla ona **Procyanidin B2-3'-O-gallat** denilmektedir. Procyanidin B2-3'-O-gallat, tüm OPC grubundaki en güçlü antioksidandır. Taze beyaz üzümünüzü tüketirken dişlerinizin arasında dikkatlice çekirdeklerini çatlatarak tüketmenizde çok büyük faydalar vardır. Çekirdeklerini çatlatırken veya çiğnerken dişlerinize zarar vermemeye dikkat ediniz. Muhteşem bir meyve... Onun hakkında daha geniş bilgi sahibi olmak ve diğer güçlü özelliklerini öğrenmek isterseniz *Bitkisel Sağlık Rehberi* adlı kitabıma müracaat edebilirsiniz.

OPC'lerin etkileri

- Cildimizin tazeliğini korur, kırışmasına engel olur,

- Yüksek tansiyona karşı koruyucudur,

- Hücre DNA' sının zarar görmesini önler,

- Bağışıklık sistemini güçlendirir,

- Sindirim sistemini harekete geçirir,

- Beyinden lipofuscin'in uzaklaştırılmasında etkilidir.

Taze beyaz üzüm gerçek bir damar dostudur. Kılcal damarları güçlendiren, kılcal damarları güçlendirdiğinden beyin kanamasını önleyen ve damar sertliğine karşı savaşan bir meyvedir. Ama tüketirken ölçüyü kaçırmamak da gerekir. Günde en fazla 300–350 gramı geçmemelidir. Tüketim için en uygun zaman, geç vakitte, örneğin öğleden sonra saat 16-17 olmalıdır. Hele hele mideniz o saatlerde boşsa, tükettikten 20 dakika sonra kendinizdeki değişikliği hissetmeye başlayabilirsiniz. Şüphesiz ki, bu önerim şeker hastalarına değildir.

Değerli okuyucu, antocyanidlerle ilgili yukarıdaki paragrafı okuduktan sonra, acaba antocyanidler sadece böğürtlen ve taze beyaz üzümde mi var, diye bir düşünceye kapılmayınız. Kırmızı soğan, patlıcan, yerfıstığı, kiraz, kivi, kan-portakalı ve kırmızı lahanada da zengin olarak bulunmaktadır. Kan portakalının damakta bıraktığı o muhteşem yumuşak tadın arkasında antocyanid'ler ve OPC grubu maddeler saklıdır. Hemen belirtmek isterim ki, soğanın cücüğünde ve kırmızı lahananın göbek kısmında maalesef OPC ve antocyanid'ler yok denecek kadar azdır. En bol olarak kırmızı lahananın en dış kabuklarında ve kırmızı soğanda da ince kuru kabuklarının hemen altındaki ilk iki kabuğunda bulunur. Patlıcanda şaşırtacak kadar bol antocyanidler bulunmaktadır. Ancak, bol güneş altında yetişmiş olması ve ebter tohumdan elde edilmemiş olması şartına bağlıdır.

>>> **ANTOCYANİDLERİN BOL BULUNDUĞU BESİNLER** *100 G / MG*

Patlıcan	20 - 750
Taze beyaz üzüm	30 - 750
Kiraz	10 - 450
Böğürtlen	100 - 400
Kanportakalı	300
Kırmızı lahana	35
Kırmızı soğan	0 - 25

Yukarıdaki tabloda sayısal değerlerin değişim aralığını verdim. Değişim aralığı ilk olarak aldığı güneş miktarına ve serada yetişip yetişmediğine bağlıdır. İkinci nedeni ise topraktır. Serada yetişen sebzelerin mevsiminde yetişmediğine dikkatinizi çekmek isterim. Yeterli ölçüde güneşi alamayan sebze veya meyve, arzu edilen oranda etkin madde içeremeyecektir.

Antocyanidler sadece antioksidan özelliğe sahip değildi. Genel sağlığımız açısından da vazgeçilmez özelliklere sahiptir. Bunları sıralayacak olursak:

■ Kalp-damar sisteminde dolaşımı düzenleme özelliğine sahiptir,

■ Sindirimi kolaylaştırır,

■ Göz fonksiyonlarını korur ve destekler,

- Bağışıklık sistemini güçlendirir,

- Kolajen dokuyu korur ve destekler,

- Ödeme karşı önleyicidir,

- Hücre DNA'sının zarar görmesine engel olur.

Değerli okuyucu, size burada OPC'yi ve antocyanid'leri bol miktarda içeren taze beyaz üzümden, kirazdan ve kan portakalından biraz daha genişçe bahsetmek istiyorum. Taze beyaz üzüm, kiraz ve kan portakalı benim vazgeçilmezlerim arasındadır. Her yıl onların kürünü yaparım. Onları gelişigüzel tüketmem. Mutlaka düzenli ve disiplinli bir şekilde kürünü uygularım. Çünkü onlara mutlaka ihtiyacım vardır. Ben günde ortalama 18-19 saat çalışıyorum. Bu meyveleri mevsiminde hem öğleden evvel hem de öğleden sonra iki öğün arasında aç karnına tüketirim. Uzun çalışma saatlerimde fiziksel ve zihinsel vitalitemi bu kürlere borçluyum. Şüphesiz ki, uyguladığım yegâne kür bun değil. Yılda en az iki kez uyguladığım maydanoz-limon ve taze sıkılmış havuç suyu, iki kez uyguladığım beyaz lahana kürü benim vazgeçilmezlerimdir.

OPC ve antocyanidler ile ilgili konuyu tekrar ele alacak olursak, taze beyaz üzüm, kiraz ve kan portakalı kürünü neden yapmalıyız? Bunun sebeplerini aşağıda sıralamaya çalıştım:

Antocyanidlerin etkileri

- Kötü huylu kolesterol olarak bilinen LDL'nin oksidasyonunu engeller.

- Yüksek tansiyona karşı koruyucu ve tamponlayıcıdır.

- Damarların permeabilitesini (geçirgenliğini) azaltır.

- Alerjik reaksiyonlara karşı dirençli kılar.

- Kılcal damarları yükselen histamine karşı korur. Çünkü histidinin histamine dönüşmesini sağlayan histidin decarboxylase enzimini ihibe eder. (frenler)

- Lipidperoksidasyonuna engel olduğu için, kötü huylu kolesterolün (LDL)'nin damarların iç duvarlarına yapışmasına engel olur.

■ Parasetamol gibi ağrı kesicilerin karaciğere zarar vermesine karşı direnç gösterir.

■ Plateletlerin (trombosit) birbirlerine yapışmasına (aglünasyon) engel olur. Bu sayede trombüse karşı önleyicidir.

Karotinoidler *(Karotenler)*

Karotinoidler sebze ve meyvelere sarı veya kırmızı rengi veren maddelerdir. Karotenler pigmenttirler. Karotinoidlerin kimyasal yapıları birbirlerinden tamamen farklı 600'ün üzerinde çeşidi vardır. Bunlar, A-vitamininin ön basamaklarıdır. Ön basamağı olması ne demektir? Bitkilerin içerdiği karotenler henüz A-vitamini değildir. Vücudumuza alındıktan sonra metabolizmamız onları A-vitaminine çevirir. (dönüştürür) Bu nedenle karotinoidlere A-vitamininin ön basamaklarıdır, diyoruz. Somon balığına tipik turuncu-kırmızı rengini kazandıran beta-karotendir. Bazı karoten çeşitleri, sebzelere yeşil renk de verir.

A-vitaminine en yüksek oranda dönüşen beta-karotendir. Daha sonra alfa-karoten ve en az dönüşen de beta-kryptoxanthin'dir. Beta-karotenin tek başına (A-vitaminine dönüşmemiş olarak) önemli fonksiyonları vardır.

Bilinen tüm karotinoidlerden bazıları vücudumuz tarafından depolanıp değerlendirilirken, bazıları ise hiç kullanılmadan defekasyonla (dışkılama) bağırsaklarımız üzerinden dışarı atılır. Vücudumuza alınan karotinoidlerin ortalama olarak yüzde 85'i yağ dokumuzda depolanırken yaklaşık yüzde 10'nu karaciğerde ve yine yaklaşık yüzde 5'i de kas dokularımızda depolanır. Vücudumuz ihtiyaç duydukça bu depolarda bulunan karotinoidleri A-vitaminine dönüştürerek kullanır.

Karotinoidlerin bazıları oksijen içerirken, bazıları içermez. Oksijen içeren ve içermeyen olmak üzere iki grupta toplanır.

1. Oksijen içeren karotinoidler (Xanthophylle):

■ Beta-crypthoxanthin

■ Zeaxanthin

■ Lutein

Bunlar daha ziyade yeşil sebzelerde bulunur.

2. Oksijen içermeyen karotinoidler

- Alfa-karoten

- Beta-karoten (en iyi bilinen ve tanınan karotendir. Tüm turuncu renkli sebze ve meyvelerde bulunur.)

- Likopen (domateste de bulunan bu karotinoid ona aynı zamanda kırmızı rengi de kazandırmıştır.) Domatesin ve karpuzun kırmızı olmasının nedeni içerdikleri likopen maddesinden kaynaklanmaktadır. Gerek beta-karoten gerekse de likopen güçlü birer antioksidandır.

Beta-karoten ve likopen sıcaklığa karşı oldukça dayanıklıdır. Oksijen içeren karotinoidler (karotenler) ise, sıcaklığa dayanıklı olmayıp pişirme veya haşlama esnasında hemen hemen tamamı parçalanmaktadır.

Phytosterins (Bitkisel Sterinler)

Bitkisel sterinler (sterol), kimyasal yapı olarak hayvansal sterin'lerle benzerlik gösterirler. Örneğin, bitkilerde bulunan sterinler, insan ve hayvanlarda bulunan kolesterolü andırırlar. Sterinler bitki hücrelerinin membranında (zarında) bulunurlar. Kolesterolle benzerlik gösteren bitkisel sterin grubundaki bazı önemli etkin maddeler:

- Campesterin
- Stigmasterin
- Beta-Sitosterin
- Sigmasterin

Sterinlerin en bol bulunduğu başlıca besinler ayçekirdeği, susamyağı, doğal ayçekirdeği yağı, soya fasulyesi, çimlenmiş buğday ve avokadodur. Ayçekirdeğinin 100 gramında yaklaşık 534 mg, susamın 100 gramında ise ortalama 714 mg sterin bulunur. Bir günde besinler üzerinden ortalama olarak 150 ile 400 mg sterin alırız. Sterinlerin bağırsaklardaki emilimi çok az olduğundan ancak, yüzde 5'i emilir. Geri kalanı dışkıyla dışarı atılır.

Avrupa'da ve Amerika'da meyve sularına veya bazı hazır besinlere sterin grubunda bulunan maddelerden bazıları katkı olarak ilave edilmektedir. Özellikle Amerika'da satılan hazır portakal sularına sterin ilave edilmektedir. Niçin bitkisel sterin ilave edilmektedir? Yukarıda da belirtmiş olduğum gibi, sterinlerin kimyasal temel yapıları kolesterole çok fazla benzediğinden, kolesterolün bağırsaklardaki emilimini azaltmaktadır. Bununla ilgili olarak çok sayıda bilimsel makale yayınlanmıştır. Bunlardan bazıları,

■ **"Evolution From Pharmacological Target to Physiological Sterol Transporter"**; Murray W. Huff, Rebecca L. Pollex and Robert A. Hegele; Arterioscler. Thromb. Vasc. Biol., Nov 2006; 26: 2433 - 2438.

■ **"Relation of Serum Plant Sterol Levels to Tissue Concentrations - Effects of Diet and Family History"**; Circulation, Oct 2006; 114: II-114.

■ **"Reduced Fecal Sterol Excretion in Subjects with Low HDL Cholesterol Levels"**; Karim El Harchaoui; Remco Franssen; G. K Hovingh; Radjesh J Bisoendial; Frans Stellaard; Folkert Kuipers; John J Kastelein; Jan Albert Kuivenhoven; Erik S Stroes; Albert K Groen, Circulation, 2007;116:II-220.

Değerli okuyucu, bitkisel sterinlerin (steroller) kolesterolü nasıl düşürdüğünü savunan bazı bilim adamlarının görüşünü daha basit bir örnekle açıklamaya çalışayım. Günlük öğünlerimizde kolesterol içeren besinler tüketiriz. Besinler üzerinden aldığımız kolesterol ince bağırsaklarda emilerek kana karışır. Eğer, beraberinde sterin içerikli besinler de tüketmişsek, ince bağırsaklara gelen sterinler, kimyasal yapı olarak kolesterole çok fazla benzediklerinden ve çok az emildiklerinden kolesterolün emilimini olumsuz etkilerler, daha doğrusu emilim ihtimalini düşürürler. Bu sayede, kolesterolün fazlaca emilmesine engel olmuş olurlar. İşte, bu sebepledir ki, bazı bilim adamları her gün bir avuç fındık, ceviz veya badem tüketiniz, önerisinde bulunmaktadırlar. Çünkü fındık, ceviz ve badem, kimyasal yapıları kolesterole benzeyen sterinleri bol miktarda içerirler. İnce bağırsakta kimyasal yapıları kolesterole benzeyen sterinlerin sayısı arttıkça, kolestrol emilim sayısı, diğer bir ifade tarzıyla kolesterol emilim ihtimali azalacaktır. Ancak bu işi abartıp her gün birkaç avuç ceviz, fındık veya badem tüketmeye başlayan insanlar tanıdım. Ben çok yenmesi görüşüne katılmıyorum. Çünkü:

■ "Kolesterole benzeyen sterinlerin sayıları ince bağırsaklarda arttıkça, yani bir-iki avuç zengin sterin içerikli kuru yemiş tüketilince kolesterolün emilim sayısı düşer" kuralı genel olamaz. Bu kural ancak, her gün düzenli olarak bir kez defekasyona (dışkılamaya) çıkan insanlar için geçerli olabilir. İki günde bir veya üç günde bir defekasyona çıkanlar için bu kural geçerli değildir. Eğer, iki günde bir veya daha seyrek defekasyona çıkıyorsanız, günde bir veya iki avuç fındık, badem veya ceviz tüketiminden uzak durunuz.

■ Birçok insan tanıdım, fındığın, cevizin veya bademin kimyasal olarak vücutta kolesterolü düşürdüğünü zanneden... Ne ceviz, ne badem ne de fındığın içerdiği etkin madde veya etkin maddeler grubu kolesterol ile reaksiyona girip onu parçalayamaz veya başka bir metabolite dönüştüremez.

■ Birçok insan tanıdım, kullandığı kolesterol ilacının kanındaki mevcut kolesterolü düşürdüğünü veya besinler üzerinden aldığı kolestrolü yok ettiğini zanneden. Değerli okuyucu, hiçbir kolesterol ilacı ne besinlerin içeriğinde bulunan kolesterolü parçalar, ne de kana karışmış olan mevcut kolesterolü yok edebilir. Kolesterol ilaçları sadece, karaciğerin kendi ürettiği kolesterolü baskılar, yani karaciğere "kolesterolü az üret" komutu verir.

Son birkaç yıldan beri bazı margarin üretici firmalar, ürettikleri margarinlerin içerisine bitkisel sterin ilave etmektedirler. Bunun nedeniyse, sterinler kolesterol gibi davrandıklarından margarine bağlı kolesterolün bağırsaklardaki emilim ihtimalini azaltmalarıdır. Bugüne kadar bitkisel sterinlerin, kolesterolü doğrudan düşürücü özelliği olduğu kanıtlanmamıştır.

Alkoloidler

Bu gruptaki etkin maddeler çok güçlü olup doğrudan etkilidirler. Belladonna (kızgınavratotu) bitkisindeki **atropin**, haşhaş bitkisindeki **morfin**, çiğdem bitkisindeki **kolşisin** etkin maddeleri alkoloidlere en güzel örnekleri teşkil ederler.

Polyphenoller *(polifenoller)*

Polifenoller, son on yıldan beri üzerinde en fazla araştırma ve klinik deney yapılan etkin maddelerdir. Bilim dünyası onun gücünü ve kimyasını yeni yeni tanımaya ve keşfetmeye başlamıştır. Peki, nedir bu polifenoller? Polifenoller, hemen hemen tüm bitkilerde zengin olarak bulunur. Bugün için bilinen 10 binin üzerinde çeşidi vardır. Tüm polyfenollerin kimyasal yapılarında fenol halkaları vardır. Fenol halkalarının sayısına ve bu halkalara bağlanan radikallere göre değişik isimler altında sınıflandırılırlar. Bunlar,

- ■ Cumarine (Kumarinler)
- ■ Lignane (Lignanlar)
- ■ Flavonoide (Flavonoidler)
- ■ Phenol acide (Fenol asitleri)

Flavonoidler de kendi aralarında flavonone, flavonele (bulundukları bitkiye veya meyveye sarı-turuncu renk kazandırırlar), flavonole (bulundukları bitkiye veya meyveye sarı rengi verirler) gibi çok sayıda sınıflara ayrılırlar.

Her bir polifenolün kendine özgü, hastalıklara karşı önleyici ve tedavi edici özelliği vardır. Polifenoller, bitki meyvelerinin ve kabuklarının en dış katmanlarında zenginleşmiştir. Dıştan içe doğru azalır. Kuru soğan, quercetin bakımından en zengin besindir. En dış kabukları quercetin bakımından en zengin bölgesidir, içe doğru ilerledikçe azalır. Soğanın çok sevilen cücüğü, quercetin bakımından en fakir bölgesidir.

Örneğin, enginarın yapraklarında bulunan safra kesesinin çalışmasını kolaylaştıran **cynarin**, bir polifenoldür. Adaçayının yapraklarında bulunan **carnasol**, bir polifenol olup doğal antibiyotiktir. Soğan, brokoli ve lahanada bulunan **quercetin** de polifenollere güzel bir örnek teşkil eder. Hem doğal **antibiyotik** hem de **antiviral**dir.

Yeşil çayda bol miktarda bulunduğu için "çay polifenolleri" adı da verilmektedir. Yeşil çayda polifenol grubundan dört tane etkin madde bulunmaktadır.

- Epicatechin
- Epicatechin-Gallat
- Epigallocatechin
- Epigallocatechin-Gallat

Katekinlerin ortak özelliği, hem suda hem de yağda çözünme özelliğine sahip olmalarıdır. Bir madde hem suda hem de yağda çözünme özelliğine sahip ise, tüm vücuda yayılabilir (dağılabilir) demektir. Bu nedenle vücutta bariyer tanımazlar ve kolaylıkla beyin fonksiyonlarını da etkileyebilirler.

Polifenoller, çok güçlü antioksidatif özelliğe sahiptirler. Öylesine güçlüdürler ki, C-vitamininden yüz kat, E-vitamininden de yirmi beş kat daha güçlü antioksidandırlar. Yeri gelmişken tekrar vurgulamakta fayda görüyorum, tüm meyveler içerisinde en güçlü antioksidan taze beyaz üzümdür. Çünkü **taze beyaz üzüm** polifenol grubundan çok sayıda antioksidatif özellikli etkin maddeler içermektedir.

Polifenoller, sağlığımız ve vücut vitalitesi açısından mükemmel özelliklere sahiptirler. Bunlar sırasıyla

- Kolesterol düşürücü,

- Kan basıncı dengeleyen,

- Kan şekerini dengeleyen,

- İnsulin hormonu salgılanmasında uyarıcı,

- Damarlarda lipidperoksidasyon oluşumunu engelleyici,

- Doğal bir antihistaminik,

- Lipidperoksidasyonuna engellediklerinden, damar sertliğine karşı koruyucu,

- Kanser hücrelerinin gelişmesinde engelleyici ve tümör gelişimini frenleyici

özelliğe sahiptirler. Ülkemiz insanlarının ve milli kültürümüzün bir parçası olan siyah çay da katekin grubundan etkin maddeler içermektedir. Ancak, yeşil çay katekin bakımından daha zengindir. Böyle bir farkın oluşması çayın (Camellia sinensis) işlenmesinden kaynaklanmaktadır. Siyah çay durumunda, bitki toplanır toplanmaz yuvarlanır ve doğranır. Yeşil çaydaysa dikkatlice yuvarlanır, buhar verilir ve yavaş yavaş kurutulur. Doğrama işleminden dolayı yaprak ve saplardaki sıvı dışarı akar ve fermantasyon başlar. Fermente olmuş çay demlendiğinde veya kaynatıldığında kırmızı rengi ve tipik siyah çay tadını verir.

LAVANTA

Latince adı : Lavandula angustifolia
İngilizce : Lavender
Almanca : Lavander

Özellikleri
- İdyopatik burun akıntısına karşı
- Toz alerjisine karşı
- İltihaplı eklem romatizmasına karşı
- Karaciğer yağlanmasına karşı

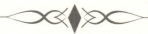

Bitkisel Sağlık Rehberi adlı kitabımda, lavantaya ayrı bir bölüm ayırdım. Yıllar önce başlamış olduğum araştırmaların sonuçlarını biraz detaya inerek yazdım. Buradaysa, geçmişte araştırdığım bitkilere geri dönerek tekrar tekrar incelemekteyim. Yıllar içerisinde kazanılan deneyim ve yeni gelişen analitik yöntemlerin ışığında geçmişte araştırdığım bir bitkinin yepyeni özelliklerini ortaya koyabiliyorum. Geçtiğimiz son birkaç yıl içerisinde lavantayı tekrar araştırmaya başlamıştım. Onda, insan sağlığı için faydalı yepyeni özellikler keşfettim. Bu sonuçları kısaca burada açıklamayı uygun buldum.

Değerli okuyucu, lavanta kronik burun akıntısına karşı mükemmel bir yardımcıdır. Yıllardır burun akıntısı çeken birkaç insan tanıdım. Alerjiye bağlı burun akıntısı değildi. Sinüzit şikâyetleri de yoktu. Gittikleri hekimler alerjiye bağlı olabilir diye değişik antihistaminler önermişler ve burun akıntıları biraz hafiflemiş, fakat kullandıkları antihistaminler bu defa yorgunluk yapmaya ve dikkatlerini toplayamama şikâyetlerinin gelişmesine neden olmuş. Bir hastanın kullandığı ifadeyi aynen buraya yazmayı uygun buldum. "Hocam, sürekli burnum akıyordu, gitmediğim hekim kalmadı, önerilen antihistamin beni mankafa yaptı. Anlatılanı anlamakta ve üzerinde düşünmekte zorlanıyordum ve dikkatimi toplayıp, kendimi işime veremez olmuştum. İnsanlar, beni sürekli nezleli zannediyordu. Ta ki, sizin önerdiğiniz lavanta kürünü uygulayana kadar. Önerdiğiniz lavanta kürünü uyguladıktan sonra, bir-iki gün içerisinde bıçak keser gibi burun akıntım kesildi. Artık, antihistamin kullanmıyorum, yorgun değilim, dikkatimi toplayabiliyorum ve başımda artık ağırlık da kalmadı, adeta dünyaya yeniden gelmiş gibi oldum."

İdyopatik burun akıntılarında etkili olan etkin maddelerden bir tanesi alpha-photosantalol maddesidir ve alpha-photosantalol-A ve alpha-photosantalol-B olmak üzere iki farklı moleküler yapıda lavantanın çiçeklerinde bulunur. Sekresyonu, yani burundaki akıntıyı esas durduran da camphor etkin maddesidir. Camphor, salgıya neden olan burun içi hücreleri büzüştürür. Camphor etkin maddesine kabaca convulsant olarak da bakılabilir. Lavantanın, buruna bağlı idyopatik veya toz alerjisinde etkili olabilmesi için luteolin maddesinin bulunması şarttır. Luteolin maddesinin etkili olabilmesi için de photosantalol grubunun bulunma gereği vardır. Değerli okuyucu, her zaman vurgulamaya çalıştığım gibi, bir bitkideki tek bir ana etken maddeden yola çıkmak yanlıştır. Burun akıntısına karşı lavantadaki daha birçok etkin madde görevlidir.

Romatizma ve lavanta

Lavanta, romatoid artrit şikâyetlerine bağlı ağrıların tedavisinde etkilidir. Lavanta içerdiği etkin maddeler bakımından prostaglandin inhibitörüdür. Bu konuda lavantanın etkisini gösterebilmesi için, tip numarası düşük buğday unundan yapılmış ürünlerden de uzak durulması gerekir. Örneğin, düşük tipli buğdaydan yapılan ekmek, börek, baklava veya genel olarak tüm hamur işlerinden uzak durulması gerekir. Yeri gelmişken açıklamakta fayda görüyorum, fırınlarda günlük olarak üretilen ekmekler tip numaraları düşük olan buğday unundandır. Bu ekmekler prostaglandin üretimini artırmaktadır. Unutmayınız, prostaglandin artışı demek romatizmaya bağlı ağrıların artması demektir. Romatizmaya karşı kullanılan ilaçların birçoğu prostaglandin inhibitörüdür. Yani, prostaglandin üretimini frenleyicidir.

70'li yılların sonuna kadar, Anadolu'da üretilen buğdaylardan ekmek yapılırken buğdayın tamamı değirmende öğütülüyordu. Mineral ve kepek bakımından da zengin ekmeklerdi. Yani, şimdilerde bazı fırınların tam ekmek adı altında satışa sundukları ekmeklerdi. Unun tip numarası yükseldikçe ekmek esmerleşir ve damak tadına daha uygun hale gelir. Eğer, ekmeğin tadını alamıyorsanız, biliniz ki tam ekmek değildir ve tip numarası da düşüktür. Tip numarası düşük olan ekmek tüketildiğinde, erken acıkırsınız. Bunu denemek çok kolaydır. Sabah kahvaltınızı normal beyaz ekmekle (tip numarası düşük, normal beyaz ekmek) yaptığınız gün, birkaç saat sonra acıkacaksınız. Ertesi günkü kahvaltınızı kepekli veya tam ekmekle yaptığınızda çok daha geç acıktığınızı göreceksiniz. Bunun sebebi nedir? Beyaz ekmeğin tüketilmesi durumunda ekmeğin içeriğindeki nişasta hızla şekere dönüşür ve vücut, hızla ve bol olarak insülin üretir. Kepekli veya tam ekmek yenildiğinde ise nişasta daha yavaş şekere dönüşür, sonuç olarak kan şekeri kısa zamanda yükselmez. Bu durumda pankreas daha yavaş ve dengeli olarak insulin salgılar. Vücut zorlanmaz. İşte, tip numarası düşük undan yapılmış beyaz ekmek tüketildiğinde kan şekeri hızlı yükselirken, buna bağlı olarak da hızla insülin salgılanır. Kan şekeri de hızla ve kısa zamanda düşeceğinden açlık duygusu da erken gelişir.

Düşük tip numaralı unlarda glüten çok zengindir. Glüten bakımından zengin ekmek tüketimi şeker hastalığına davetiye çıkartır. En doğru ve sağlıklı olan ekmek yıllar önce üretilen ekmeklerdir. Yani, tam ekmektir. Tam ekmek, uzun müddet tok tutar. Tip numarası yüksektir. Mineral ve kepek bakımından da zengin olup en sağlıklı olanıdır. Unun tip numarası yükseldikçe ekmeğin fırında pişirilme süresi de uzar.

Ekmekle ilgili bu kısa bilgilerden sonra, tekrar romatoid artrit (RA) şikâyetine dönecek olursak, RA hastaları, düşük tip numaralı undan yapılan beyaz ekmek tüketiminden uzak durmaları halinde, romatizmal ağrılarının giderek nasıl azaldığını hayretle gözlemleyeceklerdir. Romatoid hastalarının ağrılarının tedavisinde lavanta kürü de önemli bir destekleyicidir. Ancak, bu konuda lavantanın başarılı desteğinden faydalanabilmek için beyaz ekmek tüketimi terk edilerek, tam ekmek tüketimini tercih etmek gerekir. Ayrıca, düşük tip numaralı undan yapılmış tüm hamur işlerini de kesmek gerekir. Aksi takdirde lavantanın güçlü desteği azalmaktadır. (zayıflamaktadır)

Lavanta ve karaciğer yağlanması

Hemen belirtmekte fayda görüyorum, lavanta kürü karaciğer yağlanmasına (hepatosteatoz) karşı bir önleyicidir. Karaciğer yağlanmışsa, bu takdirde maydanoz-limon kürünün de desteğine ihtiyaç vardır. Lavanta kürüyle beraber uygulanacak maydanoz-limon kürü, karaciğer yağlanmasını ortadan kaldırabilmektedir. Bu muhteşem ikili kür öylesine güçlüdür ki, kürü uygulamaya başladıktan birkaç gün sonra yavaş yavaş rahatlama başlar.

Karaciğer yağlanmasına neden olan sebepler şunlardır:

■ Alkol kullanımı,

■ Şişmanlık,

■ Tip2 şeker hastalığı (Diyabetis mellitus Typ2),

■ Hiperlipoproteinemi (Genetik kolesterol yüksekliği),

■ Tetrasiklin grubu antibiyotik kullanımı,

■ Kortikosteroid kullanımı (kortizon),

■ KarbonHidrojen'e bağlı klorlu bileşiklerin alımı,

■ Aşırı fosfor alımı,

■ Yanlış beslenme ve protein alımında yetersizlik,

■ Hamilelik dönemi.

Çoğu zaman karaciğer yağlanmasına bağlı belirgin bir şikâyet hissedilmeyebilir. Ancak, bazı durumlarda karın bölgesinin sağ üst kısmında hafif ağrı şikâyeti ve/veya karın bölgesinde şişkinlik, baskı duygusu eşlik edebilir. Bazı hastalar el ve ayak bölgelerinde zaman zaman kaşıntı hissettiklerini de bildirmektedirler. Karaciğer yağlanmasına karşı uygulanacak olan kürün tarifi aşağıda verilmiştir.

KÜR 1
TOZ ALERJİSİ VE İDYOPATİK BURUN AKINTISINA KARŞI

Bir tatlı kaşığı lavantayı (yaklaşık 2-3 gram) 150 ml (yaklaşık bir su bardağı) suda 6 dakika kısık ateşte demleyiniz. 6 dakikadan sonra ocaktan indiriniz ve ılımaya bırakınız. Ilıyınca süzünüz ve yudum yudum içiniz. On beş gün boyunca her gün, akşam yemeklerinden en erken 2 saat sonra içilir. Her defasında (her kullanımda) taze olarak hazırlanması şarttır. Bir gün önceden artakalan miktarı kullanmayınız. Kolay olsun diye birkaç günlük hazırlayıp buzdolabında koruma altına almayınız. Hiçbir şekilde damak tadına uygun olsun diye, içerisine şeker veya benzeri bir katkı ilave etmeyiniz. On beş günlük ilk kür tamamlandıktan sonra rahatsızlığın seyrine göre haftada üç-dört defa, akşam yemeklerinden en erken iki saat sonra bir su bardağı içmeye devam ediniz.

Not 1: Eğer burun akıntısına bağlı olarak geniz akıntınız oluyorsa, gece yatağa giderken adaçayı gargarası yapmanızda çok büyük faydalar vardır. Adaçayı gargarası sadece gargara olarak önerilmiştir. İçmeyiniz. Gargaranın nasıl yapılacağı aşağıda verilmiştir.

Not 2: Bardağın dibinde bir-iki yemek kaşığı bırakıp pamuğa emdirerek her iki burun deliğini lavanta çayıyla ıslatmakta fayda vardır.

KÜR 2
GENİZ AKINTISI DURUMUNDA ADAÇAYI GARGARASI

Bir yemek kaşığı adaçayını (yaklaşık dört-beş gram) 150 ml (yaklaşık bir su bardağı) suda beş dakika kısık ateşte demleyiniz. Beşinci dakikadan sonra ocaktan indiriniz ve ılımaya bırakınız. Ilıyınca süzünüz. On beş gün boyunca her gün akşam yatağa gitmeden önce iki kez gargara yapınız. Sabah kahvaltısından sonra da yine iki kez gargara yapılır. Bir su bardağı suda hazırlanan adaçayı gargarası kırk sekiz saat lavabo dolabında bozulmadan bekleyebilir.

KÜR 3
ROMATOİD ARTRİT AĞRILARINA KARŞI

Bir tatlı kaşığı lavantayı (yaklaşık 2-3 gram) 150 ml (yaklaşık bir su bardağı) suda on dakika kısık ateşte demleyiniz. Onuncu dakikadan sonra ocaktan indiriniz ve ılımaya bırakınız. Ilıyınca süzünüz ve yudum yudum içiniz. On beş gün boyunca her gün, akşam yemeklerinden en erken iki saat sonra içiniz. Her defasında (her kullanımda) taze olarak hazırlanması şarttır. Bir gün önceden artakalan miktarı kullanmayınız. Kolay olsun diye birkaç günlük hazırlayıp buzdolabında koruma altına almayınız. Hiçbir şekilde damak tadına uygun olsun diye, içerisine şeker veya benzeri bir katkı ilave etmeyiniz. On beş günlük ilk kür tamamlandıktan sonra rahatsızlığın seyrine göre haftada üç-dört defa, akşam yemeklerinden en erken iki saat sonra bir su bardağı içmeye devam edilir.

Not 3: Romatizma ağrılarına karşı lavanta kürünü uygularken, düşük tip numaralı beyaz undan yapılmış her türlü ekmek, börek veya hamur işlerinden uzak durunuz.

KÜR 4
KARACİĞER YAĞLANMASINA KARŞI ML (MAYDANOZ-LİMON)+LAVANTA KÜRÜ

15-16 adet maydanozu (gövde saplarıyla beraber) blendırın içerisine atınız. Üzerine taze sıkılmış iki yemek kaşığı limon suyu ilave ediniz. Yaklaşık 125 ml (yarım bardaktan biraz fazla) klorsuz su ilave ettikten sonra blendırı bir-iki dakika çalıştırınız. Blendırın içeriğini bir bardağa boşaltınız ve sabah kahvaltısından on beş dakika önce içiniz. Bu kür, her sabah on beş gün buyunca uygulanır ve beş gün ara verilir. Beş gün aradan sonra aynı kür on beş gün boyunca tekrarlanır. **Beş gün aradan sonra ikinci on beş güne akşamları da lavanta kürü uygulayarak başlanır.**

Lavanta kürünün uygulanışı

Yaklaşık bir su bardağı (150 ml) suyu önce cezvede kaynatınız. Su kaynamaya başladıktan sonra içerisine bir tatlı kaşığı lavanta ilave ediniz ve toplam sekiz dakika kısık ateşte kaynatmaya devam ediniz. Sekiz dakika tamamlandıktan sonra ocaktan indiriniz ve ılımaya bırakınız. Ilıyınca süzüp, akşam yemeklerinden en erken iki saat sonra yudum yudum içiniz. En uygun zaman yatağa gitmeden yarım saat önce hazırlayıp içmektir.

Birinci on beş gün sadece ML (maydanoz-limon) sabahları aç karnına içilir ve beş gün ara verilir. İkinci onbeş gün sabahları ML (maydanoz-limon) + aynı günün akşamları da lavanta kürü uygulanır.

Not: Bu kür rahatsızlığın seyrine göre dönem dönem yılda birkaç kez tekrarlanabilir.

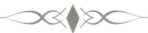

Not: Hekiminizin önerdiği ilaçlar varsa, mutlaka kullanınız. Bu bitkiye karşı alerjiniz olup olmadığını öğreniniz. Bu kitaptaki tüm bitkisel kürler ancak ve ancak yetişkinler içindir. Burada okuduğunuz bilgilerin, yardımcı ve destekleyici olduğunu göz ardı etmeyiniz. Hekiminize danışmadan buradaki bilgilerle kendi kendinize kesinlikle teşhis koymayınız ve uygulamayınız. Unutmayınız ki hastalık yoktur, hasta vardır. Her hastalığın seyri insandan insana değişir. Teşhisi koyacak olan ancak bir hekimdir.

NANE

Latince adı : Mentha longifolia
İngilizce : Biblical mint
Almanca : Minze

Özellikleri
- Bayanlarda tüylenmeye karşı
- Östrojen hormonunu yükseltici
- İltihaplı eklem romatizmasına karşı

Kendi kendime neden naneyi bu kadar geç araştırmaya başladım, diye zaman zaman sormuşumdur. Yıllar içerisinde onu araştırdığım kısa dönemler olmuştur. Her defasında naneyi kimler tüketmemeli? sorusunu sordum. Sanki zararlı bir şeymiş gibi! Hâlbuki nane Osmanlı mutfağının olmazsa olmaz bir yeşilliğidir. Akdeniz bölgesi insanlarının salatalarında eksik etmediği bir bitkidir. Tatlıdan salataya, kısırdan dolmaya kadar hemen her yerde kullanılır. Yıllar içerisinde markalaşmış naneli şeker, naneli çikolata çeşitleri bile var. Nane, çay olarak, ülkemizin çoğu yöresinde keyifle içilir. Belki de bu kadar fazla tüketildiği içindir ki, onu kimler tüketmemeli sorusunu sormakla işe başladım. 2000'li yılların başında naneyi kimler tüketmemeli? sorusunun yerine, naneyi ne zaman ve hangi şikâyetlere karşı kimler tüketmeli? sorusunu sordum. Şüphesiz ki, onun da bir yaradılış nedeni var.

İlk bir yılın sonunda naneyi tanımaya başladım. Radyasyona ve fazla güneş ışığına maruz kalanlar onu bol tüketmeliler. Yaz aylarını kuvvetli güneş ışığı altında geçirenlere, cep telefonuyla fazla konuşanlara, röntgen ve MR (emar) cihazlarıyla sürekli çalışanlara taze nane tüketmelerini tavsiye ederim. Karaciğer enzimleri (ALT, AST, GGT veya ALP) yüksek olanların, siroz veya karaciğer yetmezliği şikâyeti olanların ölçülü tüketmelerini tavsiye ederim.

Radyoterapi almış veya almakta olan hastalara özellikle taze nane tüketmelerini öneririm. Bir ay boyunca öğünlerinde yedi-sekiz gram taze nane (yaprak ve gövde saplarıyla beraber) tüketmeleri aldıkları ışının neden olduğu zararların ortadan kaldırılmasında mükemmel bir yardımcıdır. Nanenin aynı zamanda zengin demir kaynağı olması, anemi şikâyetiyle karşı karşıya kalan bu hastaların hızla direnç kazanmasında da etkili olacaktır.

Östrojen hormonu ve nane

Östrojen hormon seviyesi düşük olan bayanların imdadına yetişir. Östrojen hormon seviyesini yükseltmek gerekiyorsa nane bu anlamda bulunmaz bir nimettir. Menopoz döneminde östrojen hormon seviyesi düşüklüğüne bağlı olarak bayanların vazgeçmemesi gereken bir bitkidir.

DİKKAT !

■ Meme CA (meme kanseri) hastasıysanız ve hekiminiz östrojen hormonunu baskılayıcı ilaç vermişse, nane tüketiminden kesinlikle uzak durunuz. Patolog, biyopsi amaçlı alınan parça üzerinde hormon reseptörü (östrojen ve/veya progesteron) tespit etmişse, nane tüketiminden uzak durmak gerekir. Çünkü nane tüketimi östrojen hormonu artışını doğrudan tetiklemektedir.

■ Eğer ani kan şekeri düşüklüğü yaşıyorsanız veya **hipoglisemi hastasıysanız,** nane tüketimine karşı ölçülü olmanız gerekir. Çünkü nanenin içeriğinde bulunan diosmin etkin maddesi kan şekerini düşürmektedir. Diyabet hastalarının taze nane tüketmelerinde faydalar vardır.

■ Romatoid artrit (RA) hastalarının taze nane tüketmesinde büyük faydalar vardır.

■ HBV (hepatit-B) ve HCV (hepatit-C) ye bağlı olarak veya herhangi bir nedenle interferon (IFN) tedavisi alanların kuru veya taze nane tüketiminden uzak durmaları gerekir. Büyük oranda interferonun etkisini azaltabilmektedir. Nane, interferon'un antagonistidir. (karşıtıdır)

Bayanlarda tüylenme

Nane bayanlardaki tüylenmeye karşı çözümdür diyebilirim. Tüylenmenin sebebini hekiminizle mutlaka konuşunuz. Östrojen hormonu seviyesi düşüklüğüne veya testosteron seviyesi yüksekliğine bağlıysa, bu takdirde taze nane mükemmel bir yardımcıdır. Yaklaşık bir aylık uygulama sonunda yaptıracağınız tahlilde, östrojen hormon seviyenizin yükselmeye başladığını hayretle gözlemleyebilirsiniz. Tüylerin giderek inceldiğini ve azaldığını da gözlemleyebilirsiniz.

KÜR
BAYANLARDA TÜYLENMEYE KARŞI VE ÖSTROJEN HORMONU YÜKSELTİLMESİ İÇİN

Bir ay boyunca öğlen ve akşam öğünlerinden on dakika önce bir tutam (dört-beş gram) taze nane tüketilir ve şikâyetin seyrine göre dönem dönem uygulanır.

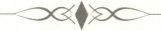

Not: Hekiminizin önerdiği ilaçlar varsa, mutlaka kullanınız. Bu bitkiye karşı alerjiniz olup olmadığını öğreniniz. Bu kitaptaki tüm bitkisel kürler ancak ve ancak yetişkinler içindir. Burada okuduğunuz bilgilerin, yardımcı ve destekleyici olduğunu göz ardı etmeyiniz. Hekiminize danışmadan buradaki bilgilerle kendi kendinize kesinlikle teşhis koymayınız ve uygulamayınız. Unutmayınız ki hastalık yoktur, hasta vardır. Her hastalığın seyri insandan insana değişir. Teşhisi koyacak olan ancak bir hekimdir.

YAŞLILIK LEKELERİNE (LENTİGO) KARŞI

Değerli okuyucu, yaşlılık lekeleri (lentigo) 45-50 yaşlarında görülmeye başlar. Lentigo, derinin renk bozukluğu hastalığıdır. Ender de olsa 30'lu yaşlarda da görülebilmektedir. Derinin üst tabakasında kahverengi pigment **lipofuzsin** birikimleridir. Birkaç santimetre büyüklüğünde ve kahverengidir. Açık tenlilerde daha belirgin olarak gözlenir. Özellikle ellerin üstünde, burun ve çevresinde daha sık görülür. Yaşlılık lekeleri kansere dönüşmez. Tedavileri estetik amaçlı olarak yapılır. Birinci sıradaki nedeni, güneş ışığında bulunan ultraviyole ışıktır. Ultra-viyole ışık cilt üzerinde serbest radikal oluşumuna sebep olmaktadır. Oluşan serbest radikaller de cildin üst tabakasında pigmentlerin biraraya gelerek yoğun toplanmalarına neden olabilmektedir. İşte, yoğun biçimde birarada toplanan pigmentler kahverengi görünüm alırlar.

En sık görüleni güneşe bağlı olan solar lentigodur. Fazlaca güneş ışığına maruz kalmış kişilerde, güneş yanıklarından sonra sırt, omuz ve gövdede derinin soyulmasının arkasından lentigolar görülebilir.

Yaşlılık lekeleri bazı durumlarda keratoza dönüşerek, pul pul ince bir tabakayla kaplanabilir. Yaşlılık lekelerinin aksine keratozlar zamanla cilt kanserine dönüşebilir. Bu nedenle dermatoloğa gidilmesi gerekir.

Güneş ışığından korunmak yaşlılık lekelerinin artışına karşı bir önlem oluşturur. Alkol ve tütün kullanımı yaşlılık lekelerinin artışında etkendirler. Çünkü her ikisi de serbest radikal oluşumunu hızlandırmaktadır. Sigarada bulunan benzpyren maddesi, ciltte **lipofuzsin** birikimini, yani kahverengi pigment birikimini hızlandırmaktadır. 60 yaşındaki insanların yüzde 85'inde yaşlılık lekeleri (lentigo) gözlenmektedir.

> **DİKKAT !**
>
> ■ Lentigolar (yaşlılık lekeleri), fiziksel, kimyasal veya mekanik olarak uzaklaştırılabilmektedir. Böyle bir işlemin yapılabilmesi için bir uzman hekim tarafından mutlaka yaşlılık lekesinin **melanom** olmadığı teşhis edilmelidir.

Yaşlılık lekelerine karşı iki ayrı kür önermekteyim. Her iki kür de birbirinden tamamen farklı olup, kişiye göre biri diğerinden daha etkili olabilmektedir. Aynı anda iki farklı kür uygulanmaz.

KÜR 1
SOYA FASULYESİ KÜRÜ

Yaklaşık iki bardak klorsuz suyu kapalı tencerede kaynatınız. Su kaynamaya başladıktan sonra içerisine altı yemek kaşığı soya fasulyesi ilave ediniz. En az yirmi dakika kaynatınız. Kaynatma esnasında su çok azalırsa, bir miktar su ilave edebilirsiniz. Kullanılacak olan miktar bir kahve fincanı haşlama suyudur. Yirmi dakika sonuna doğru soya fasulyesinin haşlama suyunun bir miktar kırmızı renge dönüşmesi gerekir. Eğer henüz kırmızı renge dönüşmemişse biliniz ki yeteri kadar kaynatılmamış demektir. Hafif kırmızı renge dönüştükten sonra suyunu süzüp ayırınız. Ilıyınca yaşlılık lekeleri üzerine pamukla etki ettiriniz. Haşlama suyuyla ıslatılmış pamuğu, yaşlılık lekelerinin üzerine kurudukça üç-dört kez etki ettiriniz. Bu kürü haftada üç kez bir ay boyunca uygulamak yeterli olacaktır.

KÜR 2
LİMON – SİRKE KÜRÜ

Bir tatlı kaşığı taze sıkılmış limon suyuyla bir tatlı kaşığı sirkeyi kahve fincanı içerisinde karıştırınız ve karışımı beş dakika bekletiniz. Daha sonra yaşlılık lekeleri üzerine pamukla etki ettiriniz. Bu kür bir ay boyunca haftada üç kez uygulanır.

Not: Hekiminizin önerdiği ilaçlar varsa, mutlaka kullanınız. Bu bitkiye karşı alerjiniz olup olmadığını öğreniniz. Bu kitaptaki tüm bitkisel kürler ancak ve ancak yetişkinler içindir. Burada okuduğunuz bilgilerin, yardımcı ve destekleyici olduğunu göz ardı etmeyiniz. Hekiminize danışmadan buradaki bilgilerle kendi kendinize kesinlikle teşhis koymayınız ve uygulamayınız. Unutmayınız ki hastalık yoktur, hasta vardır. Her hastalığın seyri insandan insana değişir. Teşhisi koyacak olan ancak bir hekimdir.

CİLT MASKESİ
(KAYISI - ELMA MASKESİ)

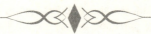

Değerli okuyucu, araştırmalarım esnasında hiç beklemediğim sonuçlar çıkabilmektedir. Bu sadece benim karşılaştığım bir şey değildir. Genelde araştırma yapan hemen hemen her bilim adamının karşılaştığı bir durumdur. Amerika Birleşik Devletleri Uzay Araştırma Merkezi, Uzay araştırmaları esnasında kuartz saati keşfetmiştir. Gerçekte uzay araştırma merkezinin hedefi veya amacı kuartz saati (dijital saati) bulmak değildi, uzay araştırmaları sonucunda bir yan ürün olarak ortaya çıkmıştı. Ama o kadar faydalı bir buluş oldu ki, günümüzde artık hemen herkesin kullandığı saat dijital saattir. Hem çok ucuz hem de çok dakiktir. Kaliteli bir kuartz saat yılda ancak birkaç saniye hata yapmaktadır.

Doğa kesinlikle çöp üretmez. Ne kirazın sapı, ne patatesin ne de portakalın kabuğu bir çöp değildir. *"Bitkisel Sağlık Rehberi"* adlı kitabımda, patatesin kabuklarının veya kirazın saplarının birer çöp olmadığını anlattım. Günlük hayatımızda patatesin kabukları soyulup çöpe atılır. Yediğimiz kirazın sapları çöpe atılır. Soyduğumuz portakalın kabukları, aynı şekilde çöpe atılır.

Patatesin kabukları, patatesle beraber kullanıldığında bağırsak kanserinin tedavisinde güçlü bir yardımcıdır. Aynı zamanda da bağırsak kanserine karşı önleyicidir. Bağırsak kanserine yakalanma riski yüksek olanların yılda birkaç kez kabuklarıyla beraber uygulayacakları patates kürü mükemmel bir önleyicidir.

Kurutulmuş kiraz sapları, âdet dönemlerinde vücutları su toplayan veya yüzlerinde şişkinlik oluşan bayanların imdadına yetişir. Öylesine yardımcıdır ki, kürü uygulandığında alınacak sonuç şaşırtacak kadar mükemmeldir.

Portakalın kabuklarından reçel yapabilirsiniz. Hiçbir şey yapamazsanız, bu kış meyvesinin kabuklarını çöpe atmadan önce, evinizdeki sobanızın üzerine koyarsanız, bir anda tüm evinizi hoş bir kokunun sardığını hayretle hissedebilirsiniz.

Allah'ın biz insanlara sunduğu hiçbir nimetin hiçbir bölümü çöp değildir. Eğer, doğal bir ürünün belli bir kısmını çöpe atıyorsak, biliniz ki, onun hakkında bilgi sahibi olmadığımızdandır. Yıllar önce elma üzerinde çalışmaya başlamıştım. Taze elma genelde soymadan kabuklarıyla beraber yenilir. Taze elmanın da kabuklarını soyup çöpe atan insanlar çoğunluktadır. Buzhanede bekletilmiş elmanın kabukları soyulup çöpe atılır. Çünkü soğuk hava deposundan çıkan elmaların kabukları biraz acımtırak olabilir. Bu nedenle ısırarak tüketilmez. Bunun yerine kabukları soyulup çöpe atılır. Hâlbuki ister taze ister soğuk hava deposunda bekletilmiş olsun, elmanın kabukları çöpe atılmayı hak etmiyor. Yukarıda ilk paragrafta anlattığım gibi, amacım elma kabuklarının insan sağlığı üzerindeki etkilerinin neler olabileceğini araştırmaktı.

Elma kabuğu üzerine yapmış olduğum araştırmaların sonucunda hiç beklemediğim bir sonuçla karşılaştım. Cildi mükemmel bir şekilde besleyecek, tazelik ve parlaklık kazandıracak etkin maddelere sahip olduğunu gördüm. Peki, bu etkin maddelerden nasıl faydalanabilirdik? Elma kabuklarını bu amaçla tek başına kullanmak yeterli değildi. İçerdiği bu faydalı etkin maddelerin cildimize uygulandığında etkili olabilmeleri için, ikinci bir promotora ihtiyaç vardı. Yaptığım çalışma sonucunda, en uygun promotorun kayısı olduğunu gördüm.

Değerli okuyucu, kozmetikle ilgili çalışmalar benim pek fazla üzerinde durmadığım ve zaman ayırmadığım konulardır. Bir deri hastalığı üzerine kırmızı elma kabuklarının etkili olabileceğini araştırmaya başlamıştım. Çünkü elmanın içerisinde bulunan bazı etkin madde gruplarının, örneğin **digalactosyl-diglycerid**'in bir deri hastalığına karşı etkili olduğunu biliyordum. Bazı meyve kabuklarında kimyasal adı **farnesen** olan bir etken madde vardır. **Farnesen** maddesinin çok iyi tanımlanmış alpha-farnesen ve beta-farnesen olmak üzere iki adet izomeri bulunur. Koklandığında, özellikle yeşil elmaya has kokuyu veren bu etken maddedir. Kabuğunda farnesen bulunan meyvelerin kabukları zarar gördüğünde, açığa çıkan farnesen havanın oksijeniyle temas ederek zarar gören bölgenin kararmasına (koyu kahverengi) neden olur. Sonuçta meyve zedelendiği bölgeden çürümeye başlar. **Farnesen** maddesi, bulunduğu meyvenin kabuğunu (cildini) dirençli kılan bir maddedir.

Araştırmalarımın sonunda kırmızı elma kabuklarının içeriğindeki etkin madde gruplarının tek başına etkili olamayacağını gördüm. Etkili olabilmesi için beraberinde farklı bir promotorla (işlev artırıcı) kullanılması gerekiyordu. Bu yolda araştırmaya devam ederken sırada kayısı vardı. Kırmızı elma kabuklarıyla kalın doğranmış kayısı karışımının cilde tazelik, canlılık kazandıran mükemmel bir maske oluşturduğunu buldum. Kırmızı elma kabuklarıyla beraber kayısı uygulaması, araştırdığım deri hastalığına çözüm getirmemişti ama yan sonuç olarak cilt tazeliği, canlılığı ve cildin güzel görünümü için uygulanabilecek başarılı bir yüz maskesi ortaya çıkmıştı. Ancak, halen kırmızı elma kabuklarına uygun promotoru araştırmaya devam ediyorum. İnşallah, araştırmalarım sonuçlandığında açıklayacağım.

KÜR 1
KIRMIZI ELMA – KAYISI YÜZ MASKESİ

Bu maske için kullanacağınız malzemeler: bir adet sert ekşi olmayan orta boy kırmızı elma ve dört adet sert kayısıdır.

Bir adet orta boy kırmızı elmanın kabuğu ince olarak soyulur. Maske için kullanılacak olan, kırmızı elmanın ince soyulmuş kabuklarıdır. Dört adet sert kayısı her biri yaklaşık 1,5 cm kalınlığında doğranır. (kabuklarıyla beraber) Kayısının çekirdeğinin etrafında bulunan yumuşak plasenta kısmı kullanılmamalıdır. İnce olarak soyulmuş kırmızı elma kabuğuyla kalın etli (1,5 cm) doğranmış dört adet kayısı beraberce küçük bir kapta ve çok az su ilave ederek kısık ateşte beş dakika pişirilerek lapa haline getirilir. Lapanın çok cıvık olmamasına özen gösteriniz. Beş dakikalık pişirme süresinde az az su ilave ederek çok cıvık olmayan kıvamı koruyunuz, çatal veya kaşık yardımıyla iyice ezerek homojen hale getiriniz. Beş dakika tamamlanınca ılınmasını bekleyiniz. Ilıyınca iki parmak yardımıyla alnınıza, burun ve yüzünüze çok hafif bir şekilde, fazla bastırmadan yedirerek sürünüz. En az yirmi, en fazla otuz dakika bekletiniz. Daha sonra sadece suyla yıkayınız ve havluyla kurulayınız. Bu işlem haftada bir kez uygulanır. Ayda üç defadan fazla uygulamayınız.

Not: Hekiminizin önerdiği ilaçlar varsa, mutlaka kullanınız. Bu bitkiye karşı alerjiniz olup olmadığını öğreniniz. Bu kitaptaki tüm bitkisel kürler ancak ve ancak yetişkinler içindir. Burada okuduğunuz bilgilerin, yardımcı ve destekleyici olduğunu göz ardı etmeyiniz. Hekiminize danışmadan buradaki bilgilerle kendi kendinize kesinlikle teşhis koymayınız ve uygulamayınız. Unutmayınız ki hastalık yoktur, hasta vardır. Her hastalığın seyri insandan insana değişir. Teşhisi koyacak olan ancak bir hekimdir.

TARÇIN

Latince : Cinnamomum verum
İngilizce : Cinnamon
Almanca : Zimt

Özellikleri
- Triglyserid düşürücü
- Karaciğer yağlanmasını önleyici
- Kan şekerini düşürücü
- Ses tellerini koruyucu

Tarçın, defnegillerden bir bitkidir. Anavatanı Güney ve Güneydoğu Asya olan, yaprak dökmeyen (dört mevsim yeşil) aromatik kokulu bir ağaç cinsidir. Osmanlı mutfağının vazgeçilmezidir.

Yaklaşık on yıl önce halk dilinde **iyi kolesterol** olarak bilinen HDL'yi (High Density Lipoprotein) yükseltici bitkileri araştırmaya başlamıştım. İncelemeye aldığım bitkilerin arasında tarçın da vardı. Sıra tarçına geldiğinde, içeriğinde bulunan çok sayıda etkin maddeyi literatürden zaten biliyordum. Tarçın üzerine literatürde belirtilen etkin maddelerin hiçbirinde HDL'yi (iyi kolesterol) yükseltici özellik yoktu. Osmanlı mutfağının bu vazgeçilmez baharatından tam vazgeçecektim ki, onu kendim analiz etmeye karar verdim. Onu yeni baştan ele aldığımda, yeni birkaç etkin maddesini bulmuştum ki, bu etkin maddelerin de HDL'yi (iyi kolesterol) yükseltici özelliğinin olamayacağını gördüm. Sonuç olarak, tarçında iyi kolesterolü yükseltici etkin madde yoktu. Tarçınla ilgili araştırmayı bu anlamda sonlandırdım.

Üniversite yaşamımdan itibaren her gün öğrendiğim yeni kavram ve bilgileri akşam yatağa gitmeden önce defterime mutlaka not ederim. Bu alışkanlığımdan hiç vazgeçmedim. Örneğin, birisi bana 1988 yılının Aralık ayının 8'inde neredeydiniz ve hangi konuyu araştırıyordunuz diye sorsa, benim için yanıtı çok kolaydır. O yılki not defterimi arşivden çıkarır; hangi ülkede, hangi şehirde, hangi işyerinde, hangi konuda ve ne üzerine çalıştığımı ve o tarihte ne öğrendiğimi hemen söyleyebilirim. Hiçbir günüm yoktur ki, yeni bir şey öğrenmeden uyku uyuyabileyim. Benim için her gün yeni bir gündür. Değerli okuyucu, belki size garip gelecektir, ben hiç tatil yapmadım. Hiç ihtiyacım olmadı, çünkü benim için çalışmak tatil yapmak demektir.

Tarçınla ilgili çalışmalarımı sonlandırdığım günün gecesi yatağa gitmeden önce, her zamanki gibi not defterime kayıt düşmeye başlamıştım. Birkaç etkin maddenin moleküler yapılarını ve sterik özelliklerini not defterime geçirirken, bir anda aylardır HDL'yi yükseltici bitki arayışımın bende nasıl bir saplantı haline gelmiş olduğunu anladım. Not defterime geçirirken tarçında, trigliseridi düşürücü etkin maddelerin olduğunu belirten bilgiyi fark ettim. HDL saplantısına kendimi kaptırmış olmam, objektif olarak farklı özelliklerinin de olabileceğini sorgulamama engel olmuştu. Üzülmek ve sevinmek, bu iki duyguyu aynı anda yaşamak çok farklı bir duyguydu. Üzgündüm, çünkü birkaç aydır sadece HDL yükseltici bitki ve etkin madde saplantısıyla araştırma yaparken tarçının farklı özelliklerinin olabileceğini sorgulamamıştım. Sevinçliydim, çünkü yeni bir etkin madde ve yeni bir özellik önümde duruyordu. Gecenin geç bir saatinde, yeni bir kapı açılmıştı aniden. O kapıdan içeri girdim. Ertesi gün ofisime gidemedim. Bütün bir gece, sabah ve öğle vaktine kadar hiç durmadan çalışmıştım. Allah'ım, sen ne muhteşem bir yaratıcısın, yarattığın sınırsız nimetlerinden tek bir bitkinin dahi, içeriğindeki onbinlerce farklı etkin maddesinden tek bir tanesi için açtığın kapının arkasından sınırsız kapılar açıyorsun!

Değerli okuyucu, tarçın boğaz ve burun için özel olarak yaratılmıştır diyebilirim. Bazı bitkiler bazı organlara doğrudan etkilidir. Tarçın da boğaz ve burun şikâyetleri yaşayanların imdadına yetişir. Eğer sık sık sinüzitten, faranjitten ve ses tellerinizden şikâyet ediyorsanız, tarçını evinizin mutfağındaki doğal eczane dolabından eksik etmemenizi öneririm. O mükemmel bir önleyicidir. Faranjite karşı önleyici gücü ve ses tellerinin tahrişine karşı da koruyucu gücü, içerdiği **cineol** ve **cinnamaldehyde** etkin maddelerini aynı anda zengin olarak içermesinden kaynaklanır. Bu iki ana etkin maddenin fonksiyonel olabilmesi için de **cuminaldehyde** maddesinin desteğine ihtiyaç vardır. İşte, bu üçlü maddenin bir arada aynı bitkide bu zenginlikte bulunması tarçına önemli bir ayrıcalık kazandırmaktadır.

Burun-boğaz enfeksiyonlarına karşı hassas olanlara mükemmel bir yardımcıdır. Ses tellerini koruyan güçlü bir baharattır. Günlük yaşamlarında sesini kullananlara özellikle öneririm. Öğretmenlere, şarkı söyleyenlere, spikerlere özellikle tarçın çayını haftada birkaç kez içmelerini öneririm. O yeri doldurulamaz bir nimettir.

Değerli okuyucu, tarçın öylesine bir nimettir ki, adeta her derde devadır. Haftada en az dört kez, kabuk tarçının çayını mutlaka içerim. Ve mutlaka en az 15-20 gün hiç tüketmem. Bunu belirttikten sonra, onu neden bu kadar tercih ettiğimi sormuş olabilirsiniz. İşte, kabuk tarçın çayını haftada en az dört kez tercih etme nedenlerim şunlardır:

- Şeker hastalığına karşı önleyicidir.
- Kan şekerini düşürmede yardımcı olur.
- Romatizmaya karşı önleyicidir.
- Faranjite karşı dirençli kılar.
- Yüksek tansiyona yakalanma riskini azaltır.
- Yorgunluğu gidericidir.
- Gerginliği alıcı, sakinleştiricidir.
- Geniş spektrumlu doğal bir antibakteriyeldir.
- Deri hastalıklarına karşı direnç kazandırır.
- Bağırsaklarda nitrozamine oluşumuna engel olur.
- Yoğun çalışma temposunun neden olabileceği baş ağrılarını önler.
- Mide dostudur.
- Zihin yorgunluğunu alır.
- Kansere karşı vücudu dirençli kılar.
- Bağışıklık sistemini güçlendirir.
- Çok sayıda farklı moleküler yapılı antioksidan içerir.
- Stresi ve gerginliği alır.
- Migrene karşı önleyicidir.

Değerli okuyucu, tüm bu özelliklerini belirttikten sonra kabuk tarçın çayını abartılı olarak tüketmeyiniz. Haftada en fazla 4-5 defayı geçmemelidir. Dönem dönem 15-20 günlük aralar verilerek tüketilmesi çok daha etkilidir. Unutmayınız, hiçbir bitkisel çayı alışkanlık haline getirmemeniz, vücudunuzu alıştırmamanız gerekir. Vücudu alıştırmak demek, ona ihtiyaç duyulduğunda etkisinin daha az olabileceği anlamına gelir.

Tarçın tanıdığım tüm baharatlar içerisinde en güçlü antioksidandır. En az dokuz adet antioksidan içermektedir. Tarçın ağacının kökleri, potasyuma karşı öylesine seçici (selektif) davranır ki, adeta yetiştiği toprağın potasyumunu emer ve depolar. Kabuk tarçın veya toz tarçın çok zengin bir potasyum deposudur.

Şeker hastaları

Tarçının içerdiği iki önemli etkin madde, **glykosil transferaz enzimini aktive etme** (uyarma) özelliğine sahiptir. Bu özellik ne anlama gelir? Glykozil tranferaz enzimi, fazla miktardaki glukoz (şeker) moleküllerini, tıpkı bir tespih dizer gibi teker teker yan yana dizerek (polimer) zincir oluşturur. Glikoz moleküllerinin teker teker dizilmesine polimerik zincir adı verilir. Depolanmış haline de **glikojen** denir. Kısaca, tarçın kan şekerini (glikoz) tespihde olduğu gibi yan yana dizerek karaciğerde glikojen olarak depolar. Vücut, şekere ihtiyaç duyduğunda glikojeni tekrar glikoza (şekere) dönüştürerek kullanır.

Tarçın, aynı anda bir taraftan **glikosil transferaz** enzimini aktive ederken, diğer taraftan da **serin-treonin protein kinaz** enzimini inhibe eder (frenler). İşte, aynı anda hem aktive hem de inhibe etme özelliği, insülin hassasiyetini artırmaktadır. Bu anlamda, tarçın yüksek kan şekerinin düşürülmesinde iyi bir yardımcıdır.

Değerli okuyucu, tarçının bu özelliğini kesinlikle kan şekerini düşürücü bir ilaç gibi değerlendirmemek gerekir. Tarçın çayı veya toz tarçın kan şekerini düşürmede yardımcı, insülin hassasiyetini artırmada fonksiyoneldir. Yani, etkendir.

Kolesterol ve tarçın

Kan yağları (lipid) yüksek olan şeker hastaları, kan şekerlerini kontrol altına almakta zorlanacaklarını unutmamalıdırlar. Örneğin, total kolesterolü ve/veya LDL (kötü kolesterol) yüksek olan şeker hastaları kan şekerlerini düşürmekte (normal seviye) zorlanabilmektedirler. Çünkü yüksek kolesterol insülin hassasiyetini olumsuz etkilemektedir. Şeker hastalarının aşırı yağ ve özellikle de hayvansal yağ tüketiminde gayet ölçülü olmaları gerekir. Bu konuda yapılmış çok sayıda klinik deney vardır. Şu kaynakları örnek gösterebiliriz:

1.) Begum N, Sussman KE, Draznin B: Differential effects of diabetes on adipocyte and liver phosphotyrosine and phosphoserine phosphatase activities. *Diabetes 40:1620–1629, 1991.*

2.) Dhuley JN: Antioxidant effects of cinnamon *(Cinnamomum verum)* bark and greater cardamom *(Amomum sabulatum)* seeds in rats fed high fat diet. *Indian J Exp Biol 37:238–242, 1999.*

3.) Cline GW, Oetersen KF, Krssak M, Shen J, Hundal RS, Trajanoski Z,

Inzucchi S, Dresner A, Rothman DL, Shulman GI: Impaired glucose transport as a cause of decreased insulin-stimulated muscle glycogen synthesis in type 2 diabetes. *N Engl J Med 341:240–245, 1999.*

Haftada birkaç kez içilecek kabuk tarçın çayı total kolesterol ve LDL'nin (kötü kolesterol) kontrol altına alınmasında iyi bir yardımcıdır.

DİKKAT !

■ Kabuk tarçın veya toz tarçın çok zengin potasyum içermesinden dolayı böbrek yetmezliği şikâyeti olanların veya diyaliz hastalarının mutlaka uzak durmaları gerekir.

■ Eğer hipoglisemi (kan şekeri düşüklüğü) rahatsızlığınız varsa tarçın tüketiminden veya tarçın çayından uzak durunuz.

Sivilcelere karşı koruyucu

Sivilcelere karşı etkin bir savaşçıdır. Sivilce önleyicidir. İçerdiği, **terpinen-4-ol** hem sivilce önleyici hem de antioksidandır. Tarçında bolca bulunan **terpinolene** maddesinin de antioksidan özelliği vardır.

Kadınların âdet dönemlerinde

Bazı bayanlar âdet dönemlerini huzursuz ve gergin geçirirler. O dönemde uykuları düzensizleşebilir. Genelde regl dönemlerine birkaç gün kala bazı şikâyetlerinin ortaya çıktığından bahsederler. Bunların arasında başlıcaları sıkıntı, depresyon, el ve ayaklarda, yüzde şişmeler, stres ve baş ağrısıdır.

Türk mutfağından eksik olmayan **tarçın** bayanların bu dönemlerinde gerçek bir rahatlatıcı ve stresi yok edici güce sahiptir. Regl dönemi başlamadan birkaç gün önce yapılacak tatlılarda kullanılacak bolca tarçın hem damak zevkini artıracak hem de regli döneminde sağlığı yakalamakta önemli rol oynayacaktır. Regl dönemlerinde bulunan bayanların, akşam yatarken yiyecekleri bir porsiyon tatlı, güne huzurlu ve rahat başlamalarını sağlar. Yine güne ilk olarak tatlı yiyerek başlaması ve gün boyu tatlı alımına ölçülü olarak devam etmesi regl döneminde depresyon yaşamasını önler ve gerginliği alır.

Bazı bayanlar âdet dönemlerini çok zorlu geçirirler. Bunu "İçim çekiliyor, bayılacağım galiba" şeklinde ifade ederler. İşte, onlara bu dönemlerini rahat ve huzurlu geçirebilmeleri için mükemmel bir destekleyici öneri: Süt ürünlerinden yapılmış tatlıları bol tarçın serperek tüketmeleri, hazırlayacakları kurabiye veya keklere bol tarçın ilave etmeleridir.

Söz bayanların âdet dönemlerinden açılmışken, bir konuyu da burada belirtmekte fayda görüyorum. Bazı bayanlar regl dönemlerinde ani kasılmalar yaşayabilmekte veya kendilerini kaybetme noktasına gelmektedirler. Bu durum büyük bir olasılıkla aniden kan şekerinin düşmesinden kaynaklanabilir. Bu durumu hisseden bayanların derhal bir bardak şekerli su veya şekerli süt içmelerini öneririm. Şüphesiz ki, şeker hastası olan bayanların bu uygulamayı yapmamaları gerekir.

Helicobacter pylori

Tarçın, midede bulunan ve mide kanserine sebep olabileceği klinik deneylerle kanıtlanmış olan helicobacter pylori bakterisine karşı etkili olan birkaç tane etkin madde de içermektedir. Bunların arasında en önemlisi **4-methylene-1-(1-methylethyl)-bicyclo[3.1.0]hexane**'dır. Bu etkin madde aynı zamanda az miktarda havucun köklerinde ve yine az miktarda karabiberde (baharat) bulunur.

Romatoid artrit *(İltihaplı eklem romatizması)*

Romatoid artrit hastalarının haftada birkaç kez tarçın tüketmeleri fayda sağlar.

İnsanın zaman zaman "Bugün içim içime sığmıyor" veya "Bugün kendimi adeta hiperaktif hissediyorum" diye ifade ettiği zamanlar olur. Böyle hissediyorsanız veya gerçekten hiperaktifseniz, kabuk tarçın çayını içmenizi tavsiye ederim.

Tarçın çay

Bir bardak (150-200 ml) kaynamakta olan klorsuz suya bir adet kabuk tarçın atılır. Ağzı kapalı olarak kısık ateşte beş dakika kaynatılır. Ilıyınca süzülür ve içilir.

Not: Hekiminizin önerdiği ilaçlar varsa, mutlaka kullanınız. Bu bitkiye karşı alerjiniz olup olmadığını öğreniniz. Bu kitaptaki tüm bitkisel kürler ancak ve ancak yetişkinler içindir. Burada okuduğunuz bilgilerin, yardımcı ve destekleyici olduğunu göz ardı etmeyiniz. Hekiminize danışmadan buradaki bilgilerle kendi kendinize kesinlikle teşhis koymayınız ve uygulamayınız. Unutmayınız ki hastalık yoktur, hasta vardır. Her hastalığın seyri insandan insana değişir. Teşhisi koyacak olan ancak bir hekimdir.

TESTERE DİŞLİ ARSLANPENÇESİ

Latince adı : Allcemilla vulgaris
İngilizce : Layd's mantle
Almanca : Frauenmantel

Özellikleri
- Bayanlarda tüylenmeye karşı
- Östrojen hormonu yükseltici
- İltihaplı eklem romatizmasına karşı
- FSH hormonu yüksekliğine karşı
- Âdet düzensizliğine karşı

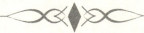

Ben ona testere dişli arslanpençesi diyorum, çünkü yapraklarının kenarları testerenin dişlerine benzer. Almanlar ona *"Frauenmantel"* adını vermişlerdir. *"Frauenmantel"* kelimesi Almancadan dilimize doğrudan çevrildiğinde "kadın mantosu" anlamına gelir. Avrupa, Anadolu ve Asya'da yaygın bir şekilde bulunur.

Testere dişli arslanpençesini tüm aktarlarda bulmak mümkündür. Raf ömrünün bir yılı geçmemiş olması gerekir. Çünkü etki özelliğini ikinci yılda yüzde 75 kaybetmektedir. En mükemmel olanları yaz ayları çok sıcak geçmeyen, toprağı nemli olan bölgelerde ve gölgede yetişenleridir. Bol ışığı sever ama doğrudan üzerine gelen güneş ışığı ona göre değildir.

Testere dişli arslanpençesinin yaprakları terlemeye başlar veya yapraklarının üzerinde su kabarcıkları oluşmaya başlarsa, biliniz ki o gün veya ertesi gün yağmur yağacaktır. Eski çağların kadınları onu çok iyi tanırlardı. Ani yağmur alan bölgelerde yaşayan kadınlar, kurutmak amacıyla dışarıya astıkları çamaşırlarını toplamadan önce testere dişli arslanpençesinin yapraklarına bakarlar, eğer yapraklar terlemeye başlamışsa, çamaşırlarını toplayıp öyle misafirliğe giderlerdi. Özellikle genç kızlar ve orta yaşlı bayanlar bu bitkinin yaprakları üzerinde biriken teri toplayıp yüzlerine sürerler, bu sayede taze ve parlak bir cilt kazanırlardı.

Ayrıca, testere dişli arslanpençesinin terleyen yaprakları üzerindeki su, yaz aylarında oluşan çillere karşı mükemmel bir koruyucu ve önleyicidir. Yüzde oluşan çillerin yok olmasında oldukça etkilidir. Rönesans döneminin genç kadınları doğada dolaşırken bu bitkinin yaprakları terlemişse, hemen parmaklarıyla bu teri siler kendi yüzlerine sürerlerdi. Avrupa'da bugün dahi bunu yapan köylü kadınları vardır. Tarihe gömülmüş ve unutulup gitmiş o kadar çok doğa nimeti var ki... Günümüzün insanı ise doğayı gözlemekten o kadar uzak ki...

Teknolojinin sunduğu sentetik (yapay) kimyasallara, bugün kozmetik sanayi ürünleri deniyor. Çeşit çeşit kremler, make-up'lar, temizleyici losyonlar, kapatıcı fondötenler ne kadar iyi olursa olsun, doğanın biz insanlara sunduğu doğal ürünlerle boy ölçüşemez. Ne acıdır ki, teknoloji doğayı gözlemleyen doğa bilimcilerinin yetişmesine fırsat vermiyor. Günümüzde, artık doğadan uzaklaşmış insan kalabalığıyla karşı karşıyayız.

İlk olarak 1970'li yılların sonlarına doğru araştırmaya başlamıştım, testere dişli arslanpençesini. Yaprak ve sapları beraberce kullanıldığında ishale karşı etkili olabileceğini gördüm. İshal olmayan birisi onun çayını içtiğinde kabız olurum endişesine de kapılmamalıdır. Çünkü kabızlık yapmaz. Bağırsağın perisaltik hareketlerini yavaşlatır ve kontrol altına alır. Hareketli bağırsak sendromu (irratable bowel syndrome, IBS) şikâyeti olanlara iyi bir yardımcıdır.

Zor kapanan yaralarda veya ameliyat sonrası, ameliyat yaralarının hızlı bir şekilde kapanmasında iyi bir yardımcıdır. Sık sık anemi (demire bağlı kansızlık) yaşayanlara haftada en az 5-6 kez bu bitkinin çayını içmelerini tavsiye ederim.

Antikçağdan beri kadınların çok fazla kullandıkları bir bitkidir. Avrupa ve Rusya'da onu tanımayan, bilmeyen kadın neredeyse yoktur. Çok fazla doğum yapmış kadınların karşılaştıkları önemli bir sorun da düşük yapma risklerinin yüksek olmasıdır. Bu bitkinin rahim kaslarını güçlendirme özelliği de vardır. Hamileliklerinin ileri aylarında (dört-beş-altıncı aylar) düşük yapmış kadınların imdadına yetişir. Testere dişli arslanpençesinin, hamileliğin üçüncü ayından itibaren günde 1-2 kez içilecek çayı rahim kaslarını güçlendirerek ileri hamilelik dönemlerinde düşük yapma riskini büyük oranda ortadan kaldırır.

O kadınların bitkisidir

Değerli okuyucu, Allah hiçbir şeyi sebepsiz yaratmamıştır. Yarattığı her şey bir sebep üzerine yaratılmıştır. Testere dişli arslanpençesi, kadınların rahimleri için yaratılmıştır diyebilirim. Tıpkı yakıotunun erkeklerin prostata bağlı şikâyetlerine karşı yaratıldığı gibi.

Erken menopoza girme yatkınlığı gösteren kadınların yardımcısıdır. Genç kızlar ve kadınlar âdet düzensizliği yaşıyorlarsa, testere dişli arslanpençesi mükemmel bir yardımcıdır. O, aynı zamanda kadınlık hormonlarının dengelenmesinde de yardımcıdır. Rahimde oluşmuş miyom veya miyomların neden olduğu ara kanamaları da durdurabilme ve kontrol altına alabilme gücüne sahiptir.

FSH hormonu yükselmeye başlamış genç kadınların da yardımcısıdır. Otuzlu yaşlarda âdetlerinin üçüncü gününde yaptırdıkları tahlillerde, FSH değerinin yükselme göstermesi, bayanlarda "menopoza giriyorum" endişesi yaratmaktadır. Bu kaygı onları huzursuz etmekte, hatta bazılarını bunalıma sürüklemektedir. Gelişen panik ve endişe duygusu, hormon dengesini daha fazla olumsuz etkileyerek âdet düzensizliklerinin tetiklenmesine neden olabilmektedir.

Âdet dönemlerinde fazla kan kaybına uğrayan veya âdetleri uzun süren bayanlara bu bitkiyi öneririm.

Genel bir kural olmasa da, üzüntü ve endişe yaşayan bayanlarda âdet birkaç gün erken başlayabilirken, sinirli ve stresli bir dönem geçiren bayanlardaysa, âdet tarihi birkaç gün ileri atabilir. Bu durum bir kadının ruh halinin âdet günlerini nasıl etkileyebileceğinin göstergesidir.

Ona, kadınların bitkisi demiştim. Testere dişli arslanpençesini bu anlamda güçlü kılan, içerdiği **phlobaphen** etkin maddesidir.

İsviçreliler onu damar sertliğine ve inmeye karşı kullanırken, Macarlar ise diüretik ve yaraların hızlı kapanmasına yardımcı olarak kullanmaktadırlar.

DİKKAT !

■ Testere dişli arslanpençesinin ebter ve/veya GOD tohumların tarımının yapıldığı alanlara yakın bölgelerde yetişenlerinin kullanılmaması gerektiğini önemle belirtmekte fayda görüyorum. Ülkemizde, GOD tohumlarla her ne kadar tarım yapılmıyorsa da, ne acıdır ki, sebzede yüzde 95 ebter tohum tarımı yapılmaktadır.

KÜR 1
ÂDET DÜZENSİZLİĞİNE VE TÜYLENMEYE KARŞI

3-4 gram (bir tatlı kaşığı) kurutulmuş testere dişli arslanpençesi, kaynamakta olan bir bardak (150-200 ml) klorsuz suya atılır. Hafif (kısık) ateşte beş dakika kaynatmaya devam edilir. Daha sonra soğumaya bırakılır, ılıyınca süzülür. Bir ay boyunca her gün bir su bardağı içilir. Bir aydan sonra bir hafta ara verilir. Bir hafta aradan sonra aynı şekilde bir aylık kür tekrar edilir. Ve kür sonlandırılır. Kürün en uygun içim zamanları sabah kahvaltısından iki saat sonra veya öğleden sonra aç karnına içmektir.

İleride âdet düzensizliği tekrar ederse, bu kür aynı şekilde tekrar edilir.

KÜR 2
FSH HORMONU YÜKSEKLİĞİNE KARŞI

3-4 gram (bir tatlı kaşığı) kurutulmuş testere dişli arslanpençesi kaynamakta olan bir bardak (150-200 ml) klorsuz suya atılır. Hafif (kısık) ateşte beş dakika kaynatmaya devam edilir. Daha sonra soğumaya bırakılır, ılıyınca süzülür. Bir ay boyunca her gün iki defa bir su bardağı içilir. İlki kahvaltıdan iki saat sonra, ikincisiyse akşam yemeğinden iki saat sonra içilir. Her defasında taze hazırlanması şarttır. Bir aydan sonra bir hafta ara verilir. Bir hafta aradan sonra aynı şekilde bir aylık kür tekrar edilir ve kür sonlandırılır.

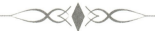

Not: Hekiminizin önerdiği ilaçlar varsa, mutlaka kullanınız. Bu bitkiye karşı alerjiniz olup olmadığını öğreniniz. Bu kitaptaki tüm bitkisel kürler ancak ve ancak yetişkinler içindir. Burada okuduğunuz bilgilerin, yardımcı ve destekleyici olduğunu göz ardı etmeyiniz. Hekiminize danışmadan buradaki bilgilerle kendi kendinize kesinlikle teşhis koymayınız ve uygulamayınız. Unutmayınız ki hastalık yoktur, hasta vardır. Her hastalığın seyri insandan insana değişir. Teşhisi koyacak olan ancak bir hekimdir.

CİLT TEMİZLEYİCİ

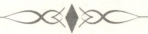

Değerli okuyucu, özellikle bayanlar cilt tazeleyici bir kür olup olmadığını çok sık sormaktadırlar. Cildi dezenfekte eden, cilt üzerindeki mikropları yok eden, sivilce oluşumuna karşı mükemmel önleyici güç oluşturan kadın mantosu ile lavanta bitkilerinin karışım kürüdür. Bu iki bitkinin beraber kullanılması gerekir.

DİKKAT !

- Cilt temizleyici kürü uygulamadan en az yarım saat önce yüzün doğal bir sabunla, örneğin yeşil sabun kullanılarak iyice temizlenmesi gerekir. En erken yarım saat sonra aşağıda uygulama şeklini önermiş olduğum cilt temizleyici kür uygulanır.

KÜR
CİLT TEMİZLEYİCİ

Yarım litre suyu kaynama noktasına getirdikten sonra içerisine 3 yemek kaşığı kurutulmuş kadın mantosu bitkisinden ve 1,5 yemek kaşığı kurutulmuş lavanta ilave edilir. Kısık ateşte çok yavaşça kaynarken kaşıkla birkaç defa karıştırdıktan sonra yüzünüzü yaklaşık 30-40 cm yaklaştırın ve beş dakika buhara tutun. Haftada 2-3 kez tekrarlanabilir.

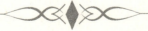

Not: Hekiminizin önerdiği ilaçlar varsa, mutlaka kullanınız. Bu bitkiye karşı alerjiniz olup olmadığını öğreniniz. Bu kitaptaki tüm bitkisel kürler ancak ve ancak yetişkinler içindir. Burada okuduğunuz bilgilerin, yardımcı ve destekleyici olduğunu göz ardı etmeyiniz. Hekiminize danışmadan buradaki bilgilerle kendi kendinize kesinlikle teşhis koymayınız ve uygulamayınız. Unutmayınız ki hastalık yoktur, hasta vardır. Her hastalığın seyri insandan insana değişir. Teşhisi koyacak olan ancak bir hekimdir.

ALERJİYE KARŞI DİRENÇ KAZANMAK

Alerjinin tanımı, 1950'li yılların başlarında Amerikalı bilim adamları tarafından araştırılarak yepyeni fikirlerle geliştirilmiştir. Teşhis ve tedavide yeni yöntemler ortaya konulmuştur. Bu sayede, allergoloji tıp bilimine o yıllarda yeni bir anabilimdalı olarak girmiş ve hızla gelişmeye başlamıştır. Bu dalda yetişen uzmanlara da alergolog denir.

Alergoloji alerjinin nedenlerini ve alerjiye neden olan etkenleri araştırır. Alerjiyi tetikleyen sebeplerin başında toksin özelliği olan kimyasal kullanımı ve tüketimi, yanlış beslenme ve psikoloji gelmektedir. Teknolojinin günbegün ortaya çıkardığı yeni yeni kimyasal maddelerin artan sayıda kullanılması ve tüketilmesi, yanlış veya tek yönlü beslenme ve stres, alerjik rahatsızlıkların ortaya çıkmasında en önemli sebepleri oluşturuyor olmasına rağmen, alerji aynı zamanda bağışıklık sisteminin de dâhil olduğu bir hastalıktır. Alerji, esas olarak bağışıklık sisteminin bir rahatsızlığıdır. Bazı uzmanlar onu, bağışıklık sisteminin aşırı hassasiyeti veya aşırı reaksiyon vermesi şeklinde açıklamaktadırlar. Bağışıklık sisteminin gösterdiği aşırı hassasiyet (tepki), farklı bir hastalığın veya kronik bir şikâyetin ortaya çıkmasına neden olabilmektedir. Bu anlamda bir örnek vermek gerekirse, başlangıçta zararsız gibi görünen **saman nezlesi** (bağışıklık sisteminin aşırı hassasiyeti) zamanla astıma (farklı rahatsızlık) dönüşebilir.

Alerjinin nedenleri

- Yanlış beslenme,
- Kimyasallar (saç boyası, deterjan, zirai ilaçlar, katkı maddeleri vs),
- Sindirim ve bağırsak şikâyetleri,
- Stres,
- Sürekli asidoz,
- Dişlerde farklı metal kullanımıyla pil oluşumu (elektro-kimyasal reaksiyonlar).

Alerjinin tetikleyicileri

- İnek sütü
- Polenler,
- Güneş ışığı,
- Akarlar (maytlar),
- Rutubetli duvarlar, kapalı veya taze havasız ortamlar,
- Küflü besin tüketilmesi,
- Hayvan kıl veya tüyleri,
- Evde beslenen kedi ve köpeklerin etrafa yayılan kepekleri,
- Mobilyalarda kullanılan formaldehid,
- Sentetik giyim eşyası,

Bazı insanlar alerjiye yatkındırlar. Bir taraflarını hafifçe kaşıdıklarında hemen kızarırlar. Özellikle alerjiye olan yatkınlıklar bahar aylarında artar. Eğer vücudunuz çok kolay alerjik reaksiyonlar veriyorsa,

- Patlıcan
- Kahve
- Yumurta sarısı
- Aşırı tatlı tüketimi
- Kafeinli içecekler
- Günde iki bardaktan fazla siyah çay
- Boyar madde içerikli içecekler ve şekerlemeler
- Kızartmalar (et veya sebze)
- Yağlı balık
- Fındık, ceviz

tüketiminin alerjiyi tetikleyebileceğini unutmayınız. Alerjiye yatkınlığı olanların bu besinlere karşı ölçülü olmaları önerilir.

Çok basitmiş gibi görünen bir önlem alındığında, örneğin uzun yıllardır alerjiye bağlı öksürük şikâyeti olan bir kimse, yatak odasındaki sentetik yatak örtüsünü değiştirdiğinde alerjiye bağlı öksürüğünden birdenbire kurtulabilir. Veya oturma odasındaki bir halı, alerjinize neden olan bir kaynak olabilir. Dişinizdeki amalgam bir dolgu alerjiye neden olabilir.

Çevre zehirleri

Teknolojinin gelişmesi, günlük yaşamımıza çok çeşitli kimyasalların kullanımına imkân vermektedir. Bu kimyasalların birçoğu çevre ve insan sağlığı açısından zararlıdır ve alerji dâhil birçok hastalığın da kronik olarak ortaya çıkmasına neden olmaktadır.

Bu zararlı kimyasallar, günlük doz sınırlarının çok altında alınmasına rağmen, solunum yoluyla veya kontamine besinler üzerinden sürekli tüketilmesi halinde, beyin, karaciğer, böbrek ve yağ dokusunda birikmektedirler. Bu birikimler, kimyasallara hassas olan insanlarda kronik rahatsızlıklara neden olur. Bunların başlıcaları sebebi bilinmeyen yorgunluk şikâyetleri, zihinde ağırlık, konsantre olmada zorluk, sık sık tekrar ederek alevlenen alerjik reaksiyonlardır.

Günümüzde, analitik yöntemlerin gelişmesi sayesinde kimyasal zehirler çok düşük miktarlarda dahi olsa belirlenebilmektedir. Bir damla kan örneğinde, milyarda bir (ppm) ve hatta bazı kimyasal zehirler trilyonda bir (ppn) dahi olsa tespit edilebilmektedir. Analiz sonucunda belirlenen kimyasal zehirlerin vücuttan nasıl atılacağı konusunda bazı kürleri aşağıda önermiş bulunuyorum.

Kanda tayin edilebilen zehirli kimyasallar

Solunum yoluyla ve/veya besinler üzerinden aldığımız bu kimyasalları üç ana grupta toplamak mümkündür,

>>> KANDA TAYİN EDİLEBİLEN ZEHİRLİ KİMYASALLAR

Birinci grup *Karbon-Hidrojen içerikli sıvılar*	İkinci grup *Pestizid ve* *Tahta koruyucular*	Üçüncü grup PCB *(PolyChlorlu* *Biphenyl'ler)*
Benzen	Alpha-HCH	23'44 Tetra
Toluen	HexaChlorBenzol (HCB)	23'44'5 Penta
Ethylbenzol	Beta-HC	22'44'55' Hexa
Xylol	Lindan	233'44 Penta
Styrol	Delta-HCH	
Trimethylbenzol	HeptaChlor	
DiChlorMethan	Aldrin	
Kloroform	Oxychlordan	
TriChlorEthan	Gamma-Chlordan	
PerChlorEthylen	Endosulfan-1	
DiChlorBenzol	Alpha-Chlordan	
	Trans-NonaChlor	
	Dieldrin	
	Endrin	
	DDD	
	Endosulfan-2	
	DDT	

Yukarıdaki tabloda üç grupta topladığım, alerjinin ve sebep olduğu kronik şikâyetlerin tetikleyicisi olan kimyasal zehirlerin kaynaklarına kısaca bir göz atılım.

Birinci gruptaki zehirler
(Karbon-Hidrojen içerikli çözücü kimyasallar)

Benzen, kimyada aromatik çözücü olarak tanımlanır. Çok değişik kullanım alanları vardır. Benzen, araçların yakıt olarak kullandığı benzine katkı maddesi olarak ilave edilir ve araçların egzoslarından havaya karışarak solunum yoluyla vücuda alınır. Özellikle trafiğin yoğun olduğu şehir içi ve otoban çevresinde yaşayanlar en fazla maruz kalanlardır. Yaşadığımız konutlarda yeni boyanmış malzemeler ve yağlı boyanın kullanıldığı mekân duvarları uzun müddet benzenin havaya karıştığı kaynaklar arasındadır.

Toluen

Yağda çözünen bir kimyasal olması nedeniyle, en fazla vücudun yağ dokusunda depolanır. Seramik ve fayans yapıştırıcı malzemede bulunur. Mobilya ve yer temizleyicileri de toluen içerir. Mekânlarda kullanılan bu malzemeler tolueni solumamıza neden olur. Bu türden temizlik malzemelerinin kullanıldığı günlerde sık sık havalandırma bir miktar fayda sağlar.

Styrol

Bu kimyasal, ısı izolasyon malzemelerinin içeriğinde ve zemine yapıştırılan halıların yapıştırıcıları içerisinde bulunur. Buradan da buharlaşarak yaşam mekânlarında styrol solumamıza neden olur.

Dichlormethan

Yaşam ortamlarında en yüksek oranda bulunan kimyasaldır. Daha çok temizlik malzemelerinde bulunur.

Kloroform

Kloroform, klorlu yüzme havuzlarını sık sık kullananlar maruz kalmaktadır.

PerChlorEtylen *(PER)*

Kuru temizlemecilerin kullandığı ana malzemedir. Kuru temizlemeciden elbisenizin geldiği gün onu hemen giymeyiniz ve elbise dolabınıza asmayınız. Mutlaka balkonda en az 8-10 saat havalandırınız.

İkinci gruptaki zehirler *(Pestizidler ve tahta koruyucu kimyasallar)*

Parkeler, mekânlarda kullanılan lambriler, ağaç kaplamalar, tahtadan yapılmış malzemelerin kurtlanmasına ve dış etkenlerden (yağmur, toz, güneş) korunmasına karşı kimyasal işlem uygulanır. Kullanılan bu kimyasalların aradan 15 yıl geçmesine rağmen buharlaşmaya devam ettiği ve yaşam mekânlarımızın havasında bulunduğu yapılan ölçümler ile tespit edilmektedir.

HexaChlorBenzen *(HCB)*

Zirai ilaç olarak kullanılan HCB birçok ülkede yasaklanmasına rağmen halen kullanılmaktadır. Örneğin, Almanya, uzun zaman önce HCB'yi tarımda yasaklamış olmasına rağmen, tonlarca HCB'yi sadece ihracat amaçlı üreterek satmaktadır. AB ülkeleri, yurt dışından ithal ettikleri sebze, meyve, yumurta ve ette kendi sattıkları HCB'yi bulduklarında, o ülkeye ambargo koyarak satın almayı durdurmaktadırlar. HCB aynı zamanda tahta malzemenin impregnasyonunda da kullanılmaktadır. Özellikle beyin, karaciğer, böbrek ve yağ dokusunda birikir.

Endosulfan

Ağaç kaplamaların ve tahtaların dış etkenlerden korunması amaçlı kullanılan bir kimyasaldır. Ağırlıklı olarak ağaç malzemenin impregnasyonunda kullanılmaktadır.

DDT

AB (Avrupa Birliği) ülkelerinde zirai ilaç olarak kullanımı uzun yıllardan beri yasaklanmış olmasına rağmen, ürettikleri DDT'yi üçüncü dünya ülkelerine satmaktadırlar. Kendi ülkelerine ithal ettikleri sebze, meyve ve hayvan yemleri üzerinden de DDT'yi vücutlarına almaktadırlar.

Üçüncü gruptaki zehirler PolyChlored Biphenyl *(PCB)*

PCB, en genel anlamda Karbon-Hidrojenli bileşiklerin, kloru kimyasal bağ üzerinden içermesidir. 1930'lu yıllardan itbaren sanayinin birçok dalında kullanılmaktadır. Birçok sanayi dalının baca gazında PCB bulunmaktadır. En bol bulunduğu alanlar, çöp imha tesisleriyle kömürle çalışan termik santralların bacalarından çıkan gazlarıdır. Bu sanayi kuruluşlarının bacalarında filtre sistemlerinin mutlaka kurulması şarttır. AB ülkelerinde filtre sistemleri kurulmadan bu türden tesislerin çalıştırılması yasal olarak mümkün değildir. Ülkemizde halen filtre kullanılmadan çalışan birçok sanayi tesisi vardır.

Filtre kullanılmasına rağmen PCB'nin yüzde 100 engellenmesi mümkün değildir. Çevre yasalarının öngördüğü sınırlarda PCB'ler atmosfere geçmektedir. PCB'ler yüksek derecede zehirli olup doğada biyolojik olarak parçalanmaları da birkaç yüzyılı almaktadır. Bazı PCB'lerin doğada biyolojik olarak parçalanmaları (yok olmaları) mümkün değildir.

Zehirin kurbanı insan

İnsan, günlük yaşamının büyük bölümünü kapalı mekânlar içerisinde geçirmektedir. Zehirli kimyasallarla karşı karşıya kalma ihtimali sokağa göre elli kat daha fazladır. Evde kullanılan temizlik malzemelerinden, parkelerden, yağlı boyalardan, mobilyalardan buharlaşarak yaşadığı ortamın havasına karışan kimyasallar, insana solunum yoluyla dönen zehirlerdir. Bu nedenle yaşadığınız ortamları sık sık havalandırınız. Özellikle temizlik yapılan günlerde daha çok havalandırınız.

Bitkisel (tahıl, sebze, meyve, yağ) ve hayvansal (yağ, et, süt, yumurta) besinler, besinin kendisine ait olmayan kimyasallar içermektedir. Bu kimyasalların çoğu yağda çözünme özelliğine sahip olduğundan, vücuda alındıktan sonra idrar ve terleme yoluyla çok az bir yüzdesi dışarıya atılabilmektedir. Yağda çözünme özelliğine sahip bu zararlı kimyasallar yağ dokusunda, beyinde, karaciğerde ve böbreklerde kümülatif olarak birikmektedir.

Stres, biriken kimyasalların bulundukları organ ve dokudan ayrılarak serbest hale geçmesine imkân sağlamaktadır. Bu geçiş, stresin şiddeti ile doğru orantılıdır. Stres ne kadar büyükse, vücutta depolanmış halde bulunan zehirli kimyasallar da o kadar çok serbest hale geçecektir. Bunun sonucunda değişik hastalıklar ve alerjik reaksiyonlar tetiklenecektir.

Sık sık kilo alıp vermek organlara en fazla zarar verme şeklidir. Belki, şu an bunun nedenini soruyorsunuzdur. Anlatalım: Kilo vermeye başlayan insan, öncelikle yağ yakıyor demektir. Kabaca, vücuttaki yağ eriyor demektir. Hatırlayınız, yağda çözünen zehirli kimyasalların en fazla depolandığı yer yağ dokusuydu. Kişi zayıflamaya başlayınca, yağ dokusunda depolanmış olan zehirli kimyasallar serbest hale geçecektir. Kan dolaşımı üzerinden bütün vücudun organlarına dağılacaktır. Dolayısıyla yağ dokusunda depolanmış ve sakin sakin bekleyen zehirli kimyasallar harekete geçerek bir taraftan kan hücrelerini, diğer taraftan da organları olumsuz etkileyerek değişik rahatsızlıkların ortaya çıkmasına neden olacaktır. Yeri gelmişken hemen belirtmekte fayda görüyorum, yağ dokusu aynı zamanda östrojen hormonu üretir. Yağ dokusunda depolanmış olan bazı kimyasallar, yağ dokusunda üretilen östrojen hormonu ile etkileşebilmektedir. Bu etkileşim neticesinde östrojen hormonu farklı bir reaktivite kazanarak sağlığı olumsuz etkiyebilmektedir.

Alerji ve zehirli kimyasallar

Alerjik reaksiyonların birinci sıradaki nedenlerinden bir tanesi de vücutta biriken zehirli kimyasallardır. Alerjiye neden olan bir kimyasalın zehirli olma şartı yoktur. Zehirli olmayan ve vücudun tanımadığı birçok kimyasal da alerjiye neden olabilir. Yağ dokusunda ve organlarda biriken zehirli kimyasalları vücuttan atmak mümkün müdür? Bu konuda doğal yöntemler var mıdır? Bu konudaki araştırmalarımda ve incelemelerimde iki temel üzerinde hareket ettim. Birincisi, vücutta biriken zararlı kimyasalları nasıl vücuttan dışarı atabiliriz? İkincisi ise, vücudumuzu alerjiye karşı nasıl dirençli kılabiliriz?

Vücudu zehirli kimyasallardan arındırmak

Vücudu doku ve organlarda birikmiş zehirli kimyasallardan arındırmak için geliştirmiş olduğum en mükemmel kür, beyaz lahanayla yapılan toksin atıcı kürdür. Bu kür öylesine güçlüdür ki, uygulamaya başladıktan birkaç gün sonra belirgin bir şekilde, terlemeyle beraber vücudun yağ atmaya başladığı gözlenir. Çünkü beyaz lahana kürü, yağ dokusunda depolanmış olan birçok farklı kimyasalı suda çözünür hale dönüştürerek, terleme ve idrar yoluyla dışarı atılmasını sağlar. Kür bitiminde daha zinde ve daha dinç olunur. Organlar daha sağlıklı çalışır. Kimyasalların atılması ile bağışıklık sistemi hem daha güçlü hale gelmiş hem de alerjiye neden olan kimyasallardan vücut arındırılmıştır. Adeta, bir taşla iki kuş vurmak gibidir. Toksin atıcı bu kürün uygulama şekli aşağıda verilmiştir.

Bu kürü uygulamadan önce, kullanılacak lahanaların kültür lahanası olmamasına mutlaka dikkat etmek gerekir. Futbol topu büyüklüğündeki kültür lahanaları bu amaç için uygun değildir. Doğru olan beyaz lahana, açık alanda (tarlada) yetiştirilen iri lahanalardır. Özellikle en dış yaprakları amaca en uygun olanlardır. Kullanmadan önce dış kabuklarını suyla yıkamak gerekir.

Sauna da, toksinlerin vücuttan dışarı atılmasında etkilidir. Saunalar genelde doksan derece santigratta çalıştırılmaktadır. Araştırmalar göstermiştir ki, yetmiş derece santigratta alınan sauna, yağ dokusundaki pestizid ve diğer tür kimyasalların vücuttan terleme yoluyla en iyi atıldığı sıcaklıktır. Sauna banyosunu almadan önce, mutlaka bir hekime danışarak hareket etmek gerekir. Hekime danışmadan sauna banyosu almayınız.

Türk hamamları toksin atmada saunalardan çok daha etkilidir. Göbektaşına uzanarak vücudu ısıtmak ve terlemek gerekir. Terleme başladıktan sonra yapılacak masaj ve keseleme yağ dokusundaki toksinlerin harekete geçirilmesinde ve dışarı atılmasında etkin rol oynayacaktır. Türk hamamlarını toksin atıcı olarak kullanmak için bir ay boyunca haftada iki kez, yani toplam sekiz defa gitmek yeterli olacaktır.

Gerek sauna ve gerekse de hamam banyolarını alırken, mineral içerikli su içmek ve ekstra C-vitamini almak toksinlerin atılmasında destekleyici olacaktır.

Alerjiye karşı direnç kazanmak

Vücudu alerjiye karşı dirençli kılmak için iki farklı kür önermekteyim. Bunlardan biri keçiboynuzu (harnup), diğeri ise ısırgan çayı kürüdür. Vücudu alerjiye karşı dirençli kılmak için geliştirdiğim her iki kürün uygulama şekli aşağıda verilmiştir. Aynı anda bu kürlerin uygulanmaması gerektiğini özellikle belirtmek isterim. Bir kürü tamamlayıp diğerine geçerken de bir haftalık ara vermek en doğru olan uygulama ve geçiş şeklidir.

KÜR 1
BEYAZ LAHANA VE TOKSİN ATICI KÜR

Beyaz lahananın toksin atıcı özelliğinden istifade edebilmek için, kaynamakta olan yarım litre suda 6-7 adet beyaz lahana yaprağı parçalanmadan (tüm olarak), 10 dakika ağzı kapalı olarak kısık ateşte haşlanır, sabah ve akşam olmak üzere aç veya tok karına birer su bardağı içilir. Bu işleme toplam 3 kere 5'er gün devam edilir. Her 5 günde 3 gün ara verilir. Kısaca:

$$3 \times 5U + 3A$$

5 gün uygula + 3 gün ara + 5 gün uygula + 3 gün ara + 5 gün uygula =

Toplam 15 günlük kür

Toksin atıcı 15 günlük kürü, bir yıl boyunca 3 veya 4 defa yapmak en doğrusudur. Bu kürü uygulamaya başladığınızın ikinci veya üçüncü gününden sonra vücudunuzun yağ atarak terlediğini ve özellikle de yüz kısmınızda yağlı yağlı ter biriktiğini görürsünüz. Aynı zamanda dışkıda da belirgin şekilde yağ oranının artığı gözlenebilmektedir. Bu da yağla beraber toksinlerin atıldığını gösterir.

Bu kürü uyguladığınız dönemlerde daha sık banyo veya duş yapmanız sizi hem daha çok rahatlatacak hem de deri gözenekleri açıldığından daha rahat toksinli yağ atmanıza yardımcı olmuş olacaktır. Unutmayınız ki, toksin atan vücut kendini yeniler.

Not: Kesinlikle 15 günlük kür için ihtiyacınız olan miktarı tek bir defada hazırlamayınız. Her gün taze olarak hazırlamanız şarttır.

Haftada 3-4 kez içilecek ısırgan çayı veya haşlanmış keçiboynuzu suyu alerjiye karşı vücudu dirençli kılar. Günümüz çocuklarında alerji ve alerjik astım şikâyetlerinin ne kadar çok sıklıkla görüldüğü acı bir gerçektir.

KÜR 2
ISIRGAN İLE ALERJİYE KARŞI DİRENÇ KAZANMA

Kaynamakta olan 150 ml (bir su bardağı) suya yaklaşık 4-5 gram (bir tutam) ısırgan atınız. Kısık ateşte ağzı kapalı olarak 3 dakika kaynatınız ve ılımaya bırakınız. Ilıdıktan sonra mutlaka süzerek bitkileri ayırınız. Aç karnına sabah ve akşam bir çay bardağı içiniz. Aç karnına içtikten en az 20 dakika sonra yemek yemeye başlanabilir. Bu kür 15 gün boyunca her gün günde iki kez uygulanır ve sonlandırılır. Yılda 2-3 kez tekrarlanabilir. Isırgan kürü için kurutulmuş veya taze ısırgan kullanılabilir.

DİKKAT !

■ Hipoglisemi hastalarının (kan şekeri düşük olanlar veya ani kan şekeri düşüşü yaşayanlar) hekimlerine danışmadan kesinlikle ısırgan kürünü uygulamamalarını, ısırgan çorbası veya salatasını tüketmemelerini öneririm.

■ Platelet (trombosit) düşüklüğü şikâyeti olanların ısırgan kürünü uygulamamaları gerekir.

KÜR 3
HARNUP İLE ALERJİYE KARŞI DİRENÇ KAZANMA

Orta büyüklükteki keçiboynuzundan 6-7 tanesini önce soğuk su altında yıkayınız. Daha sonra bunları küçük küçük (3-4 cm uzunluğunda) kırarak, kaynamakta olan yarım litreye yakın klorsuz suyun içerisine atınız. Kısık ateşte yedi-sekiz dakika kaynatınız. Soğuduktan sonra süzerek suyunu cam şişeye doldurunuz. Buzdolabında en fazla 3 gün bekletebilirsiniz.

Her gün sabah kahvaltı arasında ve akşam yemeğinden önce bir çay bardağı içilir. Yaklaşık yarım litre olarak hazırladığınız keçiboynuzunun haşlanmış suyu 3 gün buzdolabında bozulmadan korunabilir. Her 3 günde bir, taze olarak hazırlamanız gerekecektir. Hiç ara vermeden bir ay uygulayınız. Yılda 2-3 defa tekrarlanabilir.

KÜR 4
ÇEKİRDEKLİ SİYAH KURU ÜZÜMLE ALERJİYE KARŞI DİRENÇ KAZANMA

Alerjiye karşı vücudunuza direnç kazandırmak istiyorsanız, zaman zaman 4-5 gün arka arkaya günde iki kez, aç karnına 20-25 tane siyah kuru üzüm çekirdeğini havanda ezip bekletmeden çiğneyerek tüketiniz. Üzümün çekirdeğini çiğnerken buruk tadını algılamak gerekir. Eğer buruk tadını algılamıyorsanız ya bayat ya da yanlış tür üzümdür.

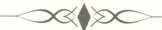

Not: Hekiminizin önerdiği ilaçlar varsa, mutlaka kullanınız. Bu bitkiye karşı alerjiniz olup olmadığını öğreniniz. Bu kitaptaki tüm bitkisel kürler ancak ve ancak yetişkinler içindir. Burada okuduğunuz bilgilerin, yardımcı ve destekleyici olduğunu göz ardı etmeyiniz. Hekiminize danışmadan buradaki bilgilerle kendi kendinize kesinlikle teşhis koymayınız ve uygulamayınız. Unutmayınız ki hastalık yoktur, hasta vardır. Her hastalığın seyri insandan insana değişir. Teşhisi koyacak olan ancak bir hekimdir.

BEYAZ DUT KURUSU

Latince adı : Morus alba L.
İngilizce : White Mulberry
Almanca : Maulbeer

Özellikleri
- Kanda iltihap düşürücü
- Egzamaya karşı
- Anne sütünü artırıcı ve şeker hastalarında geç kapanan yaraya karşı

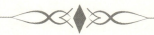

Beyaz dut bana çocukluk yıllarımı hatırlatır. İlkokulda, sınıfa kadar getirirdik onun yapraklarını. Öğretmenlerimiz, ipekböceğini *(bombyx mori)* tanıtırken dut yaprağı bulup getirmemizi isterlerdi. Dut yaprağı bulmak çok kolaydı. Okul yolunda yürürken sokaklarda dallarını eğip toplardık. Kız arkadaşlarımız küçük karton kutulara yerleştirdikleri dut yaprakları arasında besledikleri ipekböceklerini sınıfa getirirlerdi. Ders aralarında ipekböceklerinin dut yapraklarını hiç durmadan nasıl yediklerini hayran hayran seyrederdim. Birkaç hafta sonra da her kutunun içerisinde ipek kozalarını örerlerdi. İpekböceklerinin tek besin kaynağı dut yaprağıydı. Ülkemizde yaklaşık olarak 40 bin aile ipekböceği beslemekte ve yılda 2 bin ton civarında üretimi yapılmaktadır. Üretilen kozaların hemen hemen tamamı ipek halı dokumacılığında kullanılmaktadır. Yaklaşık 100 bin civarında genç kıza da ipek halı dokumacılığında iş imkânı sağlamaktadır.

Dutun en az yirminin üzerinde türü vardır. Bunlar arasında en çok tanınanları şunlardır:

- Morus alba (beyaz dut)
- Morus bombycis
- Morus nigra (karadut)
- Morus latifolia
- Morus rubra (kırmızı dut)
- Morus notabilis
- Morus liboensis

Söz beyaz duttan açılmışken, şimdilerde kaybolup gitmiş bir kültürümüzden kısaca bahsetmek istiyorum. Çocukluğumda dut hayrat gibiydi. Yani, onu tüketirken bir bedel ödenmezdi ve çarşıda, pazarda hiç kimse onu satışa sunmazdı. Sokaklarda veya komşu bahçelerin duvar kenarlarında yoldan geçerken dalını eğerek tüketirdiniz. Ağacın sahibi sizi gördüğü zaman da bundan memnun olurdu ve daha fazla yemeniz için gönülden seslenerek "buyrun" derdi. Herkes bilirdi ki o sebildi, yani hayrattı. Şimdiki nesil ne sebil ne de hayrat kültürünü tanımıyorlar ve yaşayamıyorlar. Peki, şimdilerde ne oldu bu dutlara? Artık mevsimi geldiğinde pazarlarda plastik kaplar içerisinde satışa sunuluyor.

Dut toplanır toplanmaz tüketilmesi gereken bir meyvedir. Toplandıktan birkaç saat içerisinde tadı değişir. Çünkü içeriğinde bulunan bazı etkin maddeler toplandıktan birkaç saat sonra değişime uğrar. Özellikle **petunidin** maddesi özelliğini toplandıktan kısa bir süre sonra yitirmektedir.

Milli kültürümüzün bir parçası olan dutun kurutulmuşu kış aylarında misafirlere ikram edilir ve uzun kış gecelerinin sohbetlerinde hem ağzımızı tatlandırır hem tatlı ihtiyacımızı karşılar hem de o dönemlerde farkında olmadan koruyucu ve önleyici olarak doğal antibiyotik özelliğinden faydalanmış olurduk. Yaz aylarında da dutun tazesini dalından tükettiğiniz zaman doğal bir antibiyotik tüketiyorsunuz demektir.

Taze beyaz dutun antibiyotik özelliği içerdiğini 1980'li yılların başlarında Avusturya Graz Teknik Üniversitesi, biyoteknoloji-mikrobiyoloji kürsüsünde asistan olarak çalışırken tesadüf eseri keşfettim. İnsan memleketini, memleketinden uzakta daha bir farklı seviyor. Türk öğrencilerimden biri Türkiye dönüşü yarım kilo kadar dut kurusu getirmişti. Çalışma masamda duran çayımın içerisine dört-beş tane dut kurusu atmıştım. Yarısına kadar içmişim ve ertesi gün de 15 günlüğüne bir araştırma projesinden dolayı İngiltere'ye gitmiştim. Döndüğümde çay bardağımın içerisinde hâla daha çok az çay vardı. İçerisinde dutlar da aynen duruyordu. Önce dikkatimi çekmemişti. Ne zaman ki kalkıp bardağı yıkamak için lavaboya götürdüğümde, "Normalde iki hafta içerisinde küflenmesi veya mantarlaşması gerekirdi" diye düşündüm. Böyle bir şey olmamıştı. Yıkamaktan vazgeçip düşünmeye başladım. Sebebi basitti. Sadece çayı unutmuş olsaydım, mantarlaşması veya yüzeyinde küf oluşması doğaldı ve yadırgamazdım. Ancak mantar veya küf oluşmadığına göre sebebi tabii ki içerisine attığım dut kurusuydu. Ve böylece araştırmaya başladım. Dutun, boğaz enfeksiyonlarına karşı etkili olduğunu gösteren bazı araştırma makalelerini okudum. Ayrıca, antibakteriyel özellik taşıyan birkaç tane etkin maddesi zaten biliniyordu. Özellikle beyaz taze dutun ve kurusunun antibiyotik özelliği taşıyan kompleks yapılı birkaç tane daha etkin maddesini keşfettim.

>>> BEYAZ DUTUN İÇERDİĞİ BAZI ÖNEMLİ ETKİN MADDELER

Thiamin	Quercetin
Valerik asit	Potasyum
Rutin	Pelargonidin
Riboflavin	Petunidin
Morusin	Kvanon
İsoquercetin	Sanggenon
Niacin	P-cresol

DİKKAT !

■ Şeker hastalarının kan şekerini yükselteceğinden beyaz dut kurusu kürünü uygulamamaları gerekir.

Taze beyaz dutla beyaz dut kurusu arasında kimyasal yapısı bakımından şüphesiz önemli farklılıklar olacaktır. Yukarıda konuya girerken beyaz dutun dalından koparıldıktan kısa bir süre sonra tüketilmesinin çok daha faydalı olduğunu belirtmiştim. Çünkü beyaz dut toplandıktan birkaç saat sonra içeriğindeki bazı etkin kimyasal maddeler değişime uğruyor ve doğal antibiyotik gücünü önemli ölçüde yitiriyordu. Taze beyaz dutla kurutulmuş beyaz dut arasında etki bakımından çok önemli farklılıklar vardır. Beyaz dut, kış ayları için yaz mevsiminin güneşi altında kurutulduğu zaman öylesine önemli bir değişikliğe uğruyor ki, egzamaya karşı adeta mucize etki gösteriyor.

Kanda iltihap

Anadolu'da beyaz dut ve yapraklarının bazı iltihaplı hastalıklara karşı kullanıldığı, Osmanlı döneminden beri bilinmektedir. Dutun yapraklarında kendine özgü doğal antibiyotik ve antiseptik özelliği olan etkin maddeler bulunmaktadır. Bunlardan bazılarını aşağıdaki tabloda vermiş bulunuyorum. Şeker hastalarının derilerinde kapanmakta geciken yaralarına karşı taze dut yaprağından hazırlanmış ve ılık olarak uygulanacak dut yaprağı çayının pansumanı iyi bir destekleyicidir.

>>> TAZE DUT YAPRAĞINDA BULUNAN BAZI ETKİN MADDELER

Dihidroksichromon....................Askorbik asit
Albanin ....Chlorojenik asit
Asparajik asit ....Sitrik asit
Olinik asit ....Guiakol

Eğer kanda iltihap bulunmuşsa aşağıda uygulama şeklini önermiş olduğum beyaz dut kurusu kürü mükemmel bir destekleyicidir. Kanda yüksek olan CRP (chemical reactive protein) değerinin düşürülmesinde iyi bir yardımcıdır.

Egzama yaraları

Ellerinde egzaması olan ve 20-25 yıldır uygulamadığı tedavi kalmamış onlarca insan tanıdım. Bazıları öylesine zor durumdaydı ki, ellerinin sürekli çatladığından, kanadığından ve çektikleri acıdan bahsediyorlardı. Ellerini iş yaparken kullanmak onlar için bir azap haline gelmişti. Özellikle ellerinde egzama yaraları olan bazı ev hanımlarının durumları o kadar kötüydü ki, ellerini suya değdiremez hale gelmişlerdi. Onlara beyaz dut kurusu kürünü önerdim. Uygulamaya başladıktan birkaç gün sonra egzama yaralarının kapandığını ve birkaç hafta sonra tamamen yok olduğunu, ellerinin adeta pamuk olduğunu anlattılar. Ulusal televizyon kanallarında ilk defa açıkladığımda, programı izleyen onlarca bayandan birkaç hafta sonra telefon, e-mail ve faks aldım. Ve hâlâ daha da almaya devam ediyorum. Birkaç kişi teşekkür etmek için ofisime kadar geldiler. Ellerini gösterdiklerinde, daha önceden egzama yaraları olduğuna inanmak mümkün değildi. Onların sevinci benim mutluluğumdur.

Değerli okuyucu, telefonla arayarak sevincini paylaşan bu insanlara buradan "Allah sizden razı olsun" diyorum. Çünkü bana "Sizin için ne yapabiliriz hocam?" diye soruyorlar. Onlara cevabım hep aynıdır: **"Mademki çok sevinçlisiniz, lütfen siz de bir fakiri sevindiriniz."** Ben yaşamım boyunca hep böyle yapmışımdır. Ne zaman bir şeye sevinsem veya bir şeyi başarsam, aynı gün en hızlı bir şekilde bir fakiri, yetim bir çocuğu, dul bir kadını veya yaşlı bir insanı sevindiririm. Zorda olanı sevindirmek, Allah'a borç vermektir. O, borcunu mutlaka ve en hızlı bir şekilde hikmetiyle geri ödeyendir. Yaptığınız veya yapacağınız bir iyiliği karşılık bekleme amacı güderek yapmayınız. Zorda olana yardım etmeyi vazife bilmek en doğrusudur. Allah'ın zorda olan kuluna yardım etmeyi şüphesiz ki Allah, bizden çok daha iyi bilir. Ancak, Allah **"Size verdiğim mallarınızın üzerinde haklar vardır"** buyurmaktadır. İşte, Allah bizleri böyle imtihan ediyor. Zenginlik paylaşabilmektir. Paylaşmak berekettir.

Mikroplar sıcakta hızla çoğalırlar. Birkaç saat içerisinde sayılarını birkaç bin misline çıkarabilirler. Bu nedenle besinlerimizi buzdolabında koruma altına alırız. Soğukta mikropların üremesi yavaşlar. Yaz aylarında mikroplar, özellikle bakteriler hızlı bir şekilde sayılarını artırırlar. Yani, hızla çoğalırlar. Tabiat ana, yaz mevsiminde her bölgede kendine özgü dengesi içerisinde mikroplara karşı etkili olan yöresel bitkiler ve bu bitkilerin meyvelerini veya tohumlarını insanın hizmetine sunmaktadır. Bu âlem, bitip tükenmez bir araştırma kaynağıdır.

KÜR 1
EGZAMAYA KARŞI

Yarım litre kaynamakta olan klorsuz suyun içerisine bir avuç dolusu beyaz dut kurusu atınız ve altı dakika kısık ateşte kaynatmaya devam ediniz. Altıncı dakikadan sonra ocaktan indiriniz, elinizi yakmayacak derecede sıcaklığa gelince egzamalı ellerinizi kabın içerisine koyunuz ve en az 10 dakika etki ettiriniz. Bir saat ellerinizi yıkamayınız. Bir saat sonra ellerinizi suyla durulayınız. Haftada üç kez bu uygulama tekrar edilir. Her defasında taze olarak hazırlanması gerekir. Ellerinizi daldırdığınız kabın soğumamasına özen gösteriniz. Ellerinizi yakmayacak derecede (ılıktan sıcak) sıcak olmasına dikkat ediniz.

Eğer egzamanız ayaklarınızda veya el bileklerinizdeyse, hazırladığınız suyu kaşık veya kepçe yardımıyla egzamalı bölgenin üzerine on dakika boyunca dökünüz. Egzamalı bölgelerin üzerine dökerken, yakmayacak derecede ılıktan daha sıcak olmasına dikkat ediniz. Kabın ılımamasına dikkat ediniz. Gerekirse tekrar ısıtınız.

Not: ilk 10 gün tamamlandığında iyileşme gözlenmediği takdirde kür sonlandırılır

KÜR 2
KANDAKİ İLTİHABA KARŞI

Kandaki CRP (Chemical Reaktif Protein) yüksekse düşürülmesinde mükemmel bir destekleyicidir. Yarım litre kaynamakta olan suyun içerisine bir avuç dolusu beyaz dut kurusu atınız ve 6 dakika kısık ateşte kaynatmaya devam ediniz. Altıncı dakikadan sonra ocaktan indiriniz. Ilıyınca süzünüz, yarısını sabah aç karnına, diğer yarısını akşam aç karnına içiniz. Kahvaltıdan ve akşam yemeğinden 20 dakika önce içilir. Haşlanmış dutların tüketilmesi şart değildir. Toplam 25 gün uygulanır.

KÜR 3
ŞEKER HASTALARINDA GEÇ KAPANAN YARALARA KARŞI

Kaynamakta olan bir su bardağı (150-200 ml) klorsuz suyun içerisine taze beyaz dut yapraklarından 5-6 adet atılır. Kısık ateşte 2 dakika kaynatılır ve ılımaya bırakılır. Ilık suyuyla pamukla yaranın üzerine hafta 2-3 kez pansuman yapılır. Uygulama sadece dıştan olup, içilmez. Her defasında taze hazırlanmalıdır.

KÜR 4
ANNE SÜTÜNÜ ARTIRMAK İÇİN

500 ml kaynamakta olan kloruz suya 7-8 yemek kaşığı beyaz dut kurusu atılır ve kısık ateşte ağzı kapalı olarak 10 dakika kaynatılır. Ilıyınca süzülür ve gün içerisinde bölünerek tamamı içilir. Her gün taze hazırlanmak zorundadır. Olumlu sonuç alınana kadar içmeye devam edilir.

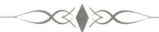

Not: Hekiminizin önerdiği ilaçlar varsa, mutlaka kullanınız. Bu bitkiye karşı alerjiniz olup olmadığını öğreniniz. Bu kitaptaki tüm bitkisel kürler ancak ve ancak yetişkinler içindir. Burada okuduğunuz bilgilerin, yardımcı ve destekleyici olduğunu göz ardı etmeyiniz. Hekiminize danışmadan buradaki bilgilerle kendi kendinize kesinlikle teşhis koymayınız ve uygulamayınız. Unutmayınız ki hastalık yoktur, hasta vardır. Her hastalığın seyri insandan insana değişir. Teşhisi koyacak olan ancak bir hekimdir.

KARANFİL

Latince adı : Syzygium aromaticum
İngilizce : Clove
Almanca : Nelke

Özellikleri
- Kronik ishale karşı
- Şiddetli ishale karşı
- Bağırsak spazmına karşı
- Zihin yorgunluğuna karşı
- Ağrı kesici
- Antioksidan
- Kronik yorgunluğa karşı
- Tinutusa (kulak çınlamasına) karşı
- Vücut direncini arttırıcı

Karanfil Osmanlı mutfağının vazgeçilmez bir baharatıdır. Karanfil, karanfil ağacının tomurcuklu çiçekleridir. Çiçekçilerin satışa sundukları ve halk arasında bilinen karanfil çiçeğiyle hiçbir alakası yoktur. Anavatanı Endenozya ve İspanya olarak bilinir. Hindistan ve Sri Lanka'da bol miktarda yetiştirilir ve mutfaklarının da vazgeçilmez baharatıdır. Avrupalılar, onu turşu ve tatlılarında çeşni vermesi amacıyla kullanırlar. Karanfil, karanfil ağacının çiçeklerinin tomurcuklarından elde edilir. Ağaçlarının boyları yirmi metreye kadar ulaşabilir ve dört mevsim yeşildir. (evergreen) Karanfil ağacının tomurcuklarından elde edilen bu baharat, odunumsu ve koyu kahve-siyah renklidir. Yaklaşık 2-3 cm boya eriştiklerinde hasat edilirler. Anadolu'da halen çürük diş ağrılarında ağrı kesici olarak kullanılmaktadır. Çürük dişin oyuğuna, ezilmiş kuru karanfilin bir parçası yerleştirilir.

Çiçekçilerin sattığı süs amaçlı karanfilin Latince adı, *Dianthus petraeus*'dur. **Lohusa şerbeti** olarak bilinen içeceğin içerisinde de bir miktar karanfil bulunur.

Süs amaçlı kullanılan karanfilin kokusu, baharat olarak satılan karanfile benzediği için adını da bu baharattan almıştır.

İltihaplı romatizmaya bağlı ağrısı olanlar veya sık sık baş ağrısı çekenler sıcak çaylarına 6-7 adet karanfil ilave edip içebilirler. Aynı zamanda ağız temizliğinde güçlü bir antiseptiktir. Diş etlerini güçlendirir ve paratondoza (dişeti çekilmesine) karşı önleyicidir.

Değerli okuyucu, ülseratif kolite karşı tedavi edici veya destekleyici kürü uygulamadan önce en az 5 en fazla 7 günlük başlangıç kürü olan karanfil kürünün uygulanması şarttır. Karanfil, bazı içkili lokantalarda müşterilere çıkarken alkolün ağızdaki kokusunu almak için ikram edilir. Peki, neden karanfil kürü? Başlangıç kürü olarak adlandırdığım karanfil kürü, ülseratif kolit hastalarının bağırsak hareketliliğini yavaşlatır, karın bölgesinde hissettikleri garip baskı duygusunu ortadan kaldırır ve sık sık dışkılamaya çıkmayı azaltıcı güce sahiptir. Ayrıca, kalın bağırsağın içerdiği suyun tekrar vücuda kazandırılmasında yardımcıdır. En fazla 7 gün uygulanabilen karanfil kürü, bağırsak florasında bulunan ve toksin salgılayan bazı bakterilerin yok edilmesinde ve baskılanmasında etkili olup, kalın bağırsağın iç yüzeyindeki ülserlere karşı da etkilidir. Karanfilin tüm bu özelliklerinin yanında aşağıda sırayla belirttiğim özellikleri de vardır.

■ Bağırsak hareketliliğini ve spazmını yavaşlatan ve bağırsakları sakinleştiren 8 adet önemli etkin madde içermektedir. Bunlardan en önemlileri, *benzaldehyde*, *beta-pinene* ve *ethyl-cinnamate* etkin maddeleridir.

■ Kuru karanfil, aynı zamanda ani oluşan ishale karşı muhteşem bir karşı etki gösterir. İshali bıçak gibi keser. Eğer ishal olduysanız, hiç çekinmeden karanfil kürünü birkaç gün uygulayabilirsiniz. İshale bağlı karın sancılarını, bağırsak hareketliliğini kısa zamanda (uyguladıktan birkaç saat sonra) nasıl ortadan kaldırdığını hayretle gözleyebilirsiniz.

■ Karaciğer kanserine neden olan ve besinler üzerinden aldığımız aflatoksin'in **bertaraf edilmesinde** mükemmel etkilidir.

■ Normalde her sağlıklı insanın yılda 1-2 defa, bir hafta süreyle karanfil kürünü uygulamasında çok büyük faydalar vardır.

■ **Prostaglandin sentezini inhibe** etme özelliğinden dolayı romatizmaya bağlı ağrıları geçirdiği için iltihaplı romatizma hastalarının da yardımcısıdır. Bu anlamda içerdiği en az 16 adet antiinflamatuvar özellikli etkin maddeleriyle karanfilin yerini hiçbir bitki dolduramaz. Aşağıdaki tabloda antiinflamasyon etki gösteren bazı etkin maddelerini görebilirsiniz.

- Karanfil, karaciğer dostudur. Karanfilin bu kadar güçlü özelliğini belirttikten sonra, hemen belirtmekte fayda görüyorum, karanfil kürünü alışkanlık haline getirmeyiniz ve miktar olarak da belirtmiş olduğum ölçünün üzerine çıkmayınız.

- Heyecana bağlı veya sinirsel bağırsak ishali şikâyetlerinde oldukça etkilidir.

- Sperm sayısını artırıcı özelliği hiç de yabana atılmayacak kadar güçlüdür.

- Thiamin etkin maddesiyle beraber **trans-anethelo** ve **zonarene** etkin maddelerini aynı zamanda bir arada içeriyor olması, karanfili çok ayrıcalıklı kılmaktadır. Onun yerini doğada hiçbir bitki dolduramaz.

- Karanfil kürü, zehirlenmelerde mucize çözüm yaratır.

- Karanfil güçlü bir **antiseptik** ve **antimikrobiyal** özelliğe sahiptir.

- Ani ishal durumunda karanfil müthiş bir yardımcıdır. Şüphesiz ki, ishal durumunda bir hekime giderek nedenini mutlaka teşhis ettirmeniz gerekir.

- Karanfilin beni en çok şaşırtan başka bir özelliği de, çok sayıda antioksidan (en az 21 tane) içermesidir. Bu özelliğini tanıdıktan sonra haftada bir kez öğünlerimin arasında yarım bardak suyla 2-3 adet karanfil alırım.

- Sıcak çayınızı içmeden önce, içerisine 5-6 adet karanfil ilave ediniz. Birkaç dakika bekledikten sonra çayınızı yavaş yavaş yudumlayarak keyfini çıkartınız. Karanfilin çaya verdiği zengin aroma damak tadınızın daha geniş spektrumlu olmasını sağlayacaktır. Yorgunluğunuzun uzaklaştığını ve bedeninizin zindeleşmeye başladığını, vücut direncinizin hızla arttığını hissedeceksiniz. Zihin yorgunluğu çekenlere ve stresli olanlara çok faydalıdır.

- Bağırsaklardaki gazın alınmasında etkilidir. Sindirim şikâyetleri olanlara yardımcıdır.

Karanfilin alternatifi yoktur. Onun sahip olduğu bazı özellikleri ve kimyası başka hiçbir bitkiyle veya baharatla mukayese edilemez. **İşinizden evinize yorgun mu geldiniz? Zihin yorgunluğunuz da mı mevcut? Başınızda veya üzerinizde bir ağırlık mı hissediyorsunuz? Veya gergin misiniz?**

Bir bardak su kaynatınız ve hemen sıcakken üzerine 9-10 adet karanfil tanelerinden ilave ediniz. 5-6 dakika bekledikten sonra karanfilleri içerisinden çıkarmadan yudum yudum içiniz. En geç 10 dakika sonra yorgunluğunuzun gittiğini, vücut direncinizin arttığını gözlemleyebilirsiniz. Çok daha önemlisi, günün yorgunluğuna bağlı zihin yorgunluğunuzun ortadan kalktığını, daha dinamik bir düşünsel güce sahip olduğunuzu hayretle hissedeceksiniz. Varsa üzerinizdeki gerginliğin de yavaş yavaş ortadan kalktığını göreceksiniz.

Bir su bardağı sıcak su yerine bu işlemi bir bardak çayla da yapabilirsiniz. Bir bardak sıcak çayın içerisine 6-7 adet karanfil atınız. Beş dakika bekledikten sonra karanfilleri çıkarmadan yudum yudum çayınızı içiniz. Yukarıda belirtmiş olduğum özellikleri aynen yaşayabileceksiniz.

Her iki durumda da sıcak suyunuzu veya çayınızı yudumlarken, ağzınıza gelen karanfilleri dişlerinizin arasında biraz ezerek daha güçlü aromasının tadını çıkartınız. Değerli okuyucu, hiçbir bitkisel kürü alışkanlık haline getirmeyiniz.

Karanfil ile melissa bitkisinin ortak olarak içerdiği etkin maddeler, **alfa-copaene** ve **alfa-cadinol** maddeleridir. Bu maddeler rahatlatıcı ve yatıştırıcı özelliğe sahiptir.

DİKKAT !

■ Trombosit (platelet) düşüklüğü sorunu yaşayan hastaların karanfil kürünü uygulamamalarını öneririm. Özellikle bazı ilaçlar, yan tesir olarak trombosit düşüklüğüne neden olabilmektedir. Bu türden ilaçları kullanan hastaların karanfilden uzak durmaları gerekir.

■ Ülseratif kolit (ÜK) ve Chron hastaları (CH), kuru karanfili sıcak veya ılık suyla kesinlikle uygulamayınız. Daha etkili olsun diye kesinlikle demlemeyiniz. Sıcak veya ılık suyla uyguladığınız takdirde de bağırsak hareketliliğiniz ve karın bölgesindeki sancılarınız artar. Kısaca, ters etki yapma riski yüksektir. İçerdiği etkin maddelerin kompleks ve karmaşık sistematiğinden dolayı kürünün mutlaka birkaç yudum soğuk veya oda sıcaklığındaki suyla uygulanması gerekir. Ancak, bazı kanser türlerinin tedavisinde sıcak suyla demlenmesi mutlaka gereklidir ve belirtilmiş olan demleme süresine uyulması da şarttır.

■ Kronik kabızlık veya sık sık kabızlık şikâyeti çekiyorsanız, karanfil kürünü uygulamayınız.

■ **Düşük tansiyon** şikâyeti olanların karanfil kürünü uygulamamalarını öneririm. Kullanacağınız karanfillerin raf ömrünün bir yıldan daha fazla olmamasına özen gösteriniz. Bir yıldan fazla beklemiş karanfili kullanmayınız.

■ Karanfil kürünü 10 günden fazla uygulamayınız. En erken tekrar bir ay sonra 7 günü geçmemek şartıyla kürü uygulayabilirsiniz. Karanfil, yeri doldurulamaz doğal bir antibiyotik kaynağıdır, hem de geniş spektrumludur. 28 adet antibakteriyel özelliğe sahip etkin maddeler içermektedir. Aşağıdaki tabloda karanfilin içerdiği bazı antibakteriyel özellikli etkin maddeleri görebilirsiniz.

>>> **KARANFİLDE BULUNAN BAZI
ANTİİNFLAMATUVAR ETKİLİ MADDELER**

Zonarene	Maslinic acid
Stigmasterol	Kaempherol
Sleanolic acid	Isoeugenol
Methyl salicylate	Humulene
Methyl-N-cetone	Gallic acid

Değerli okuyucu, elinizde tuttuğunuz bu kitabı yazmaya karar verdiğim günlerde kuru karanfil üzerine olan araştırmalarımın sonuna gelmiştim. Bir taraftan kitabımı yazıyor, diğer taraftan da yoğun bir şekilde kuru karanfil üzerine araştırmalarımı sürdürüyordum. Hiç farkında olmadan kuru karanfil üzerine öylesine yoğunlaştım ki, tamamlanması için birkaç haftaya ihtiyacı olan bu kitaba bir türlü zaman ayıramaz hale geldim. Kitabı yazmaya oturduğumda bir türlü konsantre olup devam edemiyordum. Çünkü kafam hep karanfille meşguldü. En basit cümleyi yazabilmek için dakikalar harcıyor, tekrar okuduğumda yazdığım tüm cümleleri silip baştan yazıyordum.

En sonunda karar verdim, önce karanfille ilgili araştırmalarımı tamamlayıp sonra kitabı yazmaya devam edecektim. Çünkü bu konu benim için çok önemliydi. İçerisindeki bazı etkin maddeler öylesine önemliydi ki, ülseratif kolit ve Chron hastalıklarının yardımcı ve destekleyici tedavisinin anahtarı bu etkin maddelerde, yani karanfilde saklıydı. Gerek ülseratif kolit ve gerekse Chron hastalığındaki sık sık defekasyona (dışkılamaya) çıkmaya, tipik ishal ve kanlı ishale karşı çözüm kuru karanfilde saklıydı. Çoğu ülseratif kolit ve Chron hastalarının gün içerisinde, alt karın bölgelerinde (abdominal) sürekli hissettikleri dışkılamaya çıkma duygusuna ve baskısına karşı, kuru karanfil mucize etki gösteriyordu.

Belki, şimdi bu satırları okurken şöyle bir soru aklınıza gelmiş olabilir: "Peki, kuru karanfil ile Chron ve ülseratif kolit hastalıklarını nasıl ilişkilendirdiniz?" Bu sorunun cevabı oldukça basit. Kuru karanfilin ishale karşı muhteşem bir güç olduğunu yaklaşık 15-16 sene önce keşfetmiştim. halk diliyle ifade etmem gerekir ise, ishali bıçak gibi kesiyor. Öylesine güçlü... İshale karşı adeta özel olarak yaratılmış bir bitki. **Kemoterapi veya radyoterapiye bağlı olarak gelişen ishal durumlarında da güçlü bir yardımcıdır.**

Chron ve ülseratif kolit rahatsızlıklarının ortak tarafı şiddetli ishal, zaman zaman kanamalı ishal ve gün içerisinde çok sık dışkılamaya çıkma zorunluluğudur. İşte, benim sorum burada başladı. Şiddetli ishale karşı bu kadar etkili olduğuna göre ülseratif kolit ve Chron hastalarında nasıl bir etki gösterecekti? Kuru karanfil kürünü destekleyici ve yardımcı tedavi olarak önerdiğim tüm ülseratif kolit ve Chron hastalarının neredeyse tamamı çok etkili buldular. Günde 10-15 defa büyük tuvalete çıkma mecburiyetinde olanlar, bu sayının 1-2'ye kadar indiğini, karın bölgelerindeki (abdominal) baskı duygularının büyük oranda ortadan kalktığını söylüyorlardı. Alevlenme dönemlerinde ateş yükselmesi de yaşayan bazı ülseratif kolit ve Chron hastaları, kuru karanfil kürünü uyguladıklarında, ateşlerinin yükselmediğinden hayretle bahsediyorlardı.

Değerli okuyucu, Chron ve ülseratif kolit hastaları için toplu taşıma araçlarıyla uzun mesafeli yola çıkmak adeta bir kâbustur. Uzun süreli seyahatlere çıkmaya pek cesaret edemezler. Uzun süre devam edecek eğlence programlarına da katılmak istemezler. Çünkü her an tuvalete gitme zorunluluğuyla karşı karşıya olduklarından, bulundukları ortamdaki insanların dikkatlerini üzerlerine çekmek istemezler. Hele hele umumi yerlerde büyük tuvalet ihtiyacının giderilmesindeki konforsuzluk ve rahat olamamak, ülseratif kolit ve Chron hastaları için oldukça sıkıntılı bir durumdur. Yaşam kaliteleri gerçekten olumsuz etkilenmektedir.

Tüm bu saydıklarımın dışında bir başka konu da, ruh halinin ve ve stresin sindirim sistemini doğrudan olumsuz etkilediğidir. Ülseratif kolit ve Chron hastaları, heyecana, strese, üzüntüye gelemezler. Zaten, çok hassas olan sindirim sistemleri çok kolay bir şekilde olumsuz etkilenmektedir. Üzüntü, stres ve heyecan bu hastalar için tetikleyicidir.

"Benim sigortam kuru karanfil"

Zannediyorum, 2007'nin mayıs ayının ortalarıydı, bir telefon aldım. Arayan bir ülseratif kolit hastasıydı. Bana aynen şunları söylüyordu: "Hocam, Allah sizden razı olsun, kuru karanfil kürü benim sigortam. Ne zaman alevlenme yaşasam veya ishalim başlasa hemen sizin önerdiğiniz kuru karanfil kürünü uyguluyorum ve o gün rahatlıyorum." Chron ve ülseratif kolit hastalarının büyük bir çoğunluğu için kuru karanfil kürü muhteşem etkilidir.

Ruh hali, stres, heyecan ve duygusallığın bu iki hastalık üzerinde oldukça etkili olduğunu belirtmek isterim. Çünkü ruh hali, stres, heyecan ve duygusal yaşam, çoğu insanın sindirim sistemi üzerinde doğrudan etkilidir. Mutlaka gözlemlemişsinizdir, ani bir haberle heyecanlanan bazı insanlar hemen tuvalete koşarlar.

Chron ve ülseratif kolit tedavisinde önerilen ilaçlar arasında kortizon da bulunabilmektedir. Alevlenme dönemlerinde yüksek dozla başlanıp yavaş yavaş düşürülerek devam edilir. Mutlaka hekim kontrolünde verilmesi gereken bir ilaçtır.

Çünkü uzun dönem kullanılması durumunda hasta üzerinde birçok yan tesirin yaşanmasının yanında bazı hastalıkların tetikleyicisi olabilmektedir. Sonuçta kalıcı rahatsızlıkların da oluşmasına sebebiyet verebilmektedir. Yan tesirleri arasında

- Gözlerde katarakt
- Diyabet tip-2
- Osteoporoz (kemik erimesi)
- Hormonal dengesizlikler
- Tiroid
- Hepatosteatoz (karaciğer yağlanması)
- Alerjik reaksiyonlar gibi şikâyetler yer almaktadır.

DİKKAT !

- Kür amaçlı kullanılacak karanfillerin bir yıldan daha eski olmaması gerektiğini unutmayınız. Kuru karanfili iki parmağınızın arasında ezmeye çalışınız, eğer kolayca kırılıp ufalanıyorsa, kullanmayınız. Raf ömrünü doldurmuş demektir. Piyasada karanfil yağı da satılmaktadır. İçten (ağız yoluyla) kesinlikle kullanmayınız.

>>> **KARANFİLDE BULUNAN BAZI DOĞAL ANTİBİYOTİK ÖZELLİKLİ ETKİN MADDELER**

İsoeugenol	Kaempherol
Ellagic acid	Humelen epoxid
Crataegolic acid	Gallic acid
Cinnamaldehyde	Eugenoel
Caryophilenne	Eugenitine

KÜR 1
İSHALE KARŞI

Sabah kahvaltısından bir saat sonra 7-8 adet karanfil çiğnemeden 1-2 yudum oda sıcaklığındaki suyla yutulur. Aynı günün akşam yemeğinden iki saat önce 7-8 adet karanfil, 1-2 yudum oda sıcaklığındaki suyla çiğnemeden yutulur. Ilık veya sıcak suya ilave edilerek içilmemelidir. Bu küre en fazla 7 gün devam edilir. Kullanılacak karanfilleri yutmadan önce ortadan ikiye bölüp suyla yutmak daha etkilidir. Ancak, havanda ezerek daha etkili olur düşüncesine kapılmayınız. Havanda ezildikten sonra alınması yanlıştır. Aksine etkisi azalır.

KÜR 2
CHRON VE ÜLSERATİF KOLİT DURUMUNDA

Sabah kahvaltısından 15-20 dakika önce 8-9 adet karanfil çiğnemeden 1-2 yudum oda sıcaklığındaki suyla yutulur. Aynı günün öğle öğününden iki saat sonra 8-9 adet karanfil, bir-iki yudum oda sıcaklığındaki suyla yutulur. Ilık su veya sıcak suya ilave edilerek içilmemelidir. Bu küre en fazla 7 gün devam edilir. Kullanılacak karanfilleri yutmadan önce ortadan ikiye bölüp suyla yutmak daha etkilidir. Ancak, havanda ezerek daha etkili olur düşüncesine kapılmayınız. Havanda ezildikten sonra alınması yanlıştır. Aksine, etkisi azalır. Daha sonra şikâyetlere bağlı olarak haftada birkaç kez uygulanabilir.

Ülseratif kolit ve Chron hastalarının uygulayabilecekleri daha farklı destekleyici ve yardımcı bitkisel kürler de önerilebilir.

İlk 7 gün içerisinde, dışkılama sayısında azalma veya bağırsaklardaki hareketlilikte rahatlama olmadığı takdirde karanfil kürüne devam edilmez.

KÜR 3
VÜCUT DİRENCİNİ ARTIRMAK

Taze demlenmiş bir bardak sıcak çayın içerisine 10-15 adet kuru karanfil ilave edilir. 3-4 dakika bekledikten sonra yudum yudum içilir. Şeker ilave edilmeden içilmesi en etkili şeklidir. Çayınızı yudumlarken ağzınıza gelen karanfil tanelerini dişlerinizin arasında hafif ezerek eminiz. Karanfilli çay içimini günde iki defadan fazla uygulamayınız. Alışkanlık haline getirmeyiniz. Vücut direncinizin azaldığı ve strese bağlı yorgunluk hallerinde (dönemlerinde) uygulayınız. Uyguladıktan 5-10 dakika sonra vücut direncinizin nasıl arttığını hayretle gözlemleyebilirsiniz.

Not: Hekiminizin önerdiği ilaçlar varsa, mutlaka kullanınız. Bu bitkiye karşı alerjiniz olup olmadığını öğreniniz. Bu kitaptaki tüm bitkisel kürler ancak ve ancak yetişkinler içindir. Burada okuduğunuz bilgilerin, yardımcı ve destekleyici olduğunu göz ardı etmeyiniz. Hekiminize danışmadan buradaki bilgilerle kendi kendinize kesinlikle teşhis koymayınız ve uygulamayınız. Unutmayınız ki hastalık yoktur, hasta vardır. Her hastalığın seyri insandan insana değişir. Teşhisi koyacak olan ancak bir hekimdir.

NAR SUYU

Latince adı	: Punica Granatum
İngilizce	: Pomegranate
Almanca	: Granatapfel

Özellikleri
- Diş kökü iltihabına karşı
- Diş eti iltihabına karşı
- Yüksek tansiyona karşı
- Böbrek iltihaplanmalarına karşı

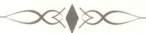

"Çarşıdan aldım bir tane, eve geldim bin tane..." İlkokul sıralarında öğrendiğim ilk bilmecidir bu. İlkokul birinci sınıfta bana sorulduğunda bilememiştim. Neden bilemediğimi, o günlerde defalarca sormuştum kendi kendime. Çocukluğum büyük bir narenciye bahçesinde geçiyordu, mutlaka bilmem gerekirdi, diye düşünüyordum. Daha doğrusu, sınıf arkadaşlarım bu bilmeceyi benim bilememiş olmamı çok yadırgamışlardı. Bahçemizde narenciyenin tüm çeşitleri, çeşit çeşit nar ağaçlarımız vardı, mayhoşu, tatlısı, beyazı, kırmızısı. Can eriğinden, avokadoya kadar Akdeniz ikliminde yetişebilen tüm meyve ağaçları bulunuyordu. Narı ve ağacını çok iyi tanımama rağmen bilememiştim. Uzun zaman kendimi sorguladım. Sonunda, bilmecenin bir soru değil, aldatmaca tekniği olduğunu düşünmeye başladım. Bir daha sorulan hiçbir bilmeceyi düşünmemeye karar verdim. Sınıf arkadaşlarım kendi aralarında toplanıp da bilmece yarışmasına girdiklerinde ben hep uzaklaştım.

Değerli okuyucu, ilkokul sıralarında çok basit gibi görünen bilmece yarışmaları bana kendimle yarışmayı öğretmiştir. Eğer bu bilmece yarışmalarına katılmazsam, hiç kimseyle yarışmayacaktım. Hiçbir rakibim de olmayacaktı. Bu görüşün temelleri ilkokul yıllarımda gelişmiştir. Kimseyle yarışmadım. Hayatım boyunca, kendimle yarıştım. Böylece, başkalarıyla rekabet etmemeyi ve yarışmamayı öğrendim. Kimseyi kendime rakip almadım ve kimseyi de rakip olarak görmedim. Çok çalışmam ve öğrenmem gerektiğine inandım.

Yüksek tansiyon hastaları

Nar suyu yüksek tansiyon şikâyetlerine karşı iyi bir destekleyicidir. Yüksek tansiyona yeni yakalanmış olanlar için aynı zamanda tedavide mükemmel bir destekleyicidir. Genel bir kural olmasa da, yüksek tansiyon şikâyeti yeni başlamış olanlar birkaç hafta içerisinde tedavi olamadıkları takdirde, hipertansiyon kalıcı olabilmektedir. Özellikle, yüksek tansiyon şikâyeti yeni başlamış olanlara, iki bardak nar suyu içmelerini tavsiye ederim. Nar suyu, yeni başlamış yüksek tansiyonun yerleşmesine karşı güçlü bir silahtır.

Düşük tansiyonlu olanlar

Tansiyon düşüklüğü şikâyeti olanların da nar suyundan uzak durmalarını öneririm. Eğer düşük tansiyondan yakınıyorsanız, taze sıkılmış veya hazır paketlerdeki nar suyunu içtikten en geç yarım saat sonra kendinizi yavaş yavaş yorgun ve bitkin hissedeceğinizi hayretle gözlemleyebilirsiniz. Tansiyonunuzu ölçtüğünüzde bir-iki birim daha düştüğünü görebilirsiniz. Düşük tansiyon rahatsızlığı olan ve nar suyu içtiklerinde tansiyon düşüklüğünün nedenini aklına bile getirmeyen çok insan tanıdım.

Diş eti ve diş kökü iltihaplanmalarında

Bazı sebze ve meyveler belirli organ ve dokular üzerinde daha etkilidir. Adeta ilgili organa veya dokuya daha fazla yönelirler. Örneğin, brokolinin erkeklerde prostata, kadınlarda memeye, domatesin gözlere ve kalbin dış yağlanmalarına, karnabaharın da idrar yolları enfeksiyonlarına karşı daha çok etkili olması gibi. Nar suyu da, diş kökü ve dişeti iltihaplarına, böbrek enfeksiyonlarına karşı daha fazla etkilidir. Fakat dişetlerinde ve diş kökleri iltihaplarında oldukça etkilidir.

Dişeti ve diş kökü iltihaplarında uygulama şekli günde 2-3 kez birer çay bardağı dolusu, ağızda bekletilerek yudum yudum içmektir. Bu konuda en etkili hazırlama şekli, portakalı veya limonu sıkar gibi sıkma makinesinde sıkmaktır. Narın tanelerini ayırıp sadece tanelerini sıkmak yeterli değildir. Tıpkı portakal veya limon sıkar gibi, bıçakla narı ortadan kesip sıkmak şeklinde olmalıdır. Çünkü antibakteriyel, antiseptik ve antiinflamatuvar etkili maddeler narın tanelerinin bağlı olduğu buruk ve kekremsi tadı olan etli kısmında bulunmaktadır. Nar tıpkı portakal veya limon gibi sıkıldığında tanelerinin suyuna, narın iç duvarlarının içeriğinde bulunan chlorine, **casuariin, betulinic asit** ve **beta-sitosterol** da karışmaktadır. Bu da arzu edilen, olması gereken bir durumdur.

Miktar olarak fazla olmamakla beraber narın tanelerinde bulunan chlorogenik asit ve sadece tanelerinde bulunan sitrik asit de hem antibakteriyel hem antiseptik bir özelliğe sahiptir, birçok organ ve doku üzerinde kanser oluşumunu önler.

Böbrek iltihaplanmalarına karşı uygulama şekli günde bir kez 1 çay bardağı dolusu içmektir.

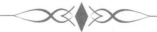

Not: Hekiminizin önerdiği ilaçlar varsa, mutlaka kullanınız. Bu bitkiye karşı alerjiniz olup olmadığını öğreniniz. Bu kitaptaki tüm bitkisel kürler ancak ve ancak yetişkinler içindir. Burada okuduğunuz bilgilerin, yardımcı ve destekleyici olduğunu göz ardı etmeyiniz. Hekiminize danışmadan buradaki bilgilerle kendi kendinize kesinlikle teşhis koymayınız ve uygulamayınız. Unutmayınız ki hastalık yoktur, hasta vardır. Her hastalığın seyri insandan insana değişir. Teşhisi koyacak olan ancak bir hekimdir.

TERE

Latince adı : Lepidum sativum
İngilizce : Watercress
Almanca : Brunnenkresse

Özellikleri
- Balgam söktürücü
- Amfizem
- Kolestrol düşürücü
- Akciğer kanserine karşı
- Kanser hastalarına yardımcı
- İyi huylu prostat büyümesine karşı
- Kanseri önleyici

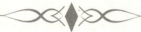

Tere veya Tere otu

Tere, turp grubundandır. Bakla yemeği yapıldığında üzerine konulan veya cacığın içerisine, dolmaya konulan dereotu ile karıştırılmamalıdır. Özellikle Akdeniz bölgesinde bolca yetiştirilen bir bitkidir. İçerdiği *benzyl isothiocyanate* maddesi bağırsaklarda oluşan ve bağırsak kanserine neden olabilen nitrozamin maddesini zararsız hale getirir. **Diallyl sulfid** içeren terenin, birçok kanser türüne karşı önleyici özelliği vardır. Bu etkin madde hem antiseptik hem de antibakteriyel özelliklidir. Tereye ayrıcalık kazandıran, yapraklarında bulunan **gadoleic asit**tir.

Hamile kadınların, hamileliklerinin ilk dört ayında tereden uzak durmalarını tavsiye ederim. Tere otunu satın alırken mutlaka dikkat edilmesi gereken nokta, taze olması ve kesinlikle sararmamış olmasıdır. Yaprakları sararmış olan tere zehirli maddeler içermektedir. Depresyon tedavisinde ıspanakla beraber kullanılan terenin taze ve yapraklarının da sararmamış olması şarttır. Kurutulmuşu bu amaçla kullanılmaz. Tere, glukosinolat zenginliği bakımından birinci sıradadır. Terenin 100 gramında ortalama 120 mg glukosinolat bulunur. Bu miktar brokolide ortalama 55 mg'dır.

Terenin geniş spektrumlu etkileri vardır. Onun bu gücünden faydalanabilmek için mutlaka tek başına tüketilmesi gerekir. Salatanın içerisinde veya beraberinde başka bir besin maddesi tüketildiği takdirde etkisi büyük oranda kaybolmaktadır. Akdeniz bölgesi mutfağında çok sık ve sevilerek tüketilen tere, daha çok balığın yanında sunulur. Yeşillik olarak sunulan tabakta, maydanoz, nane, roka ve tere gelir.

Tere, B_6 vitamini bakımından da oldukça zengindir ve bir kükürt deposudur. İçerdiği kükürtlü bileşikler sindirimi kolaylaştırır.

Akciğer kanseri hastaları

Akciğer kanserine yakalanmış hastaların nefes alma zorluğuna karşı, tere kürü mükemmel bir yardımcıdır. Kürü uygulamaya başladıktan kısa bir zaman sonra daha rahat nefes alır ve rahatlamaya başlarlar.

Sigarayı fazla tüketenlerin veya **bronşları dolmuş** olanların uygulayacakları tere kürü nikotine karşı mükemmel bir panzehirdir. Terenin, çiğ olarak tüketilmeden önce mutlaka akan soğuk su altında çok iyi yıkanması gerekir. Yıkamadan tüketilmesi halinde üzerinde bulunan parazitler bazı hastalıklara neden olabilmektedir. Tere fazlaca tüketildiği takdirde idrar yaparken yanma yapar. Bu durum karşısında endişe edilmemelidir. Kaynamakta olan yarım litre suya 15-16 tane tere (yaklaşık bir bağın yarısı) atılır ve hafif ateşte, ağzı kapalı olarak sadece 3 dakika haşlanır. Soğuması beklemeden süzülür. Soğuduktan sonra, aç karnına veya yemeklerden 2 saat sonra sadece haşlanmış suyunun tamamı içilir. 5 gün, gün atlamadan uygulanır ve her gün taze olarak hazırlanır. İkinci ve üçüncü günden sonra bol miktarda balgam söktüğünüzü ve bronşlarınızın açıldığını hayretle gözlemeniz mümkün olabilecektir.

Sigara tiryakilerine dönem dönem bu kürü uygulamalarını tavsiye ederim. Tere otunun haşlama suyunun içimi pek kolay olmayabilir. Haşlama suyunu içmekte zorlandığınız takdirde, yanında başka hiçbir şey yemeden aç karnına veya yemeklerden en az 2 saat sonra 15-16 tane taze tereyi çiğ olarak üzerine hiç bir şey ilave (tuz, limon vb.) etmeden de tüketebilir. Aynı şekilde 5 gün (gün atlamadan) uygulanır. **Bronşlarının dolduğundan** şikâyeti olanlara da tere kürünü tavsiye ederim.

Değerli okuyucu, bir insanın kendi kendine verebileceği en büyük ceza sigara içmesidir. Unutmayınız, her içilen sigara yaşam kalitenizin bozulmasına yönelik attığınız adımdır.

Demire bağlı anemi şikâyetiniz varsa, öğünlerinizde tere tüketebilirsiniz. Kendi grubunda demiri en zengin olarak içeren bitkidir. İltihaplı romatizma şikâyeti olanlara da yardımcıdır. İyi huylu prostat büyümesine bağlı şikâyetiniz varsa, ayda bir kez beş gün boyunca tere kürü uygulamak mükemmel bir yardımcıdır.

> **DİKKAT !**
>
> ■ Tere kürünün uygulaması esnasında idrar yaparken hafif yanma hissedilebilir. Bu yanma, terenin içeriğinde bulunan **gadoleik asit, diallyl sülfit ve benzyl'e bağlı aromatik yapılı** etkin maddelerden kaynaklanmaktadır.

Balgam çıkarmakta zorlanıyor musunuz?

Öğünlerinizden ayrı olarak tere kürünü uygulamaya başladıktan sonraki gün balgam sökmeye başladığınızı hayretle gözleyebilirsiniz.

Omega-3 ve Omega-9-yağ asiti deposudur

Terenin yaprakları, dikkate değer ölçüde doymamış yağlardan olan **omega-9-yağ asidi** içerir. Terenin yapraklarında ortalama olarak 1100 ppm doymamış omega-9-yağ asidi bulunurken, terenin tohumunda bu değer tam 13 katıdır. Yani, tere tohumu zengin omega-9-yağ asidi deposudur. Doymamış omega-9-yağ asidinin doymuş haline **stearik asit** denir. Omega asitlerini yüksek oranda içermesinden dolayı **kolesterolün düşürülmesinde** veya kontrol altına alınmasında mükemmel bir yardımcıdır. Terenin yaprakları, doymamış omega-3-asitini ortalama 12000 ppm içerir. İçerdiği omega-9'dan tam 11 kat daha fazladır. Terenin faydası bu bakımdan tartışmasızdır. Öğünlerinizde tereyi eksik etmeyiniz. Sabah kahvaltısında saplarıyla beraber tüketeceğiniz 7-8 adet tere, sağlıklı beslenmede güne başlarken mükemmel bir tercihtir.

Çukurova'da kebapçıların ve ciğercilerin masalarda hiç eksik etmedikleri bir bitkidir. Son yıllarda terenin yerini roka almaya başlamıştır. Sipariş ettiğiniz kebapınız daha masanıza gelmeden önce zengin bir yeşillik tabağı sunulur. Bu sunum, onlarca yıl öncesinin bir geleneğidir. Şüphesiz ki, o günün insanları ne kolesterol ne de trigliserid denilen kan yağlarını tanımıyorlardı bile. Ne var ki, doğa kurduğu çeşitlilik dengesi içerisinde insanın hizmetine her yörenin kendine özgü çeşitliliğini sunmuştur. Bu çeşitlilikler içerisinde henüz farkında olmadığımız, daha keşfedilmeyi bekleyen o kadar çok çeşitli bitkilerimiz var ki. Son yıllarda yaşanan doğaya dönüş ve doğal ürünlerin tüketilmesine yönelik tercihlerin arkasında bir moda veya bir trend yatmıyor. Bu durumun arkasında teknolojinin sunduğu doğal olmayan, katkı dolu besinlerin insana fayda yerine zarar verdiğinin anlaşılmış olması gerçeği yatıyor.

Değerli okuyucu, her bölge kendi coğrafyasının iklim, toprak, su ve çevre şartlarına bağlı olarak kendine özgü bir çeşitlilik sunar. Her yörenin insanı çevre şartlarının, iklimin, toprağın ve suyun kimyasına bağlı olarak gelişir ve metabolizması da ona göre ayarlanır.

Diyaliz hastaları dikkat

Terenin yaprakları çok zengin potasyum kaynağıdır. Terenin yaprakları ve sapları ortalama olarak 47,500 ppm potasyum içerir. Potasyum bakımından zengin besinleri diyaliz hastaları ve böbrek yetmezliği şikâyeti olanların tüketmemesi gerekir. Bu nedenle diyaliz hastalarının ve böbrek yetmezliği şikâyeti olanların tere tüketiminden uzak durmaları gerekir.

Tere kürü

Tere kürünün uygulanışı yukarıda sözünü etmiş olduğum tüm öneriler için aynıdır. 5 gün boyunca kahvaltıdan bir saat sonra ve öğle yemeğinden yine bir saat sonra her defasında 15-20 adet tere saplı olarak tüketilir. Arzu edilirse, üzerine yarım limon sıkılabilir. Limonun dışında başka hiçbir şey ilave edilmez. Şikâyetlerin durumuna göre dönem dönem uygulanabilir.

Solunum şikâyeti yaşayan **akciğer kanseri hastaları** bu kürü 5 gün uygulayıp, 3 gün ara verdikten sonra ikinci bir beş gün uygulayabilirler.

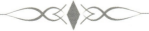

Not: Hekiminizin önerdiği ilaçlar varsa, mutlaka kullanınız. Bu bitkiye karşı alerjiniz olup olmadığını öğreniniz. Bu kitaptaki tüm bitkisel kürler ancak ve ancak yetişkinler içindir. Burada okuduğunuz bilgilerin, yardımcı ve destekleyici olduğunu göz ardı etmeyiniz. Hekiminize danışmadan buradaki bilgilerle kendi kendinize kesinlikle teşhis koymayınız ve uygulamayınız. Unutmayınız ki hastalık yoktur, hasta vardır. Her hastalığın seyri insandan insana değişir. Teşhisi koyacak olan ancak bir hekimdir.

DEREOTU

Latince adı : Anethum Draveolens
İngilizce : Garden Dill
Almanca : Dill

Özellikleri
- Hipertiroide karşı
- Hipotiroide karşı
- İştah kesici
- Osteoporoza karşı
- Guatrı önleyici
- Helicobakter pyloriye karşı
- Antibiyotik agonisti
- Menepoz şikâyetlerini giderici
- Hemoroide karşı (basur)
- Tiroid nodüllerine karşı

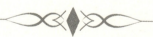

Maydanoz grubundandır. Çoğu zaman dereotu ile tereyi karıştıranlar vardır. Dereotu cacığın, dolmanın içine ve baklanın da üzerine konur. Dereotunun sapları ve yaprakları zengin E-vitamini deposudur. C-vitamini bakımından öylesine zengindir ki, miktar olarak E-vitamininin tam on katıdır. Bir hafta boyunca, öğünlerinize başlamadan önce tüketeceğiniz bir yemek kaşığı dolusu dereotu ileride gelişebilecek tiroid şikâyetlerine karşı mükemmel ve mucizevi bir önleyicidir. **Bir yıl içerisinde 3-4 kez bir hafta boyunca her öğün öncesinde 1 yemek kaşığı dolusu tüketmek en ideal ölçüdür.** İstenirse 4-5 ay boyunca ara vermeden hergün sabah, öğle ve akşam yemeklerinden önce 1 yemek kaşığı dolusu tüketilebilir.

Değerli okuyucu, ileride gelişebilecek tiroid şikâyetlerine karşı, yukarıda önermiş olduğum önleyici kür şekli en ideal olanıdır. Dereotunu, önermiş olduğum bu sınırların üzerine çıkarak abartılı bir şekilde tüketmeyiniz.

Dereotunun tiroid fonksiyonları üzerinde etkili olan ana etkin maddelerinden bir tanesi **anethole** etkin maddesidir. Anathole dereotunun saplarında, yapraklarında ve köklerinde de bulunmaktadır. Ancak dereotunun kökleri bu amaçla tüketilmemelidir. Dereotunun kullanılacak olan kısımları sadece ve sadece sapları ve yapraklarıdır. Yeri gelmişken belirtmekte fayda görüyorum, tek başına (saf halde) **anethole** etkin maddesinin alınması (örneğin, tablet olarak) etkili değildir. Kür olarak kullanılmasında dereotunu bir bütün olarak değerlendirmek gerekir. Anethole'nin etkili olabilmesi için beraberinde dereotunun yapraklarında bulunan **beta-caryophylenne** ve **dillanoside** yardımcı ve fonksiyonel etkin maddelerine de ihtiyaç vardır.

>>> DEREOTUNUN DİĞER ÖNEMLİ ETKİN MADDELERİ

İsorhamnetin .... Paraffin
Limonen .... Quercetin
Linalol .... Quercitrin
Niacin .... Sabinen

Dereotu öyle bir nimettir ki, hem hipotiroid (tiroidin yavaş veya az çalışması) hem de hipertiroid (tiroidin hızlı veya fazla çalışması) durumunda etkilidir. Her iki durumda da etkili olması ne anlama gelir veya nasıl izah edilebilir? Bu durumu basitçe açıklamadan önce, tiroid bezi hakkında kısa bir bilgi vermek istiyorum.

Tiroid rahatsızlıkları

Tiroid bezi, boynun ön tarafında bulunur ve iki lobdan oluşur. Tiroid bezi T3 ve T4 ile ifade edilen iki tane hormon üretir. T3 hormonu üç, T4 hormonu ise 4 tane iyot atomu içerir. Etkili olan, yani hücre içerisine girerek metabolizmada etkili olan T3 hormonudur. Yaklaşık yüzde 93 ünü aktif olmayan T4 hormonu, yüzde 7 sini ise aktif olan T3 hormonu oluşturur. T4 hormonu hücre içerisine girmeden önce aktif olan T3 hormonuna dönüşmek zorundadır. T4 hormonu karaciğerde T3 hormonuna dönüşür. Her iki hormon metabolizmayı düzenler ve hızını kontrol eder. Tiroid rahatsızlıkları genetik olarak bebek daha anne rahminde iken veya sonradan ileri yaşlarda gelişebilir.

Hipertiroid *(tiroidin hızlı, fazla çalışması)*

Tiroid bezi fazla (hızlı) çalışırsa, T3 ve T4 hormonları yükselir (artar) ve metabolizma hızlı çalışmaya başlar. Bu duruma hipertiroid denir. Kalp çarpıntısına, kalbin hızlı çalışmasına ve bağırsak hareketlerinin de artmasına neden olur. Bazı hastalarda ishali de tetikleyebilir. Kadınlarda, erkeklere göre beş kat daha fazla görülmektedir. Hipertiroid durumunda bazı hastalarda gözlerde dışa doğru fırlaklık gözlenebilmektedir. Bu duruma uzman diliyle "endokrin orbitopati" adı verilmektedir. Tiroid bezi fazla çalıştığından dolayı uninodosa (tek nodül) veya multinodosa (çok sayıda nodül) gelişebilir. Hipertiroidin ortaya çıkışında otoimmün faktör etken olabilir. Yani, bağışıklık sistemi (immün sistem) yanlışlıkla T3 ve T4 hormonlarının fazla üretilmesini tetikleyen antikor üretmeye başlamaktadır. Bu durumu ilk ortaya koyan Morbus Basedow olduğu için, kısaca Morbus Basedow hastalığı da denilmektedir. Hipertiroid rahatsızlığını tetikleyen önemli bir sebep, iyot eksikliğidir. Çünkü T3 hormonu üç, T4 hormonu dört adet iyot içerir. Tiroid bezinin sağlıklı çalışması iyot atomuna doğrudan bağlıdır. Tiroid bezi, iyot açığına düştüğü takdirde, kendisini büyüterek (irileştirerek) tepkisini göstermektedir. Hipertiroid durumunda ortaya çıkan şikâyetler şunlardır:

- Sinirlilik
- Uykusuzluk
- İç huzursuzluğu
- Ellerde titreme
- Sıcak ve nemli deri
- İştah olmasına rağmen kilo kaybı
- Kas zayıflığı ve güçsüzlük
- Saç dökülmesi
- Sıcağa karşı aşırı duyarlılık ve kolayca terleme
- Guatr oluşumu
- Gün içerisinde ruh halinde değişiklik
- Kadınlarda âdet düzensizliği
- Sık defekasyona çıkma ve kolay ishal halleri
- Kalp çarpıntısı (tachycardia=taşikardi)

Mühim Not: Değerli okuyucu, yukarıda belirtilen şikâyetler sadece hipertiroide özgü olmayıp farklı rahatsızlıkların da belirtisi olabilir. Bu nedenle bu konuda size en doğru bilgiyi verecek olan hekiminizdir.

Hipotiroid *(tiroidin yavaş veya az çalışması)*

Tiroid bezi az çalışır ise, T3 ve T4 hormonları az üretilir ve metabolizma yavaş çalışmaya başlar. Bu duruma hipotiroid denir. Kalp hızı azalır (bradycardia), bağırsak hareketleri yavaşlar ve kabızlık şikâyetleri ortaya çıkar. Hipotiroid hastaları çok kolay kilo alır. Kadınların yüzde 2'si, erkeklerin ise yüzde 0,1'inde hipotiroid görülmektedir. Yeni doğan her 3500 bebekten bir tanesi hipotiroid hastası olarak dünyaya gelmektedir. İleri yaşlarda gelişen hipotiroid, tiroidin kronik iltihaplanması sonucunda gelişmektedir. Buna "Haşimoto-Tiroidit" de denilmektedir. Tiroid bezinin iltihaplanması sonucunda antikor oluşmakta bu antikorlar vücudun kendi tiroid bezine karşı savaş açmakta ve tiroid bezini çalışamaz duruma getirmektedir. Çalışamaz duruma gelen tiroid, vücudun ihtiyacı olan T3 ve T4 hormonlarını üretemez hale gelmektedir. Halen, vücudun neden antikor oluşturduğu bilinmemektedir. Değerli okuyucu, vücudun kendi doku ve organlarına karşı savaşan "antikor" oluşturması neticesinde ortaya çıkan hastalıklara "otoimmün hastalıklar" adı verilmektedir. Son yıllarda otoimmün hastalıklarda hızlı bir artış görülmektedir.

Hipertiroid tedavisi gören hastaların bazılarında tedavi sonucunda tam tersi olan hipotiroid gelişebilmektedir. Bu durum daha çok, radyoaktif iyot veya ilaç tedavisi alan hastalarda görülebilmektedir. Guatr ameliyatı sonucunda da hipotiroid (tiroidin yavaş çalışması) gelişebilmektedir. Çok ender de olsa, tiroid bezini komuta eden ve beyinde bulunan hipofiz bezinin ürettiği TSH hormonuna (Tiroid-Stimulate-Hormon) bağlı olarak da hipotiroid gelişebilmektedir. Hipotiroid durumunda ortaya çıkan şikâyetler;

- İştahsızlık
- Kilo alma
- Yorgunluk
- Konsantre azlığı
- Soğuğa karşı hassasiyette artış
- Kabızlık
- Kuru ve serin bir deri
- Seste derinlik ve kısıklık
- Saç tellerinde incelme
- Kalp büyümesi
- Kalbin yavaş çalışması (bradycardia)
- Erken yaşta başlayabilen damar sertliği (arteriosklerozis)
- Kolesterol değerlerinde yavaş yükselme
- Kadınlarda âdet düzensizliği

Hipotiroid, yaşlı insanlarda güçsüzlüğe neden olmaktadır. Çoğu zaman hipotiroidin neden olduğu bu güçsüzlük, yaşlılığın verdiği doğal güçsüzlük zannedilebilmektedir. Bu nedenle yaşlı insanlarında hipotiroid olup olmadığının kontrol edilmesi gerekir. Yukarıda belirtmiş olduğum tüm konularda size en doğru bilgiyi verecek olan hekiminizdir.

Tiroid bezinin denetimi

Tiroid bezinin dengeli bir şekilde çalışması beyinde bulunan hipofiz bezinin denetimindedir. Hipofiz bezi bu denetimi, kendisinin salgıladığı TSH hormonu üzerinden yapar. T3 ve T4 hormonlarının kandaki seviyesi azalmaya başlayınca, hipofiz bezi TSH hormonu salgılamasını yükselterek tiroid bezini uyarır, T3 ve T4'ün artırılması komutunu verir. Aksine bir durumda, yani, T3 ve T4 hormonlarının kanda artması durumunda ise, TSH hormonunun salgılanması azaltılır. Hastanın kanındaki T3, T4 ve TSH hormonlarına bakılarak tiroid bezinin nasıl çalıştığı konusunda yorum yapılır.

Tiroid bezi rahatsızlıkları

Tiroidit
Tiroid bezinin iltihaplanması (Haschimato)

Hipotiroid
Tiroid bezinin yavaş çalışmasıdır. T3 ve T4'ün az üretilmesi demektir.

Hipertiroid
Tiroid bezinin fazla çalışmasıdır. T3 ve T4'ün fazla üretilmesidir.

Guatr
Tiroid bezinin büyümesine guatr denir.

Nodül
Tiroid bezinin normal dışı hücre üretmesi demektir.

Bu kısa bilgiden sonra, yukarıdaki sorumuza geri dönecek olursak, "Nasıl oluyor da, dereotu hem hipotiroid, hem de hipertiroid durumunda etkili olabiliyor?" Dereotu üzerine olan araştırmalarıma bundan 30-35 yıl önce başlamış olsaydım, dereotunun bu güçlü özelliğini o yıllarda keşfedemezdim. Çünkü bugünkü bilgi birikimi ve deneyimlerime o yıllarda sahip değildim. O yıllarda üzerinde uzun uzun düşündüğüm benzer konular ve sorular zinciri bugün için fazla zamanımı almıyor. Hızlıca ve zaman kaybetmeden ilerleyebiliyorum. Her ne kadar bitkilerin kimyasının temeli birbirinin aynısıysa da, detayda her bitki birbirinden tamamen farklı bir sistematiğe ve düzenliliğe bağlı olarak kendine özgü bir veya birkaç tane ana etken madde içermektedir. Bu etkin maddelerin dışında matriste bulunan yardımcı etkin maddeler veya alt etkin maddeler hemen hemen tüm bitkilerde aynıdır. Örneğin, quercetin, coumarin, vitamin grupları, mineraller, alkoloidler, eterik yağlar, flavonoidler, fermentler ve daha onlarcası bitkilerin ortak olarak içerdikleri kimyasal maddelerdir. Ancak, tüm bu sistem içerisinde her bitki ayrı bir dünya ve ayrı bir âlemdir. Tek bir bitkinin yaprağının kimyasını ve düzenlilik dengesini detaya inerek araştırmak istesek, buna ne bir insan ömrü ne de yüz bin insan ömrü yetmez.

Bu anlamda dereotunda bulunan iki ana etkin madde, tiroid hormonlarını, T3 ve T4'ü dengelemede yeterli olabilmektedir. Başka bir ifade tarzıyla, tiroid hızlı çalışıyorsa yavaşlatıyor, yavaş çalışıyorsa hızlandırıyor. Neticede hem hipotiroid hastaları hem de hipertiroid hastaları için yardımcı oluyor. Dereotu kürünü önerdiğim birçok tiroid hastası kürü uygulamaya başladıktan kısa bir zaman sonra boğazlarındaki rahatlamayı, yutkunurken hissettikleri daralmanın yok olduğunu hayretle anlatıyorlar.

Tiroid nodüllerini küçültüyor

Değerli okuyucu, dereotu kürünü önerdiğim nodüllü tiroid hastaları, kürü uygulamaya başladıktan birkaç ay sonra hekimlerine gittiklerinde, çekilen USG'de (ultrasonografi) nodüllerinin küçülmeye başladığını bildirmişlerdir. Aşağıda dereotu kürünün nasıl uygulanması gerektiği açıklanmıştır.

Tiroid hormonlarının dengelenmesinde fonksiyonel olan bazı etkin maddeler

Dereotu aynı zamanda hem hipotiroid hem de hipertiroid hastalarının imdadına yetişen mükemmel bir yardımcı tedavi kürüdür. Tiroid hızlı çalışıyorsa yavaşlatmakta, yavaş çalışıyorsa da hızlandırmaktadır. Yani, fazla çalışan tiroid bezini yavaşlatıyor, az çalışan tiroid bezini de hızlandırıyor. Bu iki özelliğe aynı anda sahip olması onun tiroid hormonlarını dengeleme özelliğinin olduğunu göstermektedir. Tiroid bezinin salgıladığı hormonların dengeli çalışmasını sağlayan etkin maddelerden bazıları şunlardır,

- Gama-pinene
- Cineole
- Anethole
- Anisic-aldehyde
- Carvacrol
- Dillanoside
- Elemicin
- İsorhamnetin

Belirtmiş olduğum bu dengeleyici etkin maddeler her ne kadar doğrudan primer etkili ise de, dereotunun içeriğinde bulunan yardımcı, fonksiyonel ve **sterik yapı özelliğine sahip** sekonder etkin maddeler olmadan yukarıda belirtmiş olduğum ana etkin maddeler tek başlarına etkili değildirler.

Değerli okuyucu, yukarıda belirtmiş olduğum ana etkin maddeler (primer maddeler) saf halde kullanıldığı takdirde yeterli olmayacaktır. Çünkü saf halde verilen etkin bir madde mutlaka yan tesir göstermektedir. Ana etkin maddenin etkili olabilmesi için, görevli olan yardımcı etkin maddelerin olmaması, ana etkin maddelerin etkisini de azaltmaktadır. Yan tesir göstermesinin dışında, metabolizma üzerinde farklı biyokimyasal reaksiyonların oluşmasına sebep olduklarından, olumsuz sonuçlar alınmakta ve hatta uzun müddet kullanıldıklarında da kalıcı rahatsızlıkların ortaya çıkmasına neden olabilmektedirler. *Bitkisel Sağlık Rehberi* adlı kitabımda bu konuya "Mite ve Forte Fitoterapi" başlığı altında kısaca değinmeye çalıştım.

Buradan çıkan sonuç şudur: Bir bitkisel kürü, o bitkinin içeriğinde bulunan bir veya birkaç etkin maddeyi esas alarak değerlendirmek yanlıştır ve yetersizdir. Bitkinin içeriğinde bulunan tüm maddelere fonksiyonel olarak bakıp, o bitkiyi bir bütün olarak değerlendirmek gerekir. Örneğin, quercetin ana etkin maddesi hemen hemen tüm bitki dünyasının yüzde 69'unda bulunan doğal antibiyotik özellikli bir maddedir. Quercetin içeriyor diye bitki dünyasının yüzde 69'unda bulunan binlerce bitkiyi gelişigüzel kullanamayız. Quercetin içeren bitkilerin yüzlercesi zehirlidir, alerjendir veya değişik rahatsızlıklara sebep olabilirler. Bu nedenle bir hastalığa karşı doğru bitkiyi bulup ortaya çıkarmak uzun yılların araştırma sonuçlarıdır. Doğru bitki bulunduktan sonra, o bitkinin hangi kısımlarının nasıl hazırlanacağı ve kullanılacağı da uzun araştırmalar gerektirmektedir. Bitkilerin hazırlanmasında ve kullanılmasında miktar çok önemlidir. Az miktarda kullanılması hastalığı tedaviye yetmeyecek, çok miktarda kullanılması da hastaya zarar verecektir.

Unutmayınız, her şey zehirdir, hiçbir şey zehir değildir. Her şeyin fazlası zararlıdır. Örneğin, oksijenin miktarı yaşam için önemlidir, azı da, çoğu da öldürücüdür. Bu anlamda ölçü (miktar) esastır.

Yaratılmış her şey kendi içerisinde bir denge üzerine kuruludur. İşte, bu nedenledir ki, bir bitkinin içeriğinde bulunan binlerce farklı maddenin bir arada bulunması sadece ve sadece o bitkiye ve hatta bitkinin o türüne özgüdür.

Allah'ın yarattığı her bitki, bir amaç için yaratılmıştır. Nafile ve sebepsiz yaratılmış hiçbir şey yoktur. O, buyurmuyor mu, **"Yeryüzünde yarattığım her şey, sizin hizmetinize sunulmuştur"** diye? Allah'ın, kullarına karşı böylesine muazzam ve muhteşem cömertliğinin karşısında, bizlere araştırmak ve incelemek görevi düşmektedir.

Goitrogenler

Değerli okuyucu, guatr ve tiroid hastalarının sıkça sordukları sorulardan bir tanesi şudur: "Hangi besinler guatrı ve tiroidi olumsuz etkilemektedir?"

Bu sorunun cevabını vermeden önce, bilinmesi gereken bazı kavramları açıklamakta fayda görüyorum. Goitrogen ne demektir? Goitrogen, *"goiter"* kelimesinden türetilmiştir ve tiroid bezinin (tiroid glandının) büyümesi anlamına gelir. Doğal besinlerin içeriğinde bulunan bazı etkin maddeler tiroid bezi ile etkileşmektedir. Bu etkileşim neticesinde tiroid bezi, üretmesi gereken hormonları üretmekte zorlanmaktadır. Bu zorlanmayı kompanse etmeye çalışan tiroid bezi, tepkisini büyüyerek (irileşerek) vermektedir. Tiroid bezinin büyümesine guatr, tiroid bezinin çalışmasını olumsuz etkileyen (interferans) besinlere de goitrogen adı verilmektedir.

Değerli okuyucu, yeri gelmişken önemle vurgulamak istediğim bir nokta da şudur: Zayıflama ilaçlarının birçoğu tiroid bezini olumsuz etkilemektedir. Uzun vadeli kullanılan zayıflama ilaçlarının kullanılması sonucunda kalıcı tiroid şikâyetleri gelişmiş çok sayıda hasta tanımaktayım. Ne acıdırki, bir dönem Çin'den ihtal edilmiş olan zayıflama ilacını kullanmış insanlarımızın hemen hemen hepsinde ya kalıcı hipertiroid ya da kalıcı hipotiroid gelişmiştir. Tanıdığım tüm bu insanlar yaşam kalitelerinin nasıl bozulduğunu büyük bir pişmanlık duygusuyla anlatıyorlardı. Hekiminize danışmadan kesinlikle zayıflama ilaçları kullanmayınız. Zayıflama konusunda içeriğini bilmediğiniz bitkisel çayları da kullanmamanızı öneririm. Çünkü zayıflama amaçlı önerilen bitkisel çay karışımlarının içeriğindeki bazı bitkiler, tiroid bezinin çalışmasını doğrudan olumsuz etkilemektedir. Sonuçta, tiroid bezine bağlı kalıcı şikâyetler ortaya çıkabilmektedir.

Unutmayınız ki, tiroid bezi metabolizmayı hızlandıran ve yavaşlatan hormonları üretmektedir. Tiroid bezinin ürettiği hormonlar insan vücudunda üretilen hemen hemen tüm hormonlarla etkileşim halindedir. Tiroid hormonlarının dengesizliğinin tüm vücudu etkilediği unutulmamalıdır. Organların çalışmasından ruh haline kadar tiroid hormonları etkin rol oynamaktadırlar.

Tekrar goitrogen besinlere dönecek olursak, bunlar hangileridir? Gerçekten tiroid şikâyetlerini tetikleyebilir mi? Bazı sebzelerin tiroid şikâyeti olan hastalara önerilmediği veya bu sebzelere karşı ölçülü olunması gerektiği bildirilir. Bu konuda yapılmış bazı çalışmalar vardır.

Örneğin: *Toda T, Uesugi T, Hirai K, Nukaya H, Tsuji K, Ishida H. New 6-O-acyl isoflavone glycosides from soybeans fermented with Bacillus subtilis (natto). I. 6-O-succinylated isoflavone glycosides and their preventive effects on* bone loss in ovariectomized rats fed a calcium-deficient diet.Biol Pharm Bull 1999 Nov;22(11):1193-201 Liggins, J.; Bluck, L. J.; Runswick, S.; Atkinson, C.; Coward, W. A., and Bingham, S. A. Daidzein and genistein contents of vegetables. Br J Nutr. 2000 Nov; 84(5):717-25.

Bu sebzelerin hangileri olduğuna bakalım,
- Brokoli
- Lahana
- Kırmızı ve karalahana
- Brüksel lahanası
- Karnabahar
- Soya
- Ispanak
- Yerfıstığı
- Böğürtlen
- Turp
- Darı
- Şeftali

Soya grubu

Soya grubu denilince, soya fasulyesi ve soya fasulyesinden elde edilen soya ekstreleri, soya içerikli besinler, tofu ve tempe dikkate alınmalıdır.

Soya grubunun, tiroid bezinin çalışmasını yavaşlattığı konusunda çalışmalar vardır. Soyanın içerdiği genistein etkin maddesinin tiroid hormon üretimini yavaşlattığı belirtilmektedir. Tiroid peroksidaz enzimini bloke ettiği (inhibe ettiği) bazı bilim adamları tarafından savunulmaktadır. Tiroid peroksidaz enziminin görevi, iyotun tiroid hormonuna bağlanmasını sağlamaktır. Tiroid hormonuna iyot bağlanmadığı takdirde hormonal etkisini gösteremez. Soya grubu üzerine olan araştırmalarım henüz tamamlanmadığı için bu konuda sadece bazı bilim adamlarının görüşlerini belirttim. Şüphesiz ki, çalışmalarım tamamlandığında sonuçlarını açıklayacağım.

Turp grubu

Bu grupta olan sebzelerin başlıcaları brokoli, beyaz, kırmızı ve beyaz lahana, hardal, turp, karnabahar ile brüksel lahanasıdır. Bu gruptaki sebzelerin de tiroid şikâyeti olanlara önerilmediği, bazı kitaplarda ve yine bazı bilim adamları tarafından savunulmaktadır. Bu görüşün savunulmasının arkasında yatan neden, belirtmiş olduğum tüm bu sebzelerin, isothiocyanate etkin maddesini içermeleridir. İsothiocyanate etkin maddesinin tiroid hormon üretimini baskılama (inhibe etme, frenleme, yavaşlatma) özelliğinin olmasıdır.

Tiroid bezi yavaş çalışanların, bu sebzelerin tüketiminde ölçülü olmaları gerekir. Özellikle çiğ tüketilmeleri bu hastalar için kesin olarak yanlıştır. Neden? Çünkü bu sebzeler C-vitamini bakımından çok zengin sebzeler olup, myrosinaz adı verilen bir enzim içerirler. Myrosinaz enzimi, C-vitamini tarafından kuvvetli bir şeklide aktive edilir. Myrosinaz, bu sebzelerin içeriğinde bulunan glukoz ile reaksiyona girerek, trioid bezinin yavaş çalışmasına neden olan isothiocynate etkin maddesinin açığa çıkmasını sağlar.

Myrosinaz enziminin, bu sebzelerde bulunan glukoz ile reaksiyona girip isothiosynate oluşması için, mutlaka bu sebzelerin doğranması, dilimlenmesi veya çiğnenmesi gerekir. Çiğnenmedikleri, doğranmadıkları veya parçalanmadıkları takdirde isothiocyanate etkin maddesinin açığa çıkması (oluşması) mümkün değildir. İşte, çiğ olarak tüketildikleri veya doğrandıkları takdirde bu sebzelerin hücrelerinin içeriğinde ayrı ayrı bölmelerde bulunan myrosinaz enzimi ve glukoz birbirlerine karışarak isothiocyanate etkin maddesinin açığa çıkma reaksiyonunu başlatmış olur.

Eğer bu sebzeler doğranmadan, parçalanmadan veya çiğ olarak tüketmemek şartıyla haşlanırsa, myrosinaz enzimi hemen inaktive olur ve reaksiyon başlatamaz, dolayısıyla tiroid bezinin yavaş çalışmasına neden olan **isothiocyanate** etkin maddesi de oluşamaz. Öyle sanırım kitaplarımda ve TV programlarında beyaz lahana veya brokoli kürünü hazırlarken, parçalamadan kaynamakta olan suya atılması önerimin arkasında yatan nedeni bu şekilde açıklamış oluyorum.

Turp grubundaki sebzelerin tüketilmesi, hiçbir tiroid şikâyeti olmayan insanlarda tiroid şikâyetlerinin ortaya çıkmasını tetikler mi veya neden olur mu? Bu sorunun cevabı, hayırdır. Tiroid bezi yavaş çalışanların turp tüketiminde ölçülü olmaları gerektiğini vurgulamak isterim. Çünkü turp çiğ olarak tüketilmektedir.

Dereotu

Tiroid şikâyetleri başlamak üzere olan hastaların imdadına yetişir. Eğer hekiminiz tiroid hormon düzeylerinizin takip edilmesini önerdiyse ve düzelmediği takdirde ilaca başlayacağını söylediyse, hekiminize danışarak dereotu kürüne başlayabilirsiniz.

> **DİKKAT !**
>
> ■ Dereotu kürünü uygularken, hekiminizin önerdiği tiroid ilaçlarını mutlaka kullanınız. Kendi kendinize ilaçlarınızı kesmeyiniz. Üç aylık hekim kontrollerini ve tahlillerinizi mutlaka yaptırınız. Tahlil sonuçlarına göre hekiminiz kullandığınız tiroid ilacını azaltabilir veya kestirebilir. 6-7 aylık dereotu kürünü uygulayıp nodüllerinden ve tiroid ilaçlarından kurtulmuş hastaların sayısı giderek artmaktadır.

Hamile annelerin dikkatine

Doğum sonrası bazı anneler, hipotiroid veya hipertiroid rahatsızlığına yakalanabilmektedirler. Onlara önerim doğumdan sonra zaman zaman dereotu kürünü uygulamalarıdır.

Değerli okuyucu, hamilelik dönemlerine bağlı olarak doğum sonrası gelişen tiroid şikâyetlerinin arkasında yatan nedenin tiroid glandının (bezinin) ürettiği kalsitonin hormonu olduğu düşüncesindeyim. Çünkü hamilelik döneminde bebek için gerekli olan kalsiyum alımı çok fazladır. Kalsitonin hormonu, kandaki kalsiyumun kemiklere alınmasında fonksiyoneldir. (görevlidir) Henüz, bu konudaki çalışmalarım tamamlanmadığı için kesin bir sonuç aktarmıyorum.

Emziren anneler

Anne sütünün yerini hiçbir şey dolduramaz. Bebeklerin anne sütünü uzun süreli almaları çok önemlidir. Doğum sonrası dünyaya gözlerini açan bebekler çok hızlı gelişirler. Bebeklerin ilk aylarında metabolizmaları çok farklı çalışır. Henüz birçok enzimi gelişmemiştir. Günbegün hızlı bir gelişim içerisindedirler ve çevre şartlarına uyum sağlamakla mücadele ederler. İşte, bu gelişim ve uyum sürecinde onların en büyük desteği anne sütünden olmalıdır. Günümüzün bebeklerinin birçoğu birkaç ay emdikten sonra anne sütünden mahrum kalmaktadırlar. Günümüz insanının yaşadığı stres ve ekonomik şartlar veya çoğu kez annenin çalışıyor olması, anne sütünün erkenden tükenmesine neden olabilmektedir.

Emziren annelerin sütlerinin erkenden azalmasına veya "sütüm yetmiyor" diye düşünen annelerin imdadına dereotu yetişir. Dereotu kürünün nasıl uygulanacağı ayrı bir bölümde açıklanmıştır. (bakınız: Anne sütünü artırıcı kürler)

Emziren anneler ve hipotiroid

Emzirme döneminde bazı annelerde hipotiroid gelişebilmektedir. Bu durumdaki emziren anneler, hipotiroide karşı önerilen ilaçları kullanamamaktadırlar. Hipotiroid ilacını almak zorunda olduklarından bebeklerini sütten kesmek zorunda kalmaktadırlar. Bu durumda olan annelere dereotu kürünü önermekteyim. Dereotu kürü, hem sütlerini artırmakta hem de hipotiroide bağlı şikâyetleri ortadan kalkmaktadır. "Dereotu nasıl olsa hipotiroid problemimi çözüyormuş" deyip, kesinlikle hekim kontrollerini ve önerilerini ihmal etmeyiniz. Hekiminize danışarak dereotu kürünü uygulayabilirsiniz. Unutmayınız ki, hastalık yoktur, hasta vardır. Her insanda dereotu kürü yüzde 100 etkili olacaktır diye bir kural kesinlikle yoktur. Çünkü her insanın metabolizması detaylarda farklı çalışır. Hekim kontrollerini ihmal etmeden dereotu kürü uygulanabilir.

Dikkat: Dereotu ve antibiyotikler

Hekiminiz herhangi bir nedenle, aşağıda isimleri belirtilmiş olan bakterilere karşı antibiyotik vermişse dereotu kürünü özellikle uygulamanızda fayda vardır. Dereotu kürü antibiyotik kullanımlarında agonist etkilidir. Agonist etki ne demektir? Agonist, karşılıklı veya aynı anda kullanımda birbirini destekleyen demektir. Agonistin tersiyse antagonisttir. Antagonist, aynı anda kullanıldıklarında birbirinin etkisini azaltan veya yok eden demektir. Örneğin, etkin maddesi nitrofurantoin olan antibiyotik kullanımı önerilmişse, dereotu kürünü özellikle bu antibiyotikle beraber uygulayınız. Çünkü dereotunun içerdiği **carvone**, bu antibiyotiğin etkisini artırmaktadır. Dereotu en az 11 adet antibakteriyel özelliği olan doğal etkin maddeler içermektedir. Dereotunun etkili olduğu bakterilerden bazıları şunlardır.

- Citrobacter freundii
- Enterobacter aerogenes
- Enterobacter cloacae
- Escherichia coli
- Klebsiella pneumoniae
- Proteus mirabilis

- Proteus vulgaris
- Serratia marcescens
- Helicobacter pylori

Dereotunun içeriğinde bulunan bazı antibakteriyel özellikli etkin maddeler şunlardır:

- 2-nonanol
- Dimethylcoumaran
- Alfa-terpineol
- Anathelo
- Carvacrol
- Dipentene
- Isorhamnetin
- Safranol

Goitrogenik etkili maddeler

Bazı etkin maddeler doğrudan tiroid bezinin olumsuz çalışmasına neden olmakta ve uzun müddet kullanıldığı takirde de kalıcı tiroid şikâyetlerinin ortaya çıkmasına neden olmaktadır. Bu maddeler, **sulfadimethoxine, propylthiouracil, potasyum-perklorat ve iopanoik asit**tir.

Kortizon kullanmak zorunda olanlar

Değerli okuyucu, günümüzde hekim kontrolü altında kortizon kullanmak zorunda kalan birçok hasta vardır. Romatoid artrit, ülseratif kolit, chron, MS, otoimmün hepatit ve daha birçok hastalıkta kortizon tedavisi önerilmektedir. Kortizonun belli başlı yan tesirleri, gözlerde katarak, kemik erimesi (osteoporoz) veya tiroid fonksiyonlarının olumsuz etkilenmesidir. Kortizon kullanmak zorunda olan hastalara, tiroid fonksiyonlarının olumsuz etkilenmesine karşı zaman zaman dereotu kürünü uygulamalarını öneririm.

Menopozda olan bayanlar

Değerli okuyucu, dereotu menopoz şikâyeti olan bayanlar için mükemmel bir yardımcıdır. Menopoza bağlı ateş basması ve terleme şikâyetlerinde adeta imdada yetişir. Dereotu kürüne başladıktan birkaç gün sonra ateş basmaları ve terlemeler giderek azalmaya başlar.

Zayıflamak isteyenler

Zayıflamak isteyenlere veya zayıflama diyeti uygulayanlara her öğünden 15 dakika önce bir yemek kaşığı dolusu taze dereotu tüketmelerini tavsiye ederim. Dereotu, sofraya oturduğunuzda daha az yemek yemenize büyük ölçüde yardımcı olacaktır. Çünkü iştahınızın kapanmasına ve doygunluk duygusunun erken başlamasına neden olacaktır.

Helikobakter Pylori

Mide rahatsızlıklarına neden olan **helikobakter pylori** bakterisi ileri evrelerde mide kanserine de sebep olabilmektedir. Dereotunun içerdiği **safranen** etkin maddesi **helikobakter pyloriye** karşı savaşan önemli antibakteriyellerden bir tanesidir. Bu bakteriye karşı mükemmel bir destekleyici, zaman zaman uygulanacak dereotu kürüdür.

Romatizma hastaları

Dereotu, hem romatizma hastalarına yardımcı hem de gelişecek veya gelişmekte olan iltihaplı romatizmaya karşı da önleyici ve yardımcı tedavi sunabilmektedir.

Hemoroid *(basur)*

Hemoroid şikâyetleriniz sık sık tekrar ediyorsa sofranızda öğünleriniz öncesinde dereotu tüketimine önem veriniz. Yılda birkaç kez birer haftalık uygulayacağınız dereotu kürü hemoroid şikâyetlerinizin tekrarına karşı iyi bir önleyici güç oluşturacaktır.

Tiroid nodüllerine karşı

Değerli okuyucu, dereotu kürü tiroid hormonlarını dengeleyip sağlıklı çalışmasına yardımcı olurken, aynı zamanda nodüllerin küçülmesinde veya tamamen yok olmasında da etkilidir. Birkaç milimetre büyüklüğündeki nodülleri tamamen yok edebilirken, daha büyük nodüllerin sadece küçülmelerinde etkili olabilmektedir. Dereotu kürüne ek olarak, tiroid nodüllerine karşı daha güçlü bitkisel kürler de vardır.

Dereotu kürü

Bir yıl içerisinde 3-4 kez bir hafta boyunca her öğün içerisinde bir yemek kaşığı dolusu tüketmek en ideal ölçüdür. İstenirse 4-5 ay boyunca ara vermeden her gün sabah, öğle ve akşam yemeklerinden önce bir yemek kaşığı dolusu tüketilebilir.

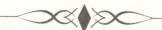

Not: Hekiminizin önerdiği ilaçlar varsa, mutlaka kullanınız. Bu bitkiye karşı alerjiniz olup olmadığını öğreniniz. Bu kitaptaki tüm bitkisel kürler ancak ve ancak yetişkinler içindir. Burada okuduğunuz bilgilerin, yardımcı ve destekleyici olduğunu göz ardı etmeyiniz. Hekiminize danışmadan buradaki bilgilerle kendi kendinize kesinlikle teşhis koymayınız ve uygulamayınız. Unutmayınız ki hastalık yoktur, hasta vardır. Her hastalığın seyri insandan insana değişir. Teşhisi koyacak olan ancak bir hekimdir.

ÇEKİRDEKLİ SİYAH KURU ÜZÜM

Özellikleri
- Sedefe bağlı kaşıntılara karşı
- Strese bağlı kaşıntılara karşı
- Alerjiye bağlı şiddetli kaşıntılara karşı
- Alerjiye karşı direnç kazandırıcı
- Ani gelişen kaşıntılara karşı

Değerli okuyucu, üzüm çekirdeği üzerine olan çalışmalarım uzun yıllar öncesine dayanmaktadır. Yaklaşık yirmi yıldan beri araştırıyorum. Zaman zaman üzüm çekirdeği üzerine yazılar okuyorum veya sohbetlerde üzüm çekirdeğinin faydalarından ve özelliklerinden bahsediyorum. Son yıllarda üzüm çekirdeği ekstreleri veya çekirdekleri mağazalarda satılmaya başlandı. Birçok rahatsızlık için öneriliyor. Ancak, kitaplarıma kendi tarafımdan araştırmadığım hiçbir bilgiyi kesinlikle almıyorum.

Herhangi bir bitki veya doğal ürün hakkında duyduğum veya okuduğum hangi özellik olursa olsun mutlaka kendim araştırıp ortaya koyarım. Çoğu zaman, bir bitki hakkında yazılmış önemli bir bilgiyi kendim aynı bitkide araştırdığım zaman bulamıyorum. Benim, söz konusu bitkinin özelliğini araştırmalarım esnasında bulamamış veya görememiş olmam şüphesiz ki, o bitkide bahsedilen özelliğin olmadığı anlamına gelmez. Ancak şu noktayı da belirtmek isterim ki, çoğu zaman araştırmalarım neticesinde benim bulduğum bir sonuç, çok daha önceden başkaları tarafından bulunmuş olabiliyor. Bu takdirde de kitaplarıma bu türden bilgileri zaten biliniyor, diyerek almıyorum.

Çok ender olarak daha önceden başkaları tarafından da bulunmuş bir bilgiyi kitabıma alıyorum. Alış nedenimse, ilgili bitkinin hazırlanış şeklinin eksik veya yetersiz olduğu durumlarda gerçekleşmektedir. Örneğin, söz konusu bitkinin demleme süresi yanlış önerilmiş oluyor, türü belirtilmemiş oluyor veya bitkinin kullanılmaması gereken kısımları belirtilmemiş olabiliyor. Kısaca, kür olarak hazırlanış ve tüketim şekli eksik, yetersiz veya da hiç belirtilmemiş olabiliyor.

Değerli okuyucu, size burada üzüm çekirdeğinin tek bir özelliğinden bahsedeceğim. Belki, bunu az veya basit bulabilirsiniz. Ancak, insanın sağlığı bozulmaya görsün, en basit bir rahatsızlık tüm yaşam kalitesini bozar, verimlilik düşer, dikkat dağılır. Çare, kısa sürede bulunamaz ise, bu defa da endişe duygusu gelişmeye başlar, "Acaba, bende çaresiz bir dert mi var?" sorgusu başlar. Bu sorgulama ve tereddüt stresi tetikler. Psikoloji olumsuz etkilenmeye başlayabilir, bu da mevcut şikâyeti daha da hızlandırır ve artırır.

Bir sedef hastası, "Hocam, sedefin kesin tedavisi yok, biliyorum. Allah rızası için, beni şu kaşıntılardan kurtaracak bir öneriniz de mi yok? Artık, dayanamıyorum, çalışamıyorum. Uyku bana haram oldu. Yorgun ve bitkinim. Antihistamin kullanıyorum, fayda etmiyor. Birkaç farklı antihistamin denedim, onlar da fayda etmedi" diye anlatmıştı. Bilmeliyiz ki antihistamin ilaçlarının bazıları yorgunluğu daha da artırabilir.

Değerli okuyucu, bu insanın çektiği çileyi düşünebiliyor musunuz? Sedefe bağlı kaşıntı zor bir çiledir. Hele hele strese bağlı olarak gelişmiş kaşıntılar.

Alerjiye karşı direnç kazanmak istemez misiniz?

Bazı insanlar alerjiktir. Gün içerisinde yedikleri herhangi bir şey onlarda kaşıntılara sebep olabilir. Kendilerine nelerin alerji yaptığını zamanla öğrenmişlerdir. Onlardan uzak dururlar ve böylece rahat ederler. Ancak, günümüzde tükettiğimiz ambalajlı besinlerin hemen hemen hepsi alerjiyi tetikleyebilecek katkı maddeleri içermektedir. Birçok sebze artık **hibrid tohum** (melez) olarak adlandırılan dan üretilmektedir. Transgen tohumlardan (ebter tohum) veya hibrid tohumlardan (ebter tohum) elde edilen sebzelerin alerjik reaksiyonları ortaya çıkardığı bir gerçektir.

Doğal tohumlarsa (ebter olmayan tohumlar), bağışıklık sistemimizi hem daha fazla güçlendirirler hem de etkin maddeler bakımından daha zengindirler. Hibrid tohumlar, hastalıklara karşı önleyici ve koruyucu etkin maddelerin birçoğundan yoksun olan ve karmaşık yapısı nedeniyle doğal dengeyle uyumlu olmayan polifenol grupları içermektedir. Bu polifenol grupların insan metabolizması üzerinde nasıl etki gösterebileceği konusunda hiçbir bilgiye de sahip değiliz. Bu anlamda teknolojinin sunduğu rahatlık ve konfor günümüz insanının doğal beslenme ve doğal yaşam kalitesini bozmakta ve sonuçta sağlığını olumsuz etkilemektedir.

Tüm bunlara ek olarak, soluduğumuz havanın artan kirliliği de alerjiye olan yatkınlığımızı artırmaktadır. Eğer, vücudumuzu alerjiye karşı güçlendirmek istiyorsak, taze olarak ezilmiş üzüm çekirdeği tüketimi adeta bir mucizedir. Zaman zaman uygulanacak bu kür, alerjiye karşı korur, önler ve direnç kazandırır. Alerjiye sebep olan başlıca faktörler arasında;

- Yanlış beslenme
- Çevremizde kullandığımız veya soluduğumuz kimyasallar
- Bağırsak bozuklukları
- Stres
- Asidik stres
- Ağızda diş dolgusuna bağlı pil
- İnek sütü
- Polen ve güneş
- Ev tozları ve akarlar
- Küflü peynir çeşitleri
- Yaşam ortamındaki rutubetli duvarlar
- Hayvan tüyleri
- Mobilyalarda kullanılan formaldehit

bulunmaktadır. Bu saydıklarım, uzman hekim tarafından alerji testi neticesinde belirlenebilir ve kolaylıkla önlemi alınıp tedavi edilebilir.

Bir anım

Uzun zamandır görmediğim bir tanıdığım, benimle acilen görüşmek istediğini söyledi. Kendisine randevu verdim. Oldukça heyecanlıydı. Gelir gelmez anlatmaya başladı. Önce ellerini ve avuç içlerini gösterdi. Parlak kırmızı renkli, iltihapsız, toplu iğne başından biraz büyük çok sayıda kızarıklık vardı. Bazı kızarık noktalar birleşmiş, mercimek büyüklüğüne ulaşmıştı. Göğüs kısmında da birkaç adet kırmızı renkli kızarıklık bulunuyordu. Ayaklarının kenarlarını ve topuk çevresini de aynı kırmızı renkli mercimek büyüklüğünde kızarıklıklar sarmıştı. Hekime gittiğini ve kendisine antihistamin ile rahatlatıcı ve gerginliği alıcı hafif bir antidepresan verdiğini anlattı. Bir haftadır ilaçlarını kullandığı halde iyileşme olmadığını, aksine yayılmanın ilerlediğini anlatıyordu. Hem panik hem de stres içindeydi.

Bana yardımcı ve destekleyici olarak bitkisel bir şey önerip öneremeyeceğimi sordu. Hekiminin henüz kesin emin olmamakla beraber "liken" adı verilen hastalıktan şüphelendiğini, eğer bir hafta daha geçmez veya mevcut tedaviye cevap vermezse, yaklaşık 40 mg kortizon tedavisine başlayacağını anlattı.

Kendisine bir müddet şeker tüketimini tamamen kesmesini ve günde iki kez aç karnına 20-25 tane kuru siyah üzüm çekirdeğini havanda ezip bekletmeden ağızda bir müddet çiğneyip tüketmesini önerdim. Ancak, kuru siyah üzümün sadece çekirdeklerini çıkarıp tüketmesini, etli kısmını tüketmemesini söyledim. Aradan üç gün geçtikten sonra tekrar geldi. Parlak kırmızı renkli, çok hafif tümsekli kızarıklıkların sönmeye başladığını ve bazılarınınsa tamamen yok olduğunu büyük bir mutlulukla anlatıyordu.

İş çıkışı, 50 yaşlarında bir arkadaşımın ziyaretine gitmiştim. Sohbetimiz esnasında hemen hemen her akşam güneş battıktan sonra, sadece her iki el parmaklarında yaklaşık yarım saat süren kaşıntılarının olduğunu, sonra tamamen geçtiğini, fakat düzenli olarak her akşam vakti bu durumu yaşadığını anlatmıştı.

Kendisine birkaç gün aynı siyah üzüm çekirdeği kürünü uygulamasını önerdim. Bir ay sonra ofisime uğrayıp teşekkür etti. Kullandığının ertesi gününden sonra bir daha elleri kaşınmamış.

Siyah kuru üzümün raf ömrü çok önemlidir

Üzüm çekirdeğinin gücünden faydalanabilmek için, raf ömrünün bir yılı geçmemiş olması gerekir. Eğer, satın alacağınız siyah kuru üzüm çekirdeklerinin raf ömrü bir yılı geçmiş ise, amaca uygun değildir. Çekirdekli kuru siyah üzümün raf ömrünü doldurup doldurmadığını nasıl anlayabiliriz? Bunun için yapılacak iş oldukça basittir. Satın almadan önce, 1-2 tane çekirdekli siyah üzümden ağzınıza alınız ve dişlerinize zarar vermeden dikkatlice çekirdeklerini çatlatınız ve çiğnemeye devam ediniz. Raf ömrünü doldurmamış çekirdeklerin hafif buruk tadı açığa çıkar. Çekirdeği çiğnerken hafif buruk tat alınamıyorsa, bir yıldan fazla rafta beklemiş demektir ve amaca uygun değildir.

> **DİKKAT !**
>
> ■ Kaşıntıya karşı kullanılacak üzüm çekirdeklerinin taze olarak ezilmesi gerekir. Önceden hazır olarak ezilmiş üzüm çekirdeklerinin etkisi hemen hemen yok denecek kadar azdır.
>
> ■ Üzüm çekirdeklerini dişlerinizle kırmayınız. Dişlerinize zarar verebilirsiniz. Bunun için havan kullanabilirsiniz.
>
> ■ Kullanılacak siyah kuru üzümlerin mutlaka iri çekirdekli olanlarını tercih ediniz. Bazı gösterişli kuru siyah üzümlerin çekirdekleri küçük ve dişler arasında kolayca kırılabilmektedir. Böyle olanları tercih etmeyiniz. Gösterişli iri etli siyah kuru üzümlerin çekirdekleri hem küçük hem de faydaları yok denecek kadar azdır. Hem de iki kat daha pahalıdır. Hem kesenize zarardır hem de faydası yok denecek kadar azdır. Küçük boy siyah kuru üzümlerin çekirdekleri genelde iridir. Satın almadan önce birkaç tanesini parmaklarınızın arasında ezmeye çalışarak, çekirdeklerinin iri olup olmadığını kontrol ediniz.

Şeker hastaları

Şeker hastasıysanız önerdiğim siyah kuru üzümü tüketmemeniz gerekir. Ayrıca, şeker hastalarının kaşıntıları kan şekerinin yükselmiş olmasından da kaynaklanabilir. Mutlaka hekiminize danışınız. Şeker hastalarının kan şekerleri normal seviyedeyse ve aynı zamanda sedefe veya strese bağlı kaşıntıları varsa ne yapabilirler?

Bu durumda olan şeker hastaları, siyah kuru üzümlerin çekirdeklerini ayırarak çıkarabilirler. Etlerinden ayrılmış siyah üzüm çekirdeklerini havanda ezerek bekletmeden ağızlarına alırlar, çiğneyip yutarlar.

KÜR 1
SEDEFE BAĞLI ŞİDDETLİ KAŞINTILAR

Öğleden evvel ve öğleden sonra olmak üzere günde iki defa aç karnına 20-25 adet üzüm çekirdeği havanda taze olarak ezilir. Havana her defasında 2-3 adet çekirdekli kuru üzüm atılarak ezilir. Ezilmiş olan 2-3 adet çekirdek kaşık yardımıyla ağıza alınarak bir miktar çiğnenir ve yutulur. Bu küre 10 gün devam edilir. İleri dönemlerde gerek duyulduğunda 10'ar günlük kürler halinde tekrarlanabilir.

KÜR 2
ALERJİYE KARŞI DİRENÇ KAZANMAK

Alerjiye karşı vücüdunuza direnç kazandırmak istiyorsanız, zaman zaman 4-5 gün arka arkaya günde iki kez, aç karnına 20-25 tane siyah kuru üzüm çekirdeğini havanda ezip bekletmeden tüketiniz. Alerjik bir bünyeye sahipseniz veya alerjiye karşı yatkınlık gösteriyorsanız bu kürü ayda bir 4-5 gün uygulayabilirsiniz.

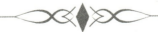

Not: Hekiminizin önerdiği ilaçlar varsa, mutlaka kullanınız. Bu bitkiye karşı alerjiniz olup olmadığını öğreniniz. Bu kitaptaki tüm bitkisel kürler ancak ve ancak yetişkinler içindir. Burada okuduğunuz bilgilerin, yardımcı ve destekleyici olduğunu göz ardı etmeyiniz. Hekiminize danışmadan buradaki bilgilerle kendi kendinize kesinlikle teşhis koymayınız ve uygulamayınız. Unutmayınız ki hastalık yoktur, hasta vardır. Her hastalığın seyri insandan insana değişir. Teşhisi koyacak olan ancak bir hekimdir.

HAVUÇ - KURU İNCİR

Özellikleri
- Sebebi bilinmeyen (idyopatik) yorgunluk veya halsizlik şikâyetlerine karşı

Değerli okuyucu, birçok insan tanıdım kendisini sürekli yorgun ve bitkin hisseden... Hekim kontrollerini yaptırdıkları halde bir türlü teşhis edilemeyen veya şikâyetlerinin sebebi bulunamayan, anormal hiçbir bulgusu olmayan, fakat sürekli kendilerini yorgun hissedenler.

Bu kişiler iç hastalıkları uzmanlarına gitmiş, kontrol edilmemiş organları kalmamış, tüm kan tahlilleri normal, anemi şikâyetleri de yok. Mutlaka psikosomatiktir deyip, psikiyatriye yönlendirilmişler. Psikiyatride de herhangi bir bulgu yok. Hasta depresyonda da değil. Sebebi bilinmeyen (idyopatik) yorgunluk ve halsizlik hastanın tüm yaşam kalitesini etkiliyor. Verimli çalışamıyor. Ev işlerini yapmakta zorlanıyor.

Bu durumda olan hastalara öncelikle havuç-incir kürünü öneriyorum. Başarı oranı çok yüksek olan bu kürü önerdiğim hastalar, birkaç gün sonra, yıllardır sebebi bilinmeyen yorgunluklarının ortadan kalkmaya başladığını gözlemleyebilmektedirler. 20 gün uygulanan bu kür sebebi bilinmeyen kronik yorgunluğa veya kronik halsizlik şikâyetlerine karşı adeta mucizeler yaratmaktadır.

Kuru incir ve havucun ayrı ayrı hazırlanması en önemli detayıdır. Bugüne kadar çok sayıda bitkisel kür geliştirdim. Bazen iki, bazen de üç bitkinin beraber hazırlanması gerekiyordu. Bazen iki bitkiyi aynı anda hazırlamanız, bazen de üç bitkiyi aynı anda kaynatmanız gerekebilir. Bu kitapta farklı şikâyetlere karşı birkaç tane beraber hazırlanması gereken kürler bulacaksınız. Örneğin, kereviz-maydanoz kürü veya maydanoz-limon-sarımsak kürü gibi. Bu kürleri hep aynı kap içerisinde hazırlamanız gerekiyor.

Sebebi bilinmeyen kronik yorgunluğa karşı incir-havuç kürünün çok iyi gelebileceğini bulmuştum. Ne var ki, arzu ettiğim sonucu bir türlü alamıyordum. İncir ve havuç seçimi doğru idi, ancak hazırladıktan sonra yaptığım analizler beni istediğim sonuca götürmüyordu. Önce kuru inciri 10 dakika kaynatmam gerekiyordu, daha sonra da üzerine havuç ilave ederek 10 dakika daha kaynatmam gerektiğini biliyordum. Çünkü yaptığım analiz ve hesaplamalar böyle hazırlamamı şart koşuyordu. Ancak, istediğim sonucu alamıyordum. Tekrar tekrar yaptığım analizlerde, analiz sonuçları ile önceden hesapladığım sonuçlar arasında uçurumlar vardı. Bir türlü örtüşmüyorlardı. Bir yerde yanlış yapıyordum. Beni gerçekten çok yoruyordu. Ara verip, aylar sonra yeni baştan hesaplayıp, tekrar havuç-incir karışımının tüm kimyasını tekrar gözden geçiriyordum. Hep başarısızlıkla sonuçlanıyordu. Sonunda bu konudaki çalışmamı başarısız olarak kapattım.

1990'lı yılların başlarında girişmiştim araştırmaya. İki yıl içerisinde tekrar tekrar dönüp incelemiş, hep başarısızlıkla karşılaşmıştım. Zannediyorum 1994 yılının sonlarına doğru araştırmayı sonlandırdım ve bir daha bu konuya geri dönmedim. Ama kesin olarak inanıyordum ki, bunun çözümü vardı, ancak ben doğru soruyu soramıyordum. Daha doğrusu doğru soruyu sormak aklıma gelmiyordu. Ta ki, 2003 yılının Nisan ayında farklı bir konu için eski notlarımı tekrar karıştırana kadar.

Bir anda neden havuçla inciri ayrı kaplarda hazırlamadığımı sordum kendime. Ayrı kaplarda hazırlayıp sonra karıştırmak... Acaba, doğru soru bu olabilir miydi? İsteksizdim. Çünkü beni gerçekten yormuştu. İstemeye istemeye başladım. İnciri ve havucu ayrı ayrı kaplarda hazırladım. Ilıdıktan sonra her ikisini de karıştırdım. Yine istemeye istemeye kimyasını analiz etmeye başladım. Sonuç, tam istediğim gibi çıkmıştı. Çok fazla heyecanlandığımı söyleyemem. Çünkü havuç da, incir de benim için yeni bir şey değildi. Her ikisinin de kimyasını yıllar öncesinden biliyordum. Sadece, bu ikilinin hazırlama şekli farklı olmalıydı.

İtiraf etmeliyim ki, ayrı ayrı kaplarda hazırlayıp sonra karıştırma fikri ilk aklıma geldiğinde de sonuçlar örtüştüğünde de heyecanlanmamıştım. Aradan birkaç hafta geçtikten sonra mutluluk hissetmeye başladım. Değerli okuyucu, belki sonuca gidiş çok basit ve kolay gibi gelebilir, ancak en zor soruların en basit sorular olduğunun da bilincinde olmak gerekir.

KÜR
GENEL YORGUNLUK VE HALSİZLİĞE KARŞI

Kullanılacak olan malzemeler, 2 adet büyük havuç ve 20 adet kuru incirdir. Her ikisinin de ayrı kaplarda hazırlanması şarttır. Yarım litre klorsuz suyu tencerede kaynatınız. Su kaynadıktan sonra içerisine 2 adet taze ve gevrek olan iri havucu 4-5 cm uzunluğunda doğrayıp ilave ediniz. Ağzı kapalı olarak 20 dakika kısık ateşte kaynatınız. Farklı bir kapta yarım litre klorsuz suyu kaynatınız. Su kaynadıktan sonra içerisine 20 adet kuru inciri bıçakla bir kez kesip ilave ediniz. Ağzı kapalı olarak 15 dakika kısık ateşte kaynatınız.

İki ayrı kapta hazırladığınız incir ve havuç haşlama sularını, çok fazla ılımadan karıştırınız. Tencerinin dibinde kalan incirlere kaşıkla bastırarak içeriğindeki suyu da alınız. İncir-havuç haşlama suyunu temiz bir şişeye doldurunuz ve buzdolabında koruma altına alınız. 20 gün boyunca, her gün sabah kahvaltısından 10-15 dakika önce aç karına bir su bardağı içiniz. 20 günlük kürü tek bir defada hazırlamayınız. Saklama şişesi boşaldıkça taze hazırlayınız. 20 gün tamamlandıktan sonra bir hafta ara veriniz. Bir hafta aradan sonra aynı kürü 20 gün olarak tekrarlayınız.

Not: Kuru inciri kaynatmadan önce, dışındaki beyaz pudra şekerini soğuk su altında yıkayınız.

Not: Hekiminizin önerdiği ilaçlar varsa, mutlaka kullanınız. Bu bitkiye karşı alerjiniz olup olmadığını öğreniniz. Bu kitaptaki tüm bitkisel kürler ancak ve ancak yetişkinler içindir. Burada okuduğunuz bilgilerin, yardımcı ve destekleyici olduğunu göz ardı etmeyiniz. Hekiminize danışmadan buradaki bilgilerle kendi kendinize kesinlikle teşhis koymayınız ve uygulamayınız. Unutmayınız ki hastalık yoktur, hasta vardır. Her hastalığın seyri insandan insana değişir. Teşhisi koyacak olan ancak bir hekimdir.

PATATES

Latince adı : Solanum tuberosum
İngilizce : Potato
Almanca : Kartoffel

Özellikleri
- Yanıklara karşı
- Hipoglisemiye karşı
- Gün içerisinde ani kan şeker düşüşü yaşayanlara yardımcı
- Kronik yorgunluk

Patatesin 150'nin üzerinde türü vardır. Avrupa Birliği'nde patates, pişirilme esnasında gösterdiği tepkiye göre dört farklı kategoriye ayrılmıştır. Bu dört farklı kategori A, B, C ve D olarak sınıflandırılmıştır. Satışa sunulan patates poşetlerinin üzerinde bu dört harften biri veya ikisi beraber kullanılarak satışa sunulur.

Patatesin pişirilmesi esnasında parçalanmadan (çatlamadan) kalması nişasta bakımından en az olanı demektir. Haşlanırken veya kızartılırken şekilleri bozulmaz.

Değerli okuyucu, patateste karmaşık ve kompleks yapılı karbonhidrat çeşitleri bulunur. Bu karbonhidratların bazıları kan şekerine (glikoz) dönüşümde adeta bir inhibitördür. Bu halen üzerinde çalıştığım bir konudur. Nasıl oluyor da bir karbonhidrat kan şekerinin hızlı yükselmesinde frenleyici etki gösterebiliyor? Şüphesiz ki, bu karmaşık ve kompleks yapılı karbonhidratların fonksiyonel ve yardımcı etkin maddeleri de bulunmaktadır. Fonksiyonel ve yardımcı etkin maddelerin hangileri olduğunu belirlemeden sonuca gitmek mümkün değildir. Patatesin nişasta bakımından çok zengin olmasına rağmen (unutmayınız, nişasta vücuda alındıktan sonra şekere dönüşür) içeriğinde şeker hastalığını tedavi edici ve kan şekerini dengeleyici etkin maddeler bulunduğuna inanıyorum. Şu sıralar yoğun bir şekilde bu konu üzerine de çalışmaktayım. Kesinlikle, buradan şeker hastalarının tedavisinde patates tüketilmelidir, sonucunu çıkarmayınız. Patatesin bu konuda yardımcı olabilmesi için öncelikle içeriğinde bulunan etkin maddelerin tanımlanması gerekmektedir. Tanımlandıktan sonrada hazırlama ve uygulama şeklinin belirlenmesi gerekir. Belki de bu etkin maddelerin etkili olabilmesi için ikinci bir bitkinin kullanım desteğine ihtiyaç olabilir.

Gün içerisinde kan şekeriniz mi düşüyor? Bu duruma mükemmel yardımcı bir çözüm, öğle yemeklerinize başlamadan önce 1 adet orta boy haşlanmış patates tüketmektir. Eğer gün içerisinde sık sık kan şekeriniz düşüyorsa, sabah kahvaltısında da 1 adet orta boy haşlanmış patates tüketerek güne başlayabilirsiniz.

Bir hasta telefonla arayarak patatesin yanıklara karşı çok iyi bir tedavi edici gücünün olduğunu söylemiş ve "Eğer, fırsat bulursanız patatesin bu özelliğini araştırınız" demişti. Kendilerine teşekkür ederek, ilk fırsatta patatesin bu özelliğini araştıracağımı söylemiştim. Yaptığım araştırmada kolayca sonuca gidebildim, çünkü hedef (aradığınız özellik) önceden belirlenmişti. Kendilerine buradan Allah razı olsun, diyorum.

Yeri gelmişken kısaca yanıklar hakkında bilgi vermek istiyorum. Yanıkların değerlendirilmesinde derecelendirme yapılmaktadır. Bunlar, birinci, ikinci ve üçüncü derece yanıklar olmak üzere sınıflandırılmaktadır.

■ **Birinci derece yanıklarda,** sadece epidermisin etkenle temas eden üst kısmı yanmıştır, dermis etkilenmemiştir; genellikle üç ile yedi günde iyileşirler. Kalıcı iz bırakmazlar. Güneş yanığı birinci derece yanığa en tipik örnektir. Belirti ve bulguları: Cildin yanan kısmı kızarıktır. Ağrı-acı vardır. Gerginlik olabilir.

■ **İkinci derece yanıklarda,** epidermis ile dermisin bir kısmı yanmıştır, cilt altı dokular etkilenmemiştir. Birinci derece yanıklarda görülen ağrı, gerginlik daha fazlasıyla mevcuttur. Isının etkisiyle cilt altında su kabarcıkları (bül) oluşur. Derinliğine göre ikiye ayrılır.

Yüzeysel ikinci derece yanıklar: Sadece dermisin üst kısmı etkilenmiştir. Çok ağrılı ve dokunulduğunda aşırı hassastır. Deri nemli, pembe renkte ya da kırmızı beneklidir, basıldığında soluklaşır. Su kabarcıkları vardır. Kendiliğinden 10 ile 20 günde, iz bırakmadan iyileşirler.

Derin ikinci derece yanıklar için: Dermisin tümü etkilenmiştir. Su kabarcıkları (büller) vardır. Genellikle cilt kurudur, kırmızı benekler yaygın ve beyaz alanlarla karışmıştır, basıldığında benekler soluklaşmaz. İyileşme haftalar sürebilir, iz bırakabilir. Su kabarcıkları patlatıldığında veya derisi soyulduğunda kolaylıkla enfekte olup üçüncü derece yanığa dönüşebilir.

■ **Üçüncü derece yanıklara,** kalınlaşma yanıkları da denilir. Epidermis, dermis ve cilt altı dokular etkilenmiştir. Deri etkilenme derecesine göre kavrulmuş ve kayış gibi sert, soluk veya kurudur. Tromboze venler incelmiş ve şeffaflaşmış deri nedeniyle görülebilir. İyileşme çok iyi bir yanık servisi olan hastane bakımıyla uzun sürede ve skar iz bırakarak mümkündür. Çoğu kez geniş yanıklar deri grefti (nakli) gerektirir. Dermis ve altındaki dokuların etkilenme derecesine göre belirti ve bulgular farklılık gösterir.

Hafif 3. Derece yanıklarda sadece epidermis açılır ve cilt altı görülür; dolayısıyla dermis mikroorganizmalara karşı korumasız kalmıştır; ağrı fazladır.

Orta 3. Derece yanıklarda dermis harab olmuştur.

Ağır 3. Derece yanıklarda kemiklere kadar tüm tabakalarda harabiyet oluşur; bu duruma aşırı sıvı ve elektrolit kaybı da eşlik eder. Yine ağır yanıklarda doku kayıpları olmadan deri tümüyle kayış gibi sertleşebilir.

KÜR 1
YANIKLARA KARŞI

Birinci ve ikinci derece yanıklarda yanık bölgenin büyüklüğüne göre bir veya birkaç çiğ patatesi yıkayıp soyduktan sonra ince rendeyle rendeleyip yanık yere boş yer kalmayacak şekilde yerleştiriniz. Ortalama 12 saat bekletiniz.

Bir veya ikinci uygulamada yanık yerde herhangi bir iz kalmadığını ve hızla iyileşebildiğini hayretle gözlemlemek mümkündür. Her defasında taze hazırlanmalıdır.

DİKKAT !

■ Üçüncü derece yanıklarda ve derin ikinci derece yanıklarda kullanılmamalıdır.

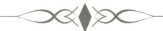

Not: Hekiminizin önerdiği ilaçlar varsa, mutlaka kullanınız. Bu bitkiye karşı alerjiniz olup olmadığını öğreniniz. Bu kitaptaki tüm bitkisel kürler ancak ve ancak yetişkinler içindir. Burada okuduğunuz bilgilerin, yardımcı ve destekleyici olduğunu göz ardı etmeyiniz. Hekiminize danışmadan buradaki bilgilerle kendi kendinize kesinlikle teşhis koymayınız ve uygulamayınız. Unutmayınız ki hastalık yoktur, hasta vardır. Her hastalığın seyri insandan insana değişir. Teşhisi koyacak olan ancak bir hekimdir.

TAZE SIKILMIŞ SOĞAN SUYU

Özellikleri
- Ülseratif kolite karşı
- İltihaplı sivilceleri yok edici

Değerli okuyucu, ülseratif kolit hastalığını uzun yıllardan beri çeken çok sayıda insan tanıdım. Bazılarının durumu o kadar zordu ki, yaşam kalitesinden eser kalmamıştı. Bazılarının durumu sosyal yaşamın tamamen dışına itilmiş birçoğu işini bırakmak zorunda kalmış veya mesleğini yapamaz duruma gelmişti. Öyleleri vardı ki, evliliği sonlanmıştı.

Ülseratif kolit hastaları dönem dönem akut duruma girerler. Akut dönemde (alevlenme dönemi) gün içerisinde 20-30 kez dışkılamaya gitmek zorunda kalabiliyorlar. Onlar için misafir ağırlamak veya misafirliğe gitmek bir azaptır. Kısaca sosyal yaşam onlar için adeta yoktur. Evlerinden dışarı çıkamazlar. Günler süren alevlenme dönemi tedavisinden sonra günlük dışkılama sayısı 5-6'ya düştüğü zaman tekrar başa dönmüş olurlar. Bu hastalıktan muzdarip kişilerin yaşam kaliteleri çok bozulur. Anemi şikâyetleri, kanamadan dolayı birçoğunun ortak şikâyetleri arasındadır.

Ülseratif Kolit *(Colitis Ulcerosa)*

Ülseratif kolit kalın bağırsak iç yüzeyinin bilinmeyen nedenlerle kendiliğinden iltihaplanması olarak tarif edilen bir hastalıktır. Kalın bağırsak mukozasının genellikle yüzeyi iltihaplanır, ödem oluşur, ülsere (yara) dönüşür ve hafif kanamalı şekilde kendini belli eder. Hastalığın tipik belirtisi kanlı feçes, ishal ve karın ağrısıdır. Dışkı yoluyla kan kaybedilmesi, kanamanın yanı sıra şiddetli ishal, kilo kaybı, karın ağrıları ve ateşle ortaya çıkan ülseratif kolit hastalığının mutlaka ciddiye alınması ve tedaviye başlanması gerekir. Aksi halde kalın bağırsak kanserine yakalanma riski artmaktadır. Kalın bağırsak iç yüzeyinin bilinmeyen nedenlerle kendiliğinden iltihaplanması olarak tarif edilen ülseratif kolit, kalın bağırsak yüzeyinde geniş yaraların açılmasına ve bu yaralardan da kan, protein ve diğer değerli vücut salgılarının kaybına yol açmaktadır.

Bu hastalıkta genetik yatkınlık ve çevresel faktörlerin etkileri olduğu düşünülür. Bu faktörler arasında en çok tartışılanlar sigara ve alkol kullanımı, aşırı şeker tüketimi, doğum kontrol hapları ve bazı enfeksiyon hastalıklarıdır. Olayın bağışıklık sisteminin henüz çözülemeyen bir bozukluğundan ileri geldiğini savunan birçok bilim adamı vardır. Muhtemelen bağırsak yüzeyinde bağışıklığı sağlayan hücrelerin normalde reaksiyona yol açmayan mikroorganizma veya kimyasal maddelere karşı aşırı reaksiyon göstermesi gibi bir durum söz konusudur ama henüz hastalığın sebebi bilinmemektedir.

Kalıtsal mıdır?

Gerek ülseratif kolit gerekse Crohn Hastalığı bazı ailelerde sıkça görülür. Hastaların yüzde 20 kadarında, birinci derece akrabaları da hastalıktan etkilenir. Buna karşın günümüze kadar belirlenmiş genetik bir geçiş yoktur.

Ülseratif kolit ve kanser riski

Uzun yıllar süren ülseratif kolit hastalığı olanlar, kalın bağırsak kanseri yönünden risk altındadırlar. Kanser riskini artırması ülseratif kolit hastalığının çok iyi takip edilmesini gerektirir. Ülseratif kolitin hastasının sağlam bir kişiye göre biraz daha yüksek oranda kalın bağırsak kanseri riski taşıdığına işaret eden bilim adamları, ülseratif kollitin 10-15 yıl devam etmesi halinde bu riskin giderek arttığını belirtmektedirler. Bu nedenle ülseratif kolitli hastaların düzenli olarak kolonoskopi (bağırsağın iç yüzünün görüntülenmesi) ile takip edilmeleri önemlidir.

Ülseratif kolitin komplikasyonları nelerdir?

Komplikasyonlar bağırsak kanalını ilgilendiriyorsa lokal (bölgesel); bağırsak kanalı dışında diğer organları veya tüm vücudu ilgilendiriyorsa sistemik (ekstraintestinal) denir.

Lokal komplikasyonlar

Derin ülserlerden meydana gelen ciddi kanamalar, bağırsak delinmesi, bağırsağın genişlemesi (toksik megakolon, toksik dilatasyon) gerek ülseratif kolit gerekse Crohn hastalığında görülen en belirgin lokal komplikasyonlardır. Bu lokal komplikasyonlardan en ciddi olanı toksik megakolondur. Karında, ani olarak gelişen ileri derecede şişme, ateş, kabızlık ve genel durum bozukluğu bu komplikasyonun habercisidir. İnflamasyonun tüm kalın bağırsak duvarını tutması sonucu, kalın bağırsak incelir ve genişler, her an delinebilir. Bu nedenle acil cerrahi girişim gerekebilir.

Sistemik (ekstraintestinal) komplikasyonlar

Bağırsaklarda gelişen inflamatuvar olaylar sonucu salgılanan maddeler uzak organları da etkiler. Ateş, kilo kaybı, güçsüzlük ve iştah azalması bunların başında gelir. Düşük oranda olsa da bazı hastalarda eklem, deri, göz ve karaciğer rahatsızlıkları gözlenebilmektedir.

Ülsertif kolit tedavisi

Ülseratif kolitin tedavi seçeneğindeki ilk adım ilaç tedavisidir. Ancak verilen ilaçların miktarı, tedavi güçleri ve kullanma süreleri arttıkça, ağır yan etkilerinin de o oranda artacağına dikkat çeken uzmanlar, şu uyarılarda bulunuyor:

"Örneğin, kortizonun yan etkilerine bağlı olarak şeker hastalığı, mide delinmesi, yüksek tansiyon, katarakt, kas incelmesi, kemik erimesi, pankreas iltihaplanması gibi ağır yan etkiler gelişebilir. Hastaların kendilerine verilen tüm ilaçların yan etkilerini önceden bilmeye ve istedikleri anda ilaç tedavisini terk etmeye, ilaç tedavisinin alternatifleri konusunda bilgi edinmeye hakları vardır. Bu nedenle de hastaların ancak belirli sürelerle bu ilaçları kullanmaları ve eğer cevap alınamıyorsa yine uygun bir süre organ naklinde de kullanılan bağışıklığı baskılayıcı ilaçlara geçilmesi doğru olur. Eğer yine cevap alınamazsa, bu hastaların cerrahi olarak tedavi edilmeleri gereklidir. Ayrıca bu ilaçları kullanan kişilerde böbrek yetmezliği gelişme ihtimali olduğu da unutulmamalıdır. Hastalar, ilaçların tüm yan etkilerini ve potansiyel risklerini kendilerine bu ilaçları veren hekimlerle mutlaka tüm detaylarıyla açık açık tartışmalıdır. "

KÜR 1
ÜLSERATİF KOLİT HASTALARINDA

İki hafta boyunca, haftada 3 kez öğle yemeklerinden iki saat sonra 1 tatlı kaşığı taze sıkılmış yemeklik soğan suyu içilir. İlk birinci haftada şikâyetlerin büyük oranda azaldığı gözlemlenir. Birinci haftada rahatlama hissetmeyen ülseratif kolit hastalarına kürü sonlandırmalarını öneririm. Unutulmamalıdır ki, her ülseratif kolit hastasının aynı besine karşı aynı olumlu tepkiyi vermesi diye bir kural yoktur. Bir ülseratif kolit hastasının rahatlıkla tükettiği bir besin maddesi, bir başka ülseratif kolit hastasında olumsuz etki gösterebilmektedir. Genel bir kural olmasa da, ülseratif kolit hastalarının ortak paydada buluştuğu besin, az yağlı pişirilmiş patates yemeğidir.

KÜR 2
İLTİHAPLI SİVİLCELERE

Vücudun değişik bölgelerinde ucu sarı iltihaplı sivilcelere karşı yemeklik soğan suyu mükemmel bir kurutucudur. Bu sivilcelerin uç kısmı sarı ipliksi iltihaplı görünümdedir. Zaman zaman kaybolur, zaman zaman tekrarlayarak çıkarlar. Bu türden sivilcelerin üzerine pamuğa damlatılan birkaç damla kuru soğan suyunu 2-3 dakika üzerinde bekleterek etki ettiriniz. Bir hafta boyunca günde 2 kez, 6 saat arayla uygulanır.

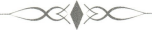

Not: Hekiminizin önerdiği ilaçlar varsa, mutlaka kullanınız. Bu bitkiye karşı alerjiniz olup olmadığını öğreniniz. Bu kitaptaki tüm bitkisel kürler ancak ve ancak yetişkinler içindir. Burada okuduğunuz bilgilerin, yardımcı ve destekleyici olduğunu göz ardı etmeyiniz. Hekiminize danışmadan buradaki bilgilerle kendi kendinize kesinlikle teşhis koymayınız ve uygulamayınız. Unutmayınız ki hastalık yoktur, hasta vardır. Her hastalığın seyri insandan insana değişir. Teşhisi koyacak olan ancak bir hekimdir.

KEREVİZ – MAYDANOZ

Özellikleri
- Sertleşme problemi yaşayan erkeklere yardımcı

Değerli okuyucu, *Bitkisel Sağlık Rehberi* adlı kitabımın kerevizle ilgili bölümünde aynen şu satırları yazmıştım,

"Roma İmparatorluğu döneminden beri kerevizin iktidarsızlığa karşı etkin rol oynadığı savunulmaktadır." Günümüzde de bunun böyle olduğuna inananlar ve savunanlar vardır. Avrupa'da ve Amerika'da internet üzerinden yayınlanmakta olan bazı sağlık sitelerinde kerevizin iktidarsızlığa karşı etkili olduğu belirtilmekte ve kereviz ekstresi tabletleri satılmaktadır.

Çoğu zaman şikâyetlerimizi doğru anlatamadığımız için uygun kürü de seçmekte zorlanmaktayız. Örneğin, kişi uykusuzluk şikâyetim var, deyip uykusuzluğa karşı önerilen bitkileri kullanmaya başlıyor. İşte bu noktada, uykusuzluk çeken kişinin daha spesifik olarak uykusuzluk şikâyetini tanımlaması ve uygun olan bitkiyi seçmesi gerekmektedir. Uykusuzluk denilince, şikâyet tanımlanmış olmuyor. Çünkü uykuya geçememek, uykusunu alamamak, sık sık uyanmak gibi kavramlar hep uykusuzluk şikâyeti adı altında tarif edilmektedir. Hâlbuki yukarıda belirttiğim her üç şikâyete karşı kullanılacak bitkisel kürler birbirlerinden tamamen farklıdır. Uykuya dalamamakla uykuyu alamamak tamamen birbirlerinden farklı şeylerdir. Bu nedenle her iki şikâyeti uykusuzluk adı altında tanımlayarak, uykusuzluğa karşı falanca bitkisel çayın iyi geldiğini düşünmek yanlış olur.

İktidarsızlığın da çok çeşitleri vardır. Örneğin, iktidarsızlık ile cinsel organın ilişki esnasında sertleşmemesi birbirlerinden tamamen farklı şeylerdir. Kereviz, iktidarsızlığa karşı anladığımız manada bir çözüm getirmemektedir. Kereviz, ilişki esnasında cinsel organın sertleşme problemine karşı mükemmel bir çözümdür. Cinsel ilişkiye girememek veya cinsel arzunun azalması ile cinsel organın ilişki esnasında sertleşmemesi birbirlerinden tamamen farklı şeylerdir. Bu şikâyetler hep iktidarsızlık olarak anlaşılmaktadır.

İktidarsızlık genel bir tanımdır. Ne tür bir iktidarsızlık şikâyeti olduğu hekim tarafından ortaya konulduktan sonra doğru tedavi ve doğru bitkisel takviye yapılabilir. Örneğin, halk arasında cinsel arzunun azalması veya olmaması da iktidarsızlık kavramı altında konuşulur. Bu da farklı bir şikâyettir. Orta yaşlardan itibaren bazı erkeklerde östrojen hormonu yükselir. Bunun sonucunda, cinsel ilişkiye girme arzuları veya bu doğrultudaki istekleri azalabilir. Birkaç ay cinsel ilişkiye girme arzuları olmayabilir. Çoğu zaman böyle durumların arkasında, yükselmiş olan östrojen hormonu yatmaktadır. Bu konuda bir hekimle konuşup iktidarsızlık şikâyetinin nedenleri teşhis edilmelidir. Tıpkı, uykusuzluk şikâyetinde verdiğim örnek gibi.

Uykusuzluk, genel bir şikâyettir. Ancak, uykusuzluğun da tanımlanarak ne tür bir uykusuzluk şikâyeti olduğu ortaya konulmalıdır. İşte, bu noktada yardımcı olacak olan hekiminizdir. Tekrar belirtmekte fayda görüyorum, hastalık genel bir tanımdır. Bu nedenle hastalık yoktur, hasta vardır. Sonuç olarak, bir hekime gidip hastalığın veya şikâyetin ne olduğu, ne olabileceği konusunda teşhis koydurmak gerekir. Hekim tarafından teşhis konulmadan kendi kendinize teşhis koymak yanlıştır.

Değerli okuyucu, kerevizle ilgili konuya başlarken, kerevizin kimyası birbirlerinden tamamen farklı çok çeşitli etkin maddeyi içerdiğini belirtmiştim. Bu çeşitlilik kerevizi her derde deva gibi gösterebilir. Doğrudur da. Ancak, içerdiği etkin maddeler hem miktar olarak azdır, hem de içerdiği bir etkin madde diğer etkin maddenin başarı ile etkili olmasını olumsuz etkilemektedir.

Bu noktada yapılacak olan şey, kerevizin içerdiği etkin maddenin etkin bir şekilde ön plana çıkarılabilmesi için, uygun karışımı (ikinci bir bitkiyi) bulmaktır. Örneğin, demir eksikliğine karşı kerevizin mutlaka ıspanağın desteğine ihtiyaç vardır. Demir eksikliğine karşı ne kereviz ne de ıspanak tek başına etkili olamaz. Mutlaka bu iki sebzenin ikili olarak, yani ıspanak-kereviz ikili kürünün uygulanması gerekir. Yıllardır demir eksikliği çekip de bir türlü şifa bulamayanlar kereviz-ıspanak ikili karışım kürünün nasıl mucizeler yarattığını çok iyi bilirler.

İşte, bu noktada belirtmek istediğim, kerevizin, cinsel ilişki esnasında cinsel organın sertleşme problemine karşı etkin madde içermesine rağmen, tek başına kereviz kürünün veya tabletinin bu konuda çözüm getiremeyeceğidir. Kerevizin bu konuda yardımcı olabilmesi için tıpkı demir eksikliğine karşı önerdiğim kereviz-ıspanak karşımında olduğu gibi ikinci bir bitkiye ihtiyaç vardır. Ancak, bu sayede kerevizin sertleşme problemine karşı etkili olan etkin maddesi etkisini gösterebilmektedir."

Kerevizin yanında kullanılması gereken ikinci bitkinin hangisi olduğunu o dönemlerde bulmuştum, ancak hazırlama ve kullanma şekli üzerinde çalıştığımdan *Bitkisel Sağlık Rehberi* adlı kitabıma yetiştirememiştim. Elinizde tuttuğunuz, *Tıbbi Bitkiler Rehberi* adlı kitabıma yetiştirmek nasip oldu.

KÜR 1
SERTLEŞME PROBLEMİNE KARŞI

Kullanılacak olan malzemeler 150-200 gram ağırlığında kereviz (sadece yumrusu) ve yaklaşık 15-16 adet taze maydanozdur. (gövde saplarıyla beraber) Kereviz 300-350 ml (yaklaşık 2,5 su bardağı) kaynayan klorsuz suya eklenir ve ağzı kapalı tencerede 5 dakika kaynatılır. Beşinci dakikadan sonra üzerine 15-16 adet taze maydanoz (gövde sapları ile beraber) ilave edildikten sonra kaşıkla karıştırıp, 3 dakika daha ağzı kapalı olarak hafif ateşte kaynatmaya devam edilir. Toplam 8 dakika tamamlandıktan sonra ocaktan indirip ılınması beklenir. Ilındıktan sonra süzülüp kahvaltıdan bir saat sonra ve öğle yemeğinden yarım saat önce 1 su bardağı içilir ve artakalanı da buzdolabında saklanır.

Eğer öğle yemeğinden önce veya kahvaltıdan bir saat sonra içme imkânınız olmuyorsa akşam hazırlayıp, akşam yemeğinden bir saat sonra, diğer yarısını da akşam yatağa gitmeden önce içebilirsiniz. Bu kürü her gün taze hazırlayarak 20-25 gün uygulayınız. Bu kür yılda 2-3 kez uygulanabilir.

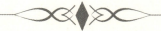

Not: Hekiminizin önerdiği ilaçlar varsa, mutlaka kullanınız. Bu bitkiye karşı alerjiniz olup olmadığını öğreniniz. Bu kitaptaki tüm bitkisel kürler ancak ve ancak yetişkinler içindir. Burada okuduğunuz bilgilerin, yardımcı ve destekleyici olduğunu göz ardı etmeyiniz. Hekiminize danışmadan buradaki bilgilerle kendi kendinize kesinlikle teşhis koymayınız ve uygulamayınız. Unutmayınız ki hastalık yoktur, hasta vardır. Her hastalığın seyri insandan insana değişir. Teşhisi koyacak olan ancak bir hekimdir.

TAZE SÖĞÜT YAPRAĞI

Latince adı : Salix alba
İngilizce   : White willow
Almanca   : Weide

Özellikleri
- Siğillere karşı (el, el parmakları ve ayak tabanı)

Ziyaretime gelen bir arkadaşımın el parmağına yapıştırdığı yara bandını gördüğümde, "Geçmiş olsun, parmağınızı mı kestiniz?" diye sordum. "Hayır, uzun zamandan beri beni rahatsız eden siğilim vardı, hekime gittim ve eczaneden bu bandı verdiler" dedi. O güne kadar siğil tedavisinde yara bandı kullanıldığını bilmiyordum. Merak edip, tanıdık bir eczacıyı aradım ve kendisinden bilgi aldım. Siğilin üzerine yapıştırılan bantın içeriğinde salisilik asit varmış. "Modern tıbbın bu konuda başka hangi tedavi yöntemleri var?" diye sorduğumda, "Modern tıpta siğilin birçok tedavi yöntemi vardır. Basitçe ağızdan alınan bir ilaçla veya iğne vurularak tedavi imkânı henüz yok. Siğilin bulunduğu bölgeye dışardan sürülen asitli ilaç, yakma ve dondurma yöntemleri vardır. Cerrahi olarak da çıkarma yöntemi vardır. Cerrahi yöntem pek tercih edilmemektedir. Siğili dirençli olan hastalarda lazer uygulamaları yeni başladı ve pahalı bir yöntem." şeklinde cevap verdi.

Değerli okuyucu, siğil virütik bir hastalıktır. Siğil derinin üst tabakasının virüs enfeksiyonu sonucu aşırı gelişmesi neticesinde ortaya çıkar. Kanser değildir. Siğile sebep olan virüs Human Papilloma Virüsüdür (HPV). Siğiller genellikle deri rengindedir, dokununca yüzeyleri pürüzlüdür, fakat bazen düz ve pürüzsüz yüzeyli olabilirler. Siğilin kendiliğinden iyileşebilme veya tekrar etme ihtimali de vardır. Genellikle parmaklarda, tırnakların kenarında ve el sırtlarında görülürler. Derideki küçük bir sıyrıktan virüs girebilir. Siğillerin üzerinde kan damarlarından oluşmuş siyah noktacıklar bulunabilir.

Salisilik asidin siğil tedavisinde kullanıldığını duyunca, bu konuda doğal olarak neler yapılabileceğini düşünmeye başladım. Doğada birçok bitkide salisilik asit vardı. Salisilik asit içeren bazı bitkiler hem çok zehirli hem de tahriş gücü çok yüksekti. Doğru bitki hangisi veya hangileri olabilirdi? Ayrıca, bitki zehirli olmasa dahi, acaba içerdiği salisilik asit faydalı olabilecek miydi? Çünkü bitki sadece salisilik asit içermiyor, beraberinde yüzlerce değişik etkin ve fonksiyonel madde bulunduruyor. Beraberinde bulunan tüm bu etkin maddeler, acaba içerdiği salisilik asidin siğil üzerinde etkili olmasına fırsat verecek mi? Veya salisilik asidin dışında kalan etkin maddeler siğili olumsuz etkiler mi? İşte her zamanki gibi, bir zinciri oluşturan halkalar misali sorular zinciri üzerinde çalışmaya başladım. Yaklaşık üç yıllık bir çalışma sonucunda en doğru bitkinin söğüt yaprağı olduğunu buldum. Şüphesiz ki, 3 yıl boyunca sürekli söğüt yaprağı üzerine çalışmadım. Aynı anda çok sayıda bitkiyi araştırmakta ve incelemekteyim. Söğüt yaprağı üzerine, geçen 3 yıl içerisinde herhalde toplam 50-70 saat çalışmışımdır.

Söğüt yaprağının kimyası çok fazla karışık olmamasına rağmen, beni en fazla etkileyen şey 4 tane etkin maddenin aynı anda bulunabilmesi idi. Söğüt yaprağında bulunan **salicase, vimalin, 5-hydroxy pipecolik asit,** ve **salicin** maddelerinin aynı anda bulunması Allah'ın bizlere sunduğu sonsuz lütuflardan bir tanesidir. Bu nasıl bir düzendir ki, bu etkin maddeler, sadece ve sadece söğüdün yaprağında bir arada bulunabiliyor. Bu düzenin programı onun genomunda gizlidir. Her canlının genomu farklıdır. Allah, söğüdün genomunu öyle programlamış.

>>> SÖĞÜT YAPRAĞINDA BULUNAN BAZI ETKİN MADDELER

Piecin	Vimalin
Alboside	Grandidentum
Salicortin	Catechin
Salicyl alcohol	5-hidroxy pipecolic acid
Salidroside	Triandrin

Bu 4 etkin maddenin bir arada bulunması yepyeni kapıları açıyor. Tek başına (saf halde) kullanılan salisilik asitten çok daha etkili olabiliyor.

Siğillere karşı önerdiğim, en doğru ve en uygun bitki olan söğüt yaprağı, bir akarsu kenarında veya sulak bir yerde yetişen söğüttür. Kuyu, çeşme veya tulumba yakınında yetişen söğüt de olabilir.

Değerli okuyucu, aşağıda üç ayrı bitkinin kürünü önermiş bulunuyorum. Bu kürler içerisinde en etkili olanı öncelikle taze söğüt yaprağıdır. Daha sonra sütleğen bitkisinin sütü ve en son da incir yaprağının sütünü önermekteyim. Ancak aynı anda ve aynı hafta içerisinde birden fazla bitki sütü uygulaması yapmayınız.

> **DİKKAT !**
>
> ■ Söğüt yaprağı, sütleğen bitkisi veya incir yaprağı sütü sadece el parmaklarında ve ayak tabanında çıkan siğillere karşı kullanılmalıdır.

KÜR 1
SİĞİLLERE KARŞI SÖĞÜT YAPRAĞININ UYGULANIŞI

Söğüt yaprağını, tahta havanda ezerek veya parmaklarınızla kırarak iyice eziniz ve siğili tamamen kapatacak şekilde üzerine en az yarım saat etki ettiriniz. Bir hafta boyunca 3-4 kez veya daha sık tekrar ediniz. Birçok hastada ilk günden itibaren siğilin sönmeye (küçülmeye) başladığı gözlenebilmektedir.

KÜR 2
SİĞİLLERE KARŞI SÜTLEĞEN BİTKİSİNİN UYGULANIŞI

Taze sütleğen bitkisinin yaprağından çıkan süt siğilin üzerine damlatılır. Bir hafta boyunca 3-4 kez uygulanır.

> **DİKKAT !**
>
> ■ Sütleğen bitkisinin sütü zehirlidir. Ağız yoluyla kesinlikle kullanmayınız ve çocuklardan uzak tutunuz.

KÜR 3
SİĞİLLERE KARŞI İNCİR YAPRAĞI SÜTÜNÜN UYGULANIŞI

İncir yaprağı koparıldığında çıkan sütü siğil üzerine etki ettirilir. Haftada 3-4 kez uygulanabilir. Tüm kürler her defasında taze hazırlanmalıdır.

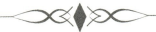

Not: Hekiminizin önerdiği ilaçlar varsa, mutlaka kullanınız. Bu bitkiye karşı alerjiniz olup olmadığını öğreniniz. Bu kitaptaki tüm bitkisel kürler ancak ve ancak yetişkinler içindir. Burada okuduğunuz bilgilerin, yardımcı ve destekleyici olduğunu göz ardı etmeyiniz. Hekiminize danışmadan buradaki bilgilerle kendi kendinize kesinlikle teşhis koymayınız ve uygulamayınız. Unutmayınız ki hastalık yoktur, hasta vardır. Her hastalığın seyri insandan insana değişir. Teşhisi koyacak olan ancak bir hekimdir.

KIRKKİLİT

Latince	: Equisetum arvense
Almanca	: Stachelhalm, Zinnkraut
İngilizce	: Horsetail

Özellikleri
- Anti-metastatik
- Antitümoral
- Karaciğer kanserine karşı
- Kalp çarpıntısına karşı
- İdrar yapma zorluğuna karşı
- Radyoterapi ve kemoterapi almış olan hastalar için

Kırkkilit bitkisinin birden fazla yöresel adı vardır. Atkuyruğu, çamotu, zemberekotu ve tilkikuyruğu en çok bilinenleridir. Çok sayıda da türü vardır. Örneğin,

- Equisetum arvense L. var. Alpestre
- Equisetum arvense L. var. Boreale
- Equisetum arvense L. var. Campestre
- Equisetum arvense L. var. Riparium
- Equisetum sylvaticum
- Equisetum hyemale
- Equisetum fluviatile
- Equisetum laevigatum
- Equisetum palustre

gibi daha birçok türü vardır. Bunlardan, Equisetum palustre türü içerdiği bazı alkoloidlerden dolayı toksik etki göstermektedir. Bu nedenle kullanılmaz. Toksik etki gösteren alkoloid yapılı etkin maddesi **palustrin**dir. Peki, bunlardan hangilerini kullanabiliriz? Yardımcı tedavide rahatlıkla kullanılabilecek iki önemli türü bulunmaktadır. Bunlar, **Equisetum arvense** ve **Equisetum sylvaticum** türleridir. Her iki türün de sulak alanlarda yetişmiş olması gerekir. Dere veya ormanlık bölgelerin kenarlarında yetişmiş olması en doğrusudur. Araç trafiğine açık yol kenarlarında ve sanayi baca gazlarına maruz kalmış olanların kullanılmaması gerekir. Çünkü bu bitki ağır metalleri kolay depolayabilmekte ve çevre şartlarına bağlı olarak baca gazlarından çok kolay etkilenerek kimyasını değiştirebilmektedir. Tüm bunlara ilaveten, zirai ilaçların kullanıldığı tarım alanlarına yakın bölgelerde yetişenlerin de toplanmaması gerekir.

Almancada kırkkilit bitkisine *"Zinnkraut"* (Kalay bitkisi) denilmektedir. Bunun nedeni kalaylı kapların parlatılmasında kullanılmış olmasıdır. Bakır kapların üzerinde zamanla oluşan lekeleri temizlemek ve tekrar parlaklık kazandırmak amacıyla kırkkilit bitkisi kullanılmıştır. Kırkkilit bitkisi **silis asiti** ($H_2S_iO_3$) içerir. Silis asidi kalaylı kapların parlatılmasında kullanılır. O devirlerde kırkkilit bitkisinin içeriğinde silis asidinin varlığını kimse bilmiyordu ancak, o devrin insanları bu bitkinin kimyasını bilmedikleri halde kalaylı kapların temizlenmesindeki ve parlatılmasındaki gücünü keşfetmişlerdi.

Kırkkilit bitkisinin şifalı gücü üzerine çok şey yazılmıştır. Birçok derde deva olarak gösterilir. Böbrek ve mesane rahatsızlıklarına, varis ve romatizmal şikâyetlere karşı önerilmektedir. Bu konudaki önerilere karşı tarafsız kalmak istiyorum. Çünkü kırkkilit bitkisi üzerine olan araştırmalarım ve çalışmalarım devam etmektedir. Ancak, kendi araştırma sonuçlarıma göre elde etmiş olduğum yeni sonuçlarsa,

- Antimetastatik
- Antitümöral
- Kalp çarpıntısı
- Ağıziçi rahatsızlıklar ve aft
- İyi huylu prostat büyümesine bağlı idrar yapma zorluğuna karşı etkili olduğudur.

Kanser hastaları

Evet, bu bitki antimetastatik güce sahiptir. Kanser hastaları onu antimetastatik olarak kullanabilirler. Kemoterapi veya radyoterapi alan kanser hastalarının, kemoterapi (KT) ve radyoterapi (RT) seansları tamamlanmadan bu bitkiyi kullanmamalarını öneririm. KT ve/veya RT seanslarını tamamlamış olan hastaların kırkkilit bitkisini önleyici olarak nasıl hazırlayacaklarını, aşağıda kürler bölümünde açıklanmıştır. Kırkkilit bitkisi kemoterapi ve/veya radyoterapi alan hastalara aynı süreçte bu bitkinin kürünü önermeyişimin birinci nedeni, aynı anda iki farklı yardımcı tedavi uygulanmasının yanlış olacağıdır. İkinci nedeniyse, KT ve/veya RT'yi önermiş olan onkologları yanıltabileceğidir.

Kemoterapi ve/veya radyoterapi seansları tamamlanmış kanser hastalarının rahatlıkla kullanabilecekleri bir bitkidir. Özellikle kemik metastazına karşı mükemmel bir önleyicidir. Kemik metastazı olanlar onu rahatlıkla kullanabilirler, çünkü kemik metaztasının ilerlemesini büyük ölçüde yavaşlatmaktadır.

Kalp çarpıntısı şikâyetiniz mi var? Doğru miktarda ve doğru hazırlayarak onun kürünü uyguladığınızda, kalp çarpıntısına karşı mükemmel bir yardımcıdır. Orta ve ileri yaşlarda kalp çarpıntısı şikâyetlerine karşı mükemmel bir destekleyicidir. Aritmi (kalpte ritim bozukluğu) veya ekstrasistol durumunda da yardımcıdır. Anemi (demir eksikliğine bağlı kansızlık) şikâyeti olanlar kalp çarpıntısı yaşarlar. Bu tür anemiye bağlı kalp çarpıntılarında etkili değildir. Demir eksikliğine bağlı kansızlıktan (anemi) dolayı kalp çarpıntısı şikâyeti olanların anemi durumundan çıkmaları gerekir. Aksi takdirde kalp çarpıntısı şikâyetlerinden kurtulamazlar. Ağız içerisinde ve dil üzerinde oluşan afta karşı mükemmel bir tedavi edici ve önleyici güce sahiptir.

Afta karşı nasıl kullanılması ve hazırlanması gerektiği konusunda çalışmalarım halen devam etmektedir. Birkaç aya kadar inşallah tamamlayacağımı zannediyorum. Bu konudaki çalışmam tamamlanır tamamlanmaz, internet sayfamda inşallah açıklayacağım.

KÜR 1
RADYOTERAPİ VE/VEYA KEMOTERAPİ ALMIŞ OLAN HASTALAR İÇİN:

Kaynamakta olan 1 bardak (yaklaşık 150-200 ml) klorsuz suya 1 tatlı kaşığı (2-3 gram) kırkkilit bitkisinin ince yapraklarından ilave edilir. Kısık ateşte 5 dakika demlenir (yavaş yavaş kaynatılır). 5 dakika tamamlandıktan sonra ılınması beklenir ve süzülür. Ilınınca sabah kahvaltısından en erken bir saat sonra içilir. Bu kürün uygulaması

2x30U+10A
30 gün uygulama + 10 gün ara + 30 gün uygulama
=Toplam 60 günlük kür
U= 30 gün uygulanır
A= 10 gün ara verilir

şeklindedir. Bu formülün anlamı, iki defa 30 gün uygulanması ve her 30 gün tamamlandığında 10 gün ara verilmesidir. Toplam uygulama süresi 60 gündür. Uygulama sürelerine 10 günlük ara dâhil değildir. Her defasında taze hazırlanması gerekir. Bu kür iki aylık aralar verilerek yukarıdaki formüle göre tekrarlanır.

KÜR 2
KALP ÇARPINTISINA VE İDRAR YAPMA ZORLUĞUNA KARŞI

Kaynamakta olan 1 bardak (yaklaşık 150-200 ml) klorsuz suya 1 tatlı kaşığı (2-3 gram) kırkkilit bitkisinin ince yapraklarından ilave edilir. Kısık ateşte 2 dakika demlenir (yavaş yavaş kaynatılır). 2 dakika tamamlandıktan sonra ılınmasını beklemeden süzülür. Ilınınca akşam yemeklerinden en erken 2 saat sonra içilir. Bu kürün uygulaması

2x21U+7A
21 gün uygulama + 7 gün ara +21 gün uygulama
=Toplam 42 günlük kür

U= 21 gün uygulanır
A= 7 gün ara verilir

şeklindedir. Bu formülün anlamı, iki defa 21 gün uygulanması ve her 21 gün tamamlandığında 7 gün ara verilmesidir. Toplam uygulama süresi 42 gündür. Uygulama sürelerine 7günlük ara dâhil değildir. Her defasında taze hazırlanması gerekir. Bu kür şikâyetlerin seyrine göre dönem dönem uygulanır.

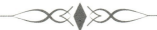

Not: Hekiminizin önerdiği ilaçlar varsa, mutlaka kullanınız. Bu bitkiye karşı alerjiniz olup olmadığını öğreniniz. Bu kitaptaki tüm bitkisel kürler ancak ve ancak yetişkinler içindir. Burada okuduğunuz bilgilerin, yardımcı ve destekleyici olduğunu göz ardı etmeyiniz. Hekiminize danışmadan buradaki bilgilerle kendi kendinize kesinlikle teşhis koymayınız ve uygulamayınız. Unutmayınız ki hastalık yoktur, hasta vardır. Her hastalığın seyri insandan insana değişir. Teşhisi koyacak olan ancak bir hekimdir.

EBEGÜMECİ

Latince adı : Malva sylvestris
Almanca : Malve
İngilizce : Common mallow

Özellikleri
■ Hareketli bağırsak sendromuna karşı

Değerli okuyucu, hareketli bağırsak sendromu (irratable bowel syndrome) şikâyeti olan çok sayıda hastayla sohbetlerim olmuştur. Hangi hastalık olursa olsun, hastayla uzun uzun konuşurum. Özellikle beslenme şekilleri üzerinde durarak, çok fazla soru sorarım. Genel bir kural olmamakla beraber hareketli bağırsak sendromu şikâyeti olan hastaların çoğunda tatlı tüketimine karşı bir istek olduğunu gördüm. Bu şikâyetten yakınan kişilere öncelikle tatlı tüketiminde ölçülü olmalarını önermekteyim. Kısa bir zaman sonra şişkinlik, hazımsızlık ve gaz (flatulens) şikâyetlerinde belirgin bir azalma olduğunu bildirmişlerdir. Ayrıca, bağırsak hareketlerinde de belirgin düzelme olduğunu belirtmişlerdir.

Hareketli bağırsak sendromu yaşayanların, öğünlerin üzerine tatlı veya meyve tüketmemelerini öneririm. Meyve veya tatlıların öğünlerin üzerinden en az 2 saat geçtikten sonra tüketilmelerini önemle vurgulamak isterim. Bu kurala uyduklarında şişkinlik, gaz, hazımsızlık ve mide yanması şikâyetlerinde büyük oranda azalma olduğunu hayretle gözlemleyeceklerdir. Hareketli bağırsak sendromu olanlar da belirgin şekilde şikâyetlerinde azalma olduğunu hissederler.

DİKKAT !

■ Polikistikover rahatsızlığınız varsa bu kürü uygulamayınız. Hamile kalmayı planlamış anne adaylarının da bu kürü uygulamamaları gerekir.

KÜR 1
HAREKETLİ BAĞIRSAK SENDROMUNA KARŞI

Kurutulmuş ebegümecinin kökleri hariç bitkinin tamamı kullanılır. Bir tutam kurutulmuş ebegümeciyi (yaklaşık 3-4 gram) kaynamakta olan bir su bardağı klorsuz suya atınız. Ağzı açık olarak kısık ateşte 4 dakika demleyiniz (hafif hafif kaynayacak). 4 dakika tamamlandıktan sonra ılınmasını bekleyiniz, ılınınca süzüp ılık olarak sabah, öğle ve akşam öğünlerinden önce yudum yudum içiniz. Bu kürün uygulaması

2x10U+3A
10 gün uygulama + 3 gün ara +10 gün uygulama
=Toplam 20 günlük kür
U= 10 gün uygulanır
A= 3 gün ara verilir

şeklindedir.

Bu formülün anlamı, iki defa 10 gün uygulanması ve her 10 gün tamamlandığında üç gün ara verilmesidir. Toplam uygulama süresi 20 gündür. Uygulama sürelerine 3 günlük aralar dahil değildir. Her defasında taze hazırlanması gerekir.

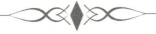

Not: Hekiminizin önerdiği ilaçlar varsa, mutlaka kullanınız. Bu bitkiye karşı alerjiniz olup olmadığını öğreniniz. Bu kitaptaki tüm bitkisel kürler ancak ve ancak yetişkinler içindir. Burada okuduğunuz bilgilerin, yardımcı ve destekleyici olduğunu göz ardı etmeyiniz. Hekiminize danışmadan buradaki bilgilerle kendi kendinize kesinlikle teşhis koymayınız ve uygulamayınız. Unutmayınız ki hastalık yoktur, hasta vardır. Her hastalığın seyri insandan insana değişir. Teşhisi koyacak olan ancak bir hekimdir.

BEYAZ LAHANA

Latince adı   : Brassica oleracea var.capitata L.
İngilizce   : White Cabbage
Almanca   : Weisskohl

Özellikleri
- İnsulin direncini düşürücü
- Kan şekerini düşürücü
- Antioksidan

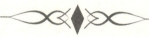

Değerli okuyucu, son yıllarda tüm dünyada ve ülkemizde şeker hastalığı hızlı bir yayılım göstermektedir. Bunun arkasında yatan sebeplerden en önemlisinin ebter tohum kullanımı olduğuna inanıyorum. Özellikle, tip numarası düşük un kullanımı (mineral ve kepek bakımından düşük) ve bizim olmayan buğday ve bakliyat kullanımı (bkz: Anadolu Toprakları ve Bitkilerimiz) şeker hastalığı gibi daha birçok otoimmün hastalığın erken yaşlarda ortaya çıkmasında ve yaygınlaşmasında etkin rol oynamaktadır.

Diyabet Tip 2 olan şeker hastalarının yüzde 90'ında insülin direnci gözlemlenmektedir. İnsülin direncinden yakınan şeker hastaları kan şekerlerini (glikoz) kontrol altına almakta veya düşürmekte zorlanmaktadırlar.

İnsülin nedir?

İnsülin pankreas tarafından üretilen bir hormondur. İnsülin hormonunun görevi, vücut hücrelerine şekerin alınmasını sağlamaktır. Hücrelerin çalışabilmesi için yakıta, yani, enerjiye ihtiyaçları vardır. İşte, bu enerjiyi de glikoz (şeker) sağlar. Kısaca, hücrelerin enerji kaynağı glikoz şekeridir. Besinler üzerinden alınan şekerin hücre içerisine alınabilmesi için bir hormona ihtiyaç vardır. Bu hormonun adı da pankreasta üretilen insülin hormonudur. Diyabet Tip1, özellikle çocuklarda ve gençlerde görülen şeker hastalığıdır. Bu durumunda, pankreas, insülin üretemez. Bu hastalarda, dışardan insülin takviyesine ihtiyaç vardır.

İnsülin direnci ne demektir?

Diyabeti olan insanların çoğunda, vücut hücreleri pankreas tarafından üretilen ve vücut hücrelerine şekeri içeri almalarını söyleyen hormon olan vücudun doğal insülinini her zaman dinlememektedir. Pankreas insülin üretir, fakat hücreler her zaman dinlemez. Gidecek hiçbir yer olmadığından, şeker sağlıksız olarak kanda birikerek çoğalır.

Yiyecekler sindirildikten sonra, insülin (pankreas tarafından üretilen hormon) ve şeker, kan dolaşımına girer. İnsülin direnci olmayan insanlarda; insülin şekerin vücudun kas, yağ ve karaciğer hücrelerine kolay ve verimli şekilde girmesine izin verir.

Tip2 diyabeti olan insanların yaklaşık yüzde 90'ının insülin direncinden yakındığı tahmin edilmektedir.

İnsülin direnci olan insanlarda, kan şekerinin kas, yağ ve karaciğer hücrelerine girmesi daha zordur ve bu da yüksek düzeyde şekerin kanda birikmesine sebep olur. Bu durum hem uzun hem de kısa süreli sorunların ortaya çıkmasına neden olabilir. Çok kısa sürede, hücreler enerjisiz kalacak ve vücut gereken şekilde işleyemeyecek hale gelecektir. Tip2 diyabeti olan hastaların kendilerini yorgun hissetmelerinin nedeni budur. Zamanla, yüksek kan şekeri düzeyi, göz sorunları, körlük, böbrek hasarı, sinir hasarı, bacağın kesilmesi (ampütasyonu) ve kalp hastalığı gibi daha ciddi komplikasyonlara yol açabilir.

Pankreas hücrelere daha fazla şeker almak için daha çok insülin üretmeye ve normalden daha fazla çalışmaya bile başlayabilir. Bunun sonucunda, pankreas "kendini yıpratabilir" ve yeterli insülin sağlama yeteneğini kaybedebilir. Bu olduğunda, kan şekeri düzeylerini kontrol altında tutmak için günlük insülin enjeksiyonlarına ihtiyaç duyulabilir. Genellikle, pankreas bir miktar insülin üretir, fakat vücut bunu iyi kullanamaz. Buna insülin direnci denir.

Eğer vücudunuz insülin kullanamazsa şeker (glikoz), hücrelerinize giremez ve enerji için kullanılamaz. Yine, şeker kanınızda birikerek çoğalır. Pankreas, şekerin hücrelere girişine yardım etmek için daha fazla insülin üretmeye çalışır. Neticede, adeta pankreas "yorulmuş" gibi insülin üretimini yavaşlayarak azaltmaya başlar.

İnsülin direnci yükseldikçe, şeker hastaları kan şekerlerini düşürmekte zorlanırlar ve buna bağlı olarak da kan şekeri hücrelerden içeri giremediği için kanda glikoz yükselmeye başlar veya yükselme eğilimi gösterir. Bu durumdan yola çıkarak şeker hastalarının insülin direncini azaltmak (insülin hassasiyetini yükseltmek) için bitkisel olarak ne yapılabileceğini araştırmaya başladım.

Bu konuda mükemmel bir yardımcı ve destekleyici, beyaz lahana kürünü uygulamaktır. Beyaz lahana kürü adeta insülin direncini kırarak şekerin (glikozun) kaslara, yağ dokusuna ve karaciğere girmesine yardımcı olur. Böylece kan şekeri yavaş yavaş düşmeye ve kontrol altına alınmaya başlar. Kısaca şöyle de söyleyebilirim: Beyaz lahana kürü vücudun insülin direncini kırarak, insülin hassasiyetini yükseltir. Bu sayede, beyaz lahana kürünü uygulayan şeker hastaları kendilerini daha dinç ve zinde hissetmeye başlarlar.

Şeker hastası değilsiniz, yaşınız orta yaş ve yukarısı kendinizi yorgun hissediyorsunuz... Hekime gitiğinizde de önemli bir bulgu ortaya çıkmadı. O halde bu yorgunluk dolaşım bozukluğundan kaynaklanabilir. Bu durumda beyaz lahanayla yapılan 15 günlük "dolaşım bozukluğu" kürünü öneririm.

İşim gereği çok fazla hareketsiz kalıyorum. Dönem dönem, **kan dolaşımı bozukluğuna bağlı yorgunluk ve halsizlik** yaşamaktayım. Bu durumda hemen 15 günlük beyaz lahana kürüne başlarım. Bu kürün uygulama şeklini aşağıda belirttim.

Tip1 diyabeti olan çocuklar ve gençlere beyaz lahana kürünü önerdiğimde, anne veya babaları hemen ertesi hafta telefonla arayarak, "Hocam Allah sizden razı olsun, düzenli olarak insülin kullanmamıza rağmen, aylardır 200'ün altına düşmeyen kan şekeri, 130-140'lara kadar indi. Özellikle geceleri ölçtüğümüzde 300-350'ye çıkan kan şekerleri de 150 civarında seyrediyor" demişlerdir.

Değerli okuyucu, gençlerin ve çocukların şeker hastalığına bu kadar erken yaşta yakalanmaları gerçekten çok acı. Onların yaşam kalitelerinin bozulması ve bulundukları ortamlarda istedikleri gibi yiyip içememeleri çok üzücü. Anne ve babalarının duydukları üzüntüyü çok iyi anlayabiliyorum. Özellikle, diyabet Tip1'li, çocukların, hastalıklarının bilincinde olmadıkların için kaçamak yaparak tatlı tüketmeleri de çok üzücü. Onların da nefsi var. Daha çocuk yaşta besinlere karşı seçici olma şartının getirilmesi ve sürekli insülin kullanımına ihtiyaç duymaları hem psikolojilerini hem de sosyal yaşamlarını olumsuz etkilemektedir. Şüphesiz ki, bu durumdan anne ve babaları da çok yönlü olarak etkilenmektedirler.

Tip2 diyabetin özellikleri

- Bu hastalarda insülinin çalışması bozuk olduğu gibi, salgısı da bozuktur.
- Genellikle 30 yaştan sonra görülürse de, her yaşta olabilir.
- Hastaların yüzde 80'inde şişmanlık vardır, ancak şişman olmayanlarda da
- Tip2 diyabet gelişebilir. Şişman kişilerde kilo vermekle kan şekerinde önemli oranda düzelme görülür.
- Tip2 diyabet çok su içme, çok idrara çıkma gibi şikâyetler olmadan da ortaya çıkabilir.
- Şeker hastalığına bağlı göz, sinir ve damar hastalıkları birlikte olabilir.
- Genetik yatkınlık ve kilo alma en önemli risk faktörleridir.
- Bu hastaların kanlarında Tip1 diyabetlilerde olduğu gibi antikorlar bulunmaz.
- Unutmayınız, insülin direnci sadece şeker hastalarında görülmez.

DİKKAT !

- Ailenizde ve yakın akrabalarınızda şeker hastalığı mı var? Şeker hastalığına karşı yatkınlığınız mı var? Hekiminiz, şekerinize dikkat edin mi dedi? Şeker hastalığına yakalanmaktan endişe mi ediyorsunuz? Şeker hastalığına karşı vücudunuzu dirençli kılmak mı istiyorsunuz? Vücudunuzun insülin hassasiyetini yükseltmek mi istiyorsunuz? Bunun en mükemmel önlemi beyaz lahana kürünü yılda birkaç kez uygulamaktır. Beyaz lahana sadece bu yönüyle değil, daha birçok yönüyle Allah'ın biz insanlara sunduğu sınırsız mucizelerden bir tanesidir.

- Kullanılacak lahanaların "futbol topu büyüklüğünde olan kültür lahanası" olmaması gerekir. Kullanılacak olan lahanaların, yeşil-sarımsı renkli, iri ve açık alanda (tarla) yetişmiş olmaları şartı vardır. Serada yetişen lahanalar amaca uygun değildir.

- Hipoglisemi şikâyetiniz varsa, beyaz lahana kürünü kesinlikle uygulamayınız.

KÜR 1
İNSÜLİN DİRENCİNİ DÜŞÜRÜCÜ
(İNSÜLİN HASSASİYETİNİ YÜKSELTİCİ)

Bir litreden az suyu kaynatıp, bu suya yarım litreden fazla (yaklaşık 750-800 ml veya 5 su bardağı) 7-8 tane beyaz lahana yaprağını, mümkün olduğu kadar parçalamadan (doğramadan, bir bütün olarak) atınız hafif ateşte 10 dakika ağzı kapalı olarak haşlayınız. Haşlama esnasında kapağı açarak, tahta bir kaşık yardımıyla yaprakların tamamının suyun içerisinde kalmasına özen gösteriniz. Ilındıktan sonra haşlanmış beyaz lahana yapraklarını süzerek ayırınız ve aç karnına veya yemeklerden bir saat sonra sadece 1,5 su bardağı içiniz. Aç karnına içilmesi daha etkilidir. Bu kürün uygulanması,

3x5U+3A
5 gün uygulama + 3 gün ara + 5 gün uygulama + 3 gün ara + 5 gün uygulama
=Toplam 15 günlük kür
U= 5 gün uygulanır
A= 3 gün ara verilir

şeklindedir. Bu formülün anlamı, 3 defa 5 gün uygulanması ve her 5 gün tamamlandığında 3 gün ara verilmesidir. Toplam uygulama süresi 15 gündür. Uygulama sürelerine 3 günlük aralar dahil değildir. Her defasında günlük hazırlanması gerekir.

Haşlanmış beyaz lahana yapraklarını tüketmenize gerek yoktur. Bu kürde, beyaz lahananın her gün taze olarak hazırlanması gerekir. Bir defada her öğünden sonra 1,5 su bardağını içmekte zorlanıyorsanız, bu takdirde gün boyu aralıklarla her defasında yarım su bardağı içerek de kürünüzü uygulayabilirsiniz. Bu kürü şikâyetlerinize bağlı olarak yılda 3-4 kez uygulayabilirsiniz.

KÜR 2
KAN DOLAŞIMI DÜZENLEYİCİ

3-4 adet beyaz lahananın en dış yaprağı mümkün olduğu kadar parçalanmadan (doğranmadan) kaynamakta olan yarım litre klorsuz suya atılır ve hafif ateşte ağzı kapalı olarak 15 dakika haşlanır. Yemeklerden önce aç karnına 1,5 su bardağı içilir. Damak tadı için veya içimi kolay olsun düşüncesiyle haşlama suyuna hiçbir şey ilave etmeyiniz. Bu kürün uygulaması

2x7U+3A
7 gün uygulama + 3 gün ara + 7 gün uygulama
U= 7 gün uygulanır
A= 3 gün ara verilir
=Toplam 14 günlük kür

şeklindedir. Bu formülün anlamı, iki defa 7 gün uygulanması ve her 7 gün tamamlandığında 3 gün ara verilmesidir. Toplam uygulama süresi 14 gündür. Uygulama sürelerine 3 günlük aralar dahil değildir. Her defasında günlük hazırlanması gerekir. Bu kürü şikâyetlerinize bağlı olarak 3 ayda bir defa uygulayabilirsiniz.

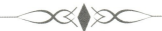

Not: Hekiminizin önerdiği ilaçlar varsa, mutlaka kullanınız. Bu bitkiye karşı alerjiniz olup olmadığını öğreniniz. Bu kitaptaki tüm bitkisel kürler ancak ve ancak yetişkinler içindir. Burada okuduğunuz bilgilerin, yardımcı ve destekleyici olduğunu göz ardı etmeyiniz. Hekiminize danışmadan buradaki bilgilerle kendi kendinize kesinlikle teşhis koymayınız ve uygulamayınız. Unutmayınız ki hastalık yoktur, hasta vardır. Her hastalığın seyri insandan insana değişir. Teşhisi koyacak olan ancak bir hekimdir.

BEYAZ LAHANA - MAYDANOZ – LİMON

Özellikleri
- Sağlıklı zayıflama kürü

Değerli okuyucu, *Bitkisel Sağlık Rehberi* adlı kitabımda verdiğim lahana kürünü uygulayıp başarılı sonuç alanların sayısı çok fazladır. Ancak, bazı kişiler haşlanmış lahana suyunu içmekte zorlandıklarını belirtmişlerdir. Haşlanmış beyaz lahana kürünü uygulamakta zorlananlar için, bu kürün etkisini azaltmadan içimini kolaylaştırmak amaçlı olarak tekrar araştırma yaptım. Sonuçta, çok daha başarılı bir zayıflama kürü ortaya çıktı. Ben araştırmalarımda kozmetik veya zayıflama kürlerine zaman ayıramıyorum. Ağırlıklı olarak insan sağlığını doğrudan etkileyen hastalıklar üzerine araştırmalarımı sürdürmekteyim. Bitkiler üzerine olan araştırmalarım esnasında, yan sonuç olarak kozmetik veya zayıflama ile ilgili dikkatimi çeken bir sonuç çıktığında, sizlerin istifadesine sunuyorum. Doğrudan doğruya kozmetik veya zayıflama ile ilgili bitkisel kür geliştirilmesi üzerinde çalışmamaktayım.

Size aşağıda sunmuş olduğum zayıflama kürü çok başarılı bir kürdür. İçimi kolay, uygulaması kolay ve çok sağlıklı bir kürdür. Bu kürle hem sağlıklı kilo veriyorsunuz hem de birçok hastalığa karşı vücudunuzun direncini artırmış oluyorsunuz. Kür tamamlandıktan sonra yemenize ve içmenize biraz dikkat ettiğiniz takdirde tekrar kilo almanız da mümkün değildir.

Hemen belirtmekte fayda görüyorum, bu kürü uygularken tokluk duygunuz da hızlı bir şekilde gelişmektedir. Yani, yemek yerken tokluk duygunuz daha erken tetiklenmektedir. Maydanoz ve limon suyunun beyaz lahana ile beraber kullanılmasının bir diğer avantajı da ruh sağlığınızın ne kadar güçlendiğini hissedebiliyor olmanızdır. Bununla neyi anlatmak istiyorum: Bazı insanlar kolay etkilenerek sık sık hafif bir depresif hal yaşayabilmektedirler. Bu grupta olanlar genelde sıkıntıdan çok fazla yemek yerler ve kilo alırlar. Onlar için de bu mükemmel bir kürdür.

Bu kür, herkesin uygulayıp kolayca kilo verebileceği bir kürdür. Bu kürü uygularken bir taraftan ruh sağlığınız daha güçlü olacak, diğer taraftan da rahat rahat kilo verebileceksiniz. Kür tamamlandıktan sonra kolayca tekrar kilo alma yatkınlığınız da olmayacağı için kilonuzu uzun müddet koruyabildiğinizi hayretle gözlemleyeceksiniz. (Tabi ki abur cubur yememek şartıyla)

Bu kür için kullanılacak olan malzemeler, iri yeşil sarımsı lahana, taze maydanoz ve taze sıkılmış limon suyudur. Lahanaları ve maydanozları pazardan almayı tercih ediniz. Sera lahanalarını (futbol topu büyüklüğünde ve beyaz) kullanmayınız, amaca uygun değildir. Maydanozlar taze, sararmamış ve küçük yapraklı olmalıdır. İri yapraklı olan maydanozlar amaca uygun değildir. Onlar sadece gösterişlidir.

KÜR
ZAYIFLAMA KÜRÜ

Kaynamakta olan yarım litre klorsuz suya, 4 adet iri lahana yaprağını çok fazla parçalamadan (doğramadan) ilave ediniz. Ağzı kapalı olarak 3 dakika kaynatınız. 3 dakika tamamlanınca kapağı açarak içerisine yarım demet taze yeşil maydonozu gövde saplarıyla beraber ilave ediniz ve kaşıkla içeriğin iyice karışmasını sağlayınız. Tekrar ağzını kapatarak 2 dakika daha kaynatmaya devam ediniz. Toplam 5 dakika tamamlanınca ocağın altını kapatınız ve ılınmasını bekleyiniz. Ilındıktan sonra süzüp suyunu ayırınız. Kaşık yardımıyla lahana ve maydanozlara biraz bastırarak suyunu bırakmasını sağlayınız. Cam kaba ayırdığınız haşlama suyunu dilerseniz üçe bölerek sabah, öğle ve akşam veya ikiye bölerek sabah ve akşam içebilirsiniz. Aç karnına içilmesi çok daha etkilidir. Aç karnına içmek istemiyorsanız öğünlerden en erken 2 saat sonra içilmelidir. Burada dikkat edilecek bir konu da her içimden önce 2 yemek kaşığı taze sıkılmış limon suyu ilave edip, karıştırıp içmektir. Kısaca, süzüp ayırdığınız lahana-maydanoz suyuna ılınınca taze sıkılmış limon suyu ilave etmeyiniz. İçeceğiniz sırada, içeceğiniz kadarına 2 yemek kaşığı taze sıkılmış limon suyu ilave edilmelidir. Bu kür günlük hazırlanmak zorundadır.

Kürün hazırlama şeklinde yarım demet maydanozdan bahsettim. Demetlerin içeriğindeki maydanozların sayıları farklı olabilir. 4 adet büyük beyaz lahana yaprağına ilave edilecek maydanoz sayısı 20-25 adettir. Maydanozların gövde sapları ile beraber kullanılması gerekmektedir.

Lahana-maydanoz-limon suyu karışım kürünün uygulaması

3x7U+3A
7 gün uygulama + 3 gün ara + 7 gün uygulama + 3 gün ara + 7 gün uygulama
U= 7 gün uygulanır
A= 3 gün ara verilir

şeklindedir. Bu formülün anlamı, üç defa 7 gün uygulanıp ve her 7 gün tamamlandığında üç gün ara verilmesidir. Toplam uygulama süresi 21 gündür. Uygulama sürelerine 3 günlük aralar dahil değildir.

DİKKAT !

■ Bu kürü yılda 2-3 kez uygulayabilirsiniz. Özellikle bahar aylarına girerken gelişen bahar yorgunluğuna karşı da mükemmel bir önleyicidir. Kış aylarında alınan kiloları bahar mevsimine girerken bu kür sayesinde hem kolaylıkla verebilir, hem de bahar yorgunluğuna bağlı şikâyetleri de yaşamamış olursunuz.

Not: Hekiminizin önerdiği ilaçlar varsa, mutlaka kullanınız. Bu bitkiye karşı alerjiniz olup olmadığını öğreniniz. Bu kitaptaki tüm bitkisel kürler ancak ve ancak yetişkinler içindir. Burada okuduğunuz bilgilerin, yardımcı ve destekleyici olduğunu göz ardı etmeyiniz. Hekiminize danışmadan buradaki bilgilerle kendi kendinize kesinlikle teşhis koymayınız ve uygulamayınız. Unutmayınız ki hastalık yoktur, hasta vardır. Her hastalığın seyri insandan insana değişir. Teşhisi koyacak olan ancak bir hekimdir.

MELİSSA (OĞULOTU)

Latince : Melissa officinalis
Almanca : Zitronenmelissa
İngilizce : Lemonbalm, melissa

Özellikleri
- Antitümoral
- Yaraların iyileştirici
- Göz tansiyonuna karşı
- Kalp spazmına karşı
- İdrar yolları enfeksiyonunu önleyici (sondalı)

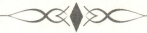

Onun adı oğulotu. Yabancılar ona *melissa* da derler. Ülkemizde de giderek melissa daha çok kullanılır oldu. Çok keyifli bir içimi vardır. Kokusunda bahar havasının ılıklığını ve rahatlığını algılarsınız. Oğulotunu bir kere koklarsanız, tekrar tekrar koklamaktan kendinizi alamazsınız. Çayını yudum yudum içerken rahatlamaya başlarsınız. İçtikten 5-10 dakika sonra gerginliğinizin uçup gittiğini hissedersiniz. Mükemmel bir gevşetici, rahatlatıcı ve dinlendiricidir. Çok sayıda sedatif (rahatlatıcı, gevşetici) etkin madde içerir.

Oğulotunu yudumlarken sanki içerisinde limon suyu var zannedersiniz. Almanlar ve Avusturyalılar ondan bahsederken *"zitronen melissa"* da (limon melissa) derler.

Kronik idrar yolları enfeksiyonu şikâyetiniz söz konusuysa mükemmel bir önleyicidir. Sürekli sonda takmak zorunda olanların en önemli sorunlarından bir tanesi de sondaya bağlı olarak tahriş (iritasyon) nedeniyle sık sık idrar yolları enfeksiyonuyla karşı karşıya kalmalarıdır. Sonuçta bu hastalar dönem dönem anbiyotik kullanmak zorunda kalmaktadırlar. Sık sık veya dönem dönem antibiyotik kullanmak zorunda kalan bu hastalar, zamanla antibiyotiğe karşı bağışıklık kazandıklar için hekimleri tarafından farklı antibiyotiklere yönlendirilmektedirler.

Sık sık "Kalbim sıkışıyor" veya "Sol tarafımda, tam kalbimin olduğu yerde ve dışa doğru adeta kasılma veya gerilme hissediyorum" şeklinde kendilerini ifade edenlere, melissa çayı içmelerini öneririm. Değerli okuyucu, bu türden şikâyetler ciddi olabilir. Mutlaka hekime gidilmesi gerekir. Hekime gittiğinizde ciddi bir şey yok denildiyse, kendinize hemen bir melissa çayı hazırlayınız. Kalbin üzerindeki gerilmiş kasların nasıl kısa sürede gevşediğini hayretle gözlemleyebilirsiniz.

Kalp spazmı geçirme riski olanlara günde 2 kez ve 1 ay boyunca melissa çayı içmelerini öneririm. Yaraların hızlı kapanmasında melissa çayının yardımı, yabana atılmayacak kadar güçlüdür.

Göz tansiyonu

Göz tansiyonunda melissa çayı önermekteyim. Melissa kürünü uygularken, beraberinde domates kürünün de desteğini almakta fayda vardır. Eğer, yaşınız 35'in altındaysa, sadece melissa kürü uygulamak yeterli olacaktır. Göz tansiyonu durumunda, melissa kürünün nasıl uygulanacağı aşağıda belirtilmiştir.

Östrojen hormonu

Östrojen hormonu düşüklüğü sorununuz mu var? Oğulotu (melissa) çayı, düşük olan östrojen hormon seviyesini normal düzeye çıkarmakta oldukça etkilidir. Özellikle, menopoz döneminde östrojen hormonu azlığı yaşayan bayanların yardımcısıdır.

Kronik idrar yolları enfeksiyonu

Sık sık idrar yolları enfeksiyonu yaşayanlar, kısa zamanda kronik durumla karşı karşıya kalabilmektedirler. Uygulanan antibiyotik tedavisi kısa süreli olmaktadır. Antibiyotik tedavisi tamamlandıktan birkaç hafta sonra, enfeksiyon tekrar nüksetmektedir. Bu takdirde tekrar hekime giden hasta farklı bir antibiyotik tedavisine başlatılmaktadır. Bir müddet sonra bu farklı antibiyotiğe karşı hasta cevap veremez duruma gelebilmekte ve tekrar tekrar hastalıkla karşı karşıya kalan hastanın yaşam kalitesi bozulmaktadır. Zamanla mevcut antibiyotikler etkili olmadığından, çaresiz kalmaktadırlar. Peki, bu durumda olan kronik idrar yolları enfeksiyonu hastaları için gerçekte antibiyotiklere karşı direnç gelişmiş olabilir mi? Ben, bu sorunun cevabına iki açıdan bakmaktayım:

- Micro-Crystalline (Mikro-Kristal) oluşumu
- Biyo-Film tabakası oluşumu

Şimdi bunları sırasıyla açıklamaya çalışacağım.

Mikro-Kristal oluşumu

İdrar kesesi içerisinde biriken, idrarda gözle görülmeyen Mikro-Kristaller oluşabilmektedir. Oluşan bu Mikro-Kristallerin kenarları jilet gibi keskindir. Her idrara çıkışta, keskin kenarlı Mikro-Kristaller idrar kanalının iç yüzeyini tekrar tekrar çizerek Mikroinjuri (Mikro-Yara) açılmasına neden olacaktır. İşte, açılan bu mikro-yaralar kolaylıkla enfekte olabilecek kaynak oluşturmaktadırlar. Mikro-Kristal oluşumu engellenmedikçe bu mikro-yaralar sürekli oluşacaktır. Bu nedenle, antibiyotik tedavisi uzun vadede başarısız olacak, sürekli tekrarlayan mikro-yara oluşumu, kullanılan antibiyotiğin cevap vermediği düşüncesine neden olacaktır.

Biyo-Film tabakası oluşumu

Biyo-Film tabakasıyla ne anlatmaya çalışıyorum, ve bu tabaka nasıl oluşuyor? İdrar yollarının iç yüzeyinde enfeksiyona neden olan bakteri aglünasyonu (bakterilerin yan yana dizilmesi) adeta ince bir film tabakası oluşturmaktadır. İnce film tabakasını oluşturan, bakterilerin salgıladıkları proteinlerdir. İdrar kanalının iç yüzeyiyle ince film tabakası (Biyo-Film tabakası) arasında bakteriler gizlenip yerleşebilmektedirler. Bu durumda antibiyotik alımı, Biyo-Film tabakası altında kalan bakterilere ulaşamayacağından bu bakterileri zararsız hale getiremeyecektir. Böyle bir durumda antibiyotik cevap vermiyor demek yanlış olacaktır. Eğer, Biyo-Film tabakası oluşmamış olsaydı, antibiyotik bu bakterileri zararsız hale getirebilecekti.

Gerek Mikro-Kristal ve/veya gerekse de Biyo-Film tabakası oluşumları nedeniyle, kronik idrar yolları hastasının antibiyotiğe karşı direnç kazanmış olabileceği hakkında kesin bir yorum yapılamaz.

Değerli okuyucu, *"Bitkisel Sağlık Rehberi"* adlı kitabımda kronik idrar yolları enfeksiyonuna karşı karnabahar kürünü önermekteyim. Bu kürü uygulayan çok sayıda kadın hasta mükemmel sonuç aldıklarını bildirmişlerdir. Karnabahar kürü nasıl etkili olmaktadır? Karnabahar, Biyo-Film tabakasının oluşumuna engel olmakta ve/veya Biyo-Film tabakasını ortadan kaldırmaktadır.

KÜR 1
GÖZ TANSİYONU

Yaklaşık 150 ml (1 su bardağı) klorsuz suyu önce kaynatınız. Su kaynadıktan sonra, bir tatlı kaşığı (yaklaşık 3-4 gram) oğulotunu kaynayan suya ilave ediniz. Kısık ateşte 5 dakika kaynatınız. 5 dakika tamamlanınca ocaktan indiriniz ve 1-2 dakika bekledikten sonra süzünüz. Ilınınca yavaşça yudumlayarak içiniz.

Bu kür bir ay boyunca günde 2 kez uygulanır. Her defasında taze hazırlanır. Öğleden evvel ve öğleden sonra aç karnına içilir. Eğer, yaşınız 35 ve yukarısıysa bu takdirde akşam yemeklerinden yaklaşık en erken bir saat sonra bir çay bardağı taze sıkılmış domates suyu da içilmelidir. Ağır vakalarda, 1 ay boyunca melissa çayı günde 3 kez içilebilir. Şikâyetlerin durumuna göre, kür tekrar edilebilir.

KÜR2
ÖSTROJEN HORMONU YÜKSELTİCİ VE İDRAR YOLLARI ENFEKSİYONUNU ÖNLEYİCİ

Yaklaşık 150 ml (1 su bardağı) klorsuz suyu önce kaynatınız. Su kaynadıktan sonra, bir tatlı kaşığı (yaklaşık 3-4 gram) melissayı kaynayan suya ilave ediniz. Kısık ateşte 5 dakika kaynatınız. 5 dakika tamamlanınca ocaktan indiriniz ve 1-2 dakika bekledikten sonra süzünüz. Inıyınca yavaşça yudumlayarak içiniz.

Bu kür 1 ay boyunca günde 3 kez uygulanır. Her defasında taze hazırlanır. Öğleden evvel aç karnına, öğleden sonra aç karnına ve akşam yatmadan önce içilir. 1 ay tamamlandıktan sonra günde 2 kez olmak üzere bir ay daha aynı şekilde devam edilir. Bu kür 15 günlük aralarla tekrarlanabilir.

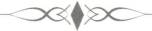

Not: Hekiminizin önerdiği ilaçlar varsa, mutlaka kullanınız. Bu bitkiye karşı alerjiniz olup olmadığını öğreniniz. Bu kitaptaki tüm bitkisel kürler ancak ve ancak yetişkinler içindir. Burada okuduğunuz bilgilerin, yardımcı ve destekleyici olduğunu göz ardı etmeyiniz. Hekiminize danışmadan buradaki bilgilerle kendi kendinize kesinlikle teşhis koymayınız ve uygulamayınız. Unutmayınız ki hastalık yoktur, hasta vardır. Her hastalığın seyri insandan insana değişir. Teşhisi koyacak olan ancak bir hekimdir.

KEKİK

Latince : Thymus piperella
Almanca : Thymian
İngilizce : Thyme

Özellikleri
- Mide bulantısına karşı
- Antitümoral
- Yaraların iyileştirilmesinde karşı
- Hazımsızlığa karşı
- Radyoterapi ve/veya kemoterapi sonrası gelişen mide bulantısına karşı

Kekik üzerine olan araştırmalarım henüz tamamlanmış değildir. Şimdiye kadar almış olduğum sonuçları burada sizinle paylaşmaktayım. Kekik üzerinde henüz kesinleşmemiş araştırma sonuçlarını da tamamladıkça bu kitabın sonraki baskılarında inşallah sunmaya çalışacağım.

Kekiği araştırmaya dokuz yıl önce başladım. Kekik, yaklaşık 40 yıldan beri geliştirmiş olduğum sistematiğe ideal bir şekilde uymaktadır. Etkin maddelerinin çok farklı bir kimyası var. İnsan vücudunda, aynı anda farklı metabolizmaları uyarıyor. Bu farklılıklar onun kullanma ve hazırlanma şeklinin pek kolay olmayacağı düşüncesini uyandırmıştı bende. Nitekimde öyle oldu. Sizin için hazırlama ve kullanma şekli hiç zor değil. Ama benim için hazırlama ve kullanma şeklinin nasıl olacağını araştırmak ve tanımlamak zor oldu. Bu zorluk halen de devam ediyor. Kekik bazı hastalıklar üzerinde oldukça etkili olduğu gibi mükemmel önleyici ve koruyucu gücü de var. Zorluk, söz konusu bazı hastalıklara karşı onun nasıl kullanılması ve hazırlanması gerektiğini ortaya koymakta yatıyor.

Onu hafif ateşte demlemeye başladığınız anda çok şey değişiyor. Etkin maddeler hızla suya geçiyor ve farklı bir hastalık için önerilecek demleme sürelerini belirleme imkânı ortadan kalkıyor. Örneğin, kekiğin üç farklı hastalık için etkili olan maddeleri aynı zaman aralığında suya geçiyor. Demleme süresine bağlı değiller. Hepsi aynı anda suya geçiyor ve dolayısıyla da etkisi azalıyor. Mühim olan her etkin maddenin demleme sürecinde farklı zamanlarda suya geçme özelliğini kullanarak, ilgili hastalık için kürün demleme süresini belirlemektir. Maalesef, böyle bir imkânı kekik vermemektedir.

Peki, çözüm nedir? Bu işin çözümü kolay olmasına rağmen, hazırlanmasında zorlukla karşılaşılmaktadır. Örneğin, adına A dediğimiz hastalığa karşı gerekli olan etkin maddeler 55°C'de suya geçerken, 78°C'de B hastalığına karşı etkili olan etkin maddeler belirli sürede suya geçmektedir. İşte, zorluk bu noktada başlamaktadır. Örneğin, 1 yemek kaşığı kekiği, 78°C'de suyun sıcaklığını sabit tutarak 6 dakika bekletiniz denildiği takdirde, evinizin mutfağında bu kürü hazırlamak mümkün olmayacaktır. Bu nedenle, kekiğin çok kolay kullanılıp hazırlanabileceği bir özelliğini tanıtmak istiyorum.

Kekik ve mide bulantısı

Zaman zaman mide bulantısı çekiyorsanız, ilk aklınıza gelecek olan kekik olmalıdır. Hemen belirtmekte fayda görüyorum, uzun zaman ağzı açık beklemiş ve aroması uçmuş kekik bu amaç için uygun değildir. Taşıt (araba, uçak, gemi) tutmasından şikâyet ediyorsanız, kekik imdadınıza yetişecektir.

Kemoterapi ve radyoterapi almış hastalar

Kemoterapi veya radyoterapi alan hastaların en sık karşılaştığı durumlardan biri de mide bulantısıdır. Bu durumda olan hastalara kekik tavsiye ederim.

Bir anım

Değerli okuyucu, bir dostum yakın bir akrabasıyla ziyaretime gelmişti. Akrabası, 40 yaşlarındaydı. Şikâyetiyse, ne tüketirse tüketsin midesinin hazmedememesiydi. Tek bir zeytin dahi yese, yedikten birkaç dakika sonra şişkinlik başlıyordu. Daha fazla yediğinde de mide ağrısıyla beraber öyle bir istifra nöbeti geliyordu ki, ne yapacağını şaşırmıştı "Rahatlayana kadar ne çektiğimi bir Allah bilir, bir de ben" diyordu.

DİKKAT !

■ Hamile bayanların ve tiroid problemi olanların uzak durması gerekir. Ayrıca mide ülseri olanların kekiğe karşı dikkatli olmalarını öneririm. Mide kanaması riski taşıyanların kekik tüketiminden kesin olarak uzak durması şarttır.

■ Kan pıhtılaşması problemi olanların kekikten uzak durmaları gerekir.

Devamla şöyle anlatıyordu: *"Bir gün öğleden sonra gene istifra nöbetim gelmişti, istifra ettiğimde domatesin ince zar kabuklarını gördüm. Kesin olarak biliyordum ki, ben o gün sabah ve öğlen domates yememiştim. Bir önceki akşam yemiştim. O zaman anladım ki, midemde yediklerim aynen duruyordu. Gitmediğim hekim kalmadı. Önerilen tüm ilaçları kullandım. Bazı bitkiler önerildi, onları da kullandım. Fakat hiçbir fayda görmedim. Bindiğim bir uçakta istifra nöbetim geldi, mide ağrısı başladı, bir türlü çıkartamıyordum... İstanbul'a uçak indiğinde ben hâlâ mide bulantısıyla beraber sancıdan kıvranıyordum. Havaalanı tuvaletine kendimi atıp rahatladım. Bu durum hâlâ haftada birkaç kez devam ediyor. Bir şeyler yemeye ve evden dışarı çıkmaya korkuyorum."*

Kendisine dağ kekiği kullanmasını, çayını yapıp içmesini önerdim. Bu kişi hâlâ daha zaman zaman gelip teşekkür etmektedir.

Dağ kekiğini, Toroslar'dan bir tanıdığı kanalıyla getirtmiş ve kaynatıp çayını içmiş. İçtikten hemen sonra aldığı sonucu aynen şöyle tarif ediyordu: *"Hocam, içer içmez ben yeniden doğdum, bu nasıl bir rahatlamai size anlatamam. Karnımın şişliği indi, midem anında boşaldı. Bu nasıl bir mucize?"* diye anlatmıştı. İlk aylarda tanıdığı tüm insanlara sorar olmuş: *"Midenizde hazımsızlık, şişkinlik, bulantı var mı?"* diye. Sorusuna evet cevabı alınca, hemen dağ kekiğini öneriyor, ve hatta kendisinde bulunan dağ kekiğini vermeyi teklif ediyormuş. Bunu yapmamasını, önce mutlaka bir hekime gitmeyi önermesinin doğru olacağını belirttim. Önerdiği kişinin ya farklı bir rahatsızlığı varsa?

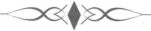

Not: Hekiminizin önerdiği ilaçlar varsa, mutlaka kullanınız. Bu bitkiye karşı alerjiniz olup olmadığını öğreniniz. Bu kitaptaki tüm bitkisel kürler ancak ve ancak yetişkinler içindir. Burada okuduğunuz bilgilerin, yardımcı ve destekleyici olduğunu göz ardı etmeyiniz. Hekiminize danışmadan buradaki bilgilerle kendi kendinize kesinlikle teşhis koymayınız ve uygulamayınız. Unutmayınız ki hastalık yoktur, hasta vardır. Her hastalığın seyri insandan insana değişir. Teşhisi koyacak olan ancak bir hekimdir.

KURU İNCİR

Özellikleri
- Kan yapıcı
- Yumurta çatlatıcı
- Hamile kalmayı kolaylaştırıcı
- Bronşite karşı

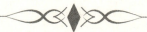

Kuru incir, mükemmel bir kan yapıcıdır. Öylesine güçlüdür ki, kısa zamanda alacağınız sonuç sizi şaşırtacaktır.

KÜR 1
KAN YAPICI

Yarım litre kaynamakta olan klorsuz suya 8-9 adet kuru inciri ilave ediniz ve yedi dakika ağzı kapalı olarak kaynatınız. 7 dakika tamamlandıktan sonra ılınmasını bekleyiniz. Ilındıktan sonra süzünüz. Üçe veya ikiye bölerek öğünlerden 10-15 dakika önce aç karına içiniz. Bu kürün uygulaması;

$$2 \times 21U + 7A$$
21 gün uygulama + 7 gün ara + 21 gün uygulama
=Toplam 42 günlük kür
U= 21 gün uygulanır
A= 7 gün ara verilir

şeklindedir. Bu formülün anlamı şudur: İki defa 21 gün uygulanır ve her 21 gün tamamlandığında 7 gün ara verilecektir. Toplam uygulama süresi 42 gündür. Uygulama sürelerine 7 günlük aralar dâhil değildir. Her defasında taze hazırlanması gerekir. Kuru incirleri bir kere koparıp veya bıçakla bir kez kesip kaynamakta olan suya ilave ediniz. Kuru incirlerin dışında beyaz pudrası varsa, soğuk su altında önce yıkayıp sonra ilave ediniz. İleri dönemlerde şikâyet tekrar ettiğinde kür tekrarlanabilir.

KÜR 2
YUMURTA ÇATLATICI VE HAMİLE KALMAYI KOLAYLAŞTIRICI

1 litre kaynamakta olan klorsuz suya 15-16 adet kuru inciri bıçakla birkez kestikten sonra ilave ediniz ve 20 dakika ağzı kapalı olarak kaynatınız. 20 dakika tamamlandıktan sonra ılınmasını bekleyiniz. Ilındıktan sonra süzünüz. Üçe veya ikiye bölerek öğünlerden 10-15 dakika önce aç karnına içiniz. Bu kürün uygulaması,

$2 \times 25U + 7A$
25 gün uygulama + 7 gün ara + 25 gün uygulama
Toplam: 50 günlük kür
U= 50 gün uygulanır
A= 7 gün ara verilir

şeklindedir. Bu formülün anlamı şudur: İki defa 25 gün uygulanır ve her yirmibeş gün tamamlandığında 7 gün ara verilir. Toplam uygulama süresi 50 gündür. Uygulama sürelerine 7 günlük aralar dahil değildir. Her defasında taze hazırlanması gerekir. Kuru incirleri bir kere koparıp veya bıçakla bir kez kesip kaynamakta olan suya ilave ediniz. Kuru incirlerin dışında beyaz pudrası varsa soğuk su altında önce yıkayıp sonra ilave ediniz.

KÜR 3
BRONŞİTE KARŞI

Yarım litre kaynamakta olan klorsuz suya 7-8 adet kuru inciri ilave ediniz ve 10 dakika ağzı kapalı olarak kaynatınız. 10 dakika tamamlandıktan sonra ılınmasını bekleyiniz. Ilındıktan sonra süzünüz. Üçe veya ikiye bölerek öğünlerden 10-15 dakika önce aç karnına içiniz. Bu kürün uygulaması;

$2 \times 10U + 3A$
10 gün uygulama + 3 gün ara + 10 gün uygulama
=Toplam 20 günlük kür
U=10 gün uygulanır
A = 3 gün ara verilir

şeklindedir. Bu formülün anlamı şudur: İki defa 10 gün uygulanır ve her 10 gün tamamlandığında 3 gün ara verilir. Toplam uygulama süresi 20 gündür. Uygulama sürelerine 3 günlük aralar dahil değildir. Her defasında taze hazırlanması gerekir. Kuru incirleri bir kere koparıp veya bıçakla bir kez kesip kaynamakta olan suya ilave ediniz. Kuru incirlerin dışında beyaz pudrası varsa soğuk su altında önce yıkayıp sonra ilave ediniz.

Not: Hekiminizin önerdiği ilaçlar varsa, mutlaka kullanınız. Bu bitkiye karşı alerjiniz olup olmadığını öğreniniz. Bu kitaptaki tüm bitkisel kürler ancak ve ancak yetişkinler içindir. Burada okuduğunuz bilgilerin, yardımcı ve destekleyici olduğunu göz ardı etmeyiniz. Hekiminize danışmadan buradaki bilgilerle kendi kendinize kesinlikle teşhis koymayınız ve uygulamayınız. Unutmayınız ki hastalık yoktur, hasta vardır. Her hastalığın seyri insandan insana değişir. Teşhisi koyacak olan ancak bir hekimdir.

HİBİSKUS (AMBER ÇİÇEĞİ)

Latince : Hibiskus sabdariffa
Almanca : Hibiskus
İngilizce : Hibiscus

Özellikleri
- Tansiyon dengeleyici
- Akciğer kanserine karşı
- Şeker hastalarına yardımcı
- Sindirimi kolaylaştırıcı
- Wilson hastalığına karş
- Antioksidan

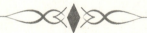

Hibiskusun, ülkemizde yöreden yöreye değişen adları arasında amber çiçeği veya gülhatmi en çok kullanılanıdır. Değerli okuyucu, bir bitkinin içerdiği ana etkin (primer) maddeler, yardımcı etkin sekonder maddeler veya fonksiyonel maddeler, yetiştiği toprağın kimyasına bağlıdır. Şüphesiz ki, yetiştiği bölgenin iklim şartlarına da bağlıdır. Ancak, toprağın kimyası en önemli olanıdır. Çünkü toprağın kimyasında bulunan mineraller, organik bileşikler ve elektrolitler (tuzlar) bitkinin içereceği etkin maddelerin kimyasını ve kür olarak kullanıldığında da tedavi gücünü doğrudan etkilemektedir.

Hibiskus bitkisinin yetiştirileceği topraklar kükürt içermelidir. Eğer yetiştiği toprak kükürt bakımından fakirse, kükürt içerikli gübreyle desteklenmelidir. Akciğer kanseri hastalarının kullanacağı hibiskus kürü özellikle kükürt bakımından zengin olan topraklarda yetişmiş olmalı veya kükürt içerikli gübreyle yetiştirildiği toprak desteklenmelidir.

Toprağın kimyasal yapısı ve iklim şartlarının yanında toprağın içeriğinde bulunan mikrobiyolojik popülasyon da önemli rol oynar. Mikrobiyolojik popülasyon ne demektir? Bunu çok kısaca şu şekilde açıklayabiliriz. Toprakta minerallerin, tuzların dışında canlı organizmalar da bulunmaktadır. Örneğin, bakteriler gibi... Bu canlı mikroorganizmalar çeşit çeşittir. İşte, bu canlı mikroorganizmaların çeşitliliğine **mikrobiyolojik popülasyon** adını vermekteyiz. Karadeniz bölgesinin toprak mikrobiyolojik popülasyonuyla Akdeniz bölgesinin toprak mikrobiyolojik popülasyonu farklıdır. Kısaca, her iki bölgenin toprak analizlerini içerdikleri bakteriler bakımından analiz edersek, farklı bakteri kültürleri görürüz.

Toprakta bulunan bakteriler, protein salgılarlar. Her bakteri kendine özgü, kimyasal yapısı birbirlerinden tamamen farklı protein salgılar. İnsan vücudunun dışarıya salgıladığı idrar, dışkı veya ter varsa bu mikroorganizmalar da protein salgılar. Bu proteinler, toksin (zehir) yapılı veya faydalı karakterde olabilirler. Mikroorganizmaların salgıladığı protein yapılı organik maddeler, bitki kökleri tarafından emilerek bitkinin kimyasında, yani içerdikleri maddeler üzerinde etkin rol oynar. Tüm bunların dışında bakteriyle bitki arasında yatay geçiş (horizontal transition) de gözlenmekte ve bitkinin evrimleşmesinde etkili olmaktadır.

Hibiskus bitkisi üzerine olan çalışmalarım Çukurova Üniversitesi'nde bulunduğum 1980'li yılların ortalarında başlamıştır. Hibiskus bitkisi kan şekerinin ve yüksek tansiyonun dengelenmesinde yardımcıdır. Hibiskus bitkisi bununla da kalmayıp iyi huylu kolesterolün yükseltilmesinde de yardımcı olabilmektedir.

Ancak kesinlikle kan şekerini düşürücü, yüksek tansiyonu düşürücü bir ilaç olarak değerlendirilmemelidir. **Şeker hastaları** hekimlerinin önerdikleri ilaçlarını almalıdırlar. Hibiskus bitkisinin kürü, ilaç alımının miktar olarak daha az alınmasına yardımcı olabilir. Bunu da kan şekerini ölçerek takip etmek gerekir.

Soğuk algınlığında veya ateş düşürücü olarak yardımcıdır. Bu durumlarda, hibiskus bitki çayını günde bir-iki defa hazırlayıp içmek faydalıdır. Hibiskus bitki çayı hem **antiseptik** hem de **antibakteriyel**dir.

DİKKAT !

■ Hibiskus bitkisi ağırlıklı olarak taçyapraklarında **anthocyanin** grubu etkin maddeleri bol miktarda içerdiğinden dolayı, **guatr ve tiroid şikâyeti olanların kullanmaması gerekir.** Unutmayınız, anthocyanin'ler goitrogenik özelliklidir. Goitrogenik, guatra neden olan demektir. Anthocyadin grubunda bulunan delphinidin ve cyanidin etkin maddeleri, hibiskus demlendiğinde suya kırmızı rengi veren maddelerdir.

Damar sertliği (atherosklerozis) şikâyeti olanlar için mükemmel bir yardımcıdır. Zaman zaman uygulanacak hibiskus kürüyle, damar sertliğine karşı önleyici kür uygulanmış olur.

Wilson hastalığı

Wilson hastalığı, bakır metabolizmasının ender rastlanan otozomal ressesif bir hastalığıdır. Wilson hastalığının karaciğer, kornea, böbrekler, iskelet sistemi ve diğer organlarda yoğun bakır birikimine bağlı olduğu bilinmektedir. Bakırın vücuttan atılmasına veya depolanmasına bağlı şikâyeti olanlar için mükemmel bir yardımcıdır. Vücuttan bakırın atılmasına yardımcı olacak olan etkin maddeler, hibiskus çiçeğinin en alt taçyapraklarında bulunur. Hibiskus toplanırken, çiçeklerinin en alt taçyaprakları hiçbir işe yaramaz diye atılır. Hâlbuki nimetin hikmeti bu konuda çiçeğin en alt taçyapraklarında saklıdır.

DİKKAT !

■ Wilson hastaları kesinlikle klorlu su içmemeli ve kürlerini de klorlu suyla hazırlamamalıdırlar. Hibiskusun aynı zamanda güçlü bir antioksidan olduğunu belirtmeden geçemeyeceğim. Değerli okuyucu, tüm sebze, meyve ve bitkilerde antioksidan özelliği olan birkaç tane etkin madde mutlaka vardır. Antioksidan özellikli etkin madde içermeyen bitki yoktur. Ancak, bazılarında güçlü antioksidan etki bulunmaktadır. Yeri geldikçe kitapta bu bitkilere yer verilmiştir.

Hibiskusun çiçekleri gıda sektöründe bol miktarda kullanılmaktadır. Jöle ve tatlılara aroma kazandırmak amacıyla kullanım bulurken, serinletici içeceklerde ise yardımcı katkı maddesi olarak kullanılmaktadır.

Hibiskus bitkisini araştırmaya başladığımda bana pek çarpıcı gelmemişti. Kimyasal yapı olarak öyle pek dikkat çekici bir şey bulamıyordum. Ama inanıyordum ki, mutlaka güçlü bir tarafı vardır. Birkaç yıl süren çalışmamın sonucunda hemen hemen herkesin rahatlıkla içebileceği bir bitkisel çay olarak değerlendirip bırakmıştım. Guatr ve tiroid hastaları hariç. Şeker hastalarına, yüksek tansiyon şikâyeti olanlara yardımcı idi. Aradan geçen 15 yıl sonra tekrar hibiskus bitkisine geri döndüm. 2000'li yılların başlarında tekrar araştırmaya başladım. Aradan geçen zaman içerisinde kazandığım deneyimler ve çalışmalar yıllar önce üzerinde çalıştığım bitkiye çok farklı bir bakış açısı getirmişti.

Yıllar sonra tekrar çalışmaya başladığımda hibiskus bitkisine özgü olan ve adlarını da Latince adından alan birkaç tane etkin madde vardı. O güne kadar hiç araştırılmamıştı. Kimse ne işe yaradığını bilmiyordu. 2008'e geldiğimizde dahi bu etkin maddeler üzerinde çalışma yapılmamış olduğunu görüyorum. Bunlar,

- Hibiscetin
- Hibiscic acid
- Hibiscin
- Hibiscin chlorid
- Hibiscretin

maddeleridir. Bu etkin maddeler ağırlıklı olarak hibiskus bitkisinin çiçeklerinde ve az miktarda da yapraklarında bulunur. Hibiskusun hemen hemen tüm renkte olanlarını bulmak mümkündür. Mavi, beyaz, kırmızı, turuncu, beyaz-kırmızı ve diğer renk kombinasyonları olan hibiskuslar vardır. En makbul olanı koyu kırmızı renkli olanıdır. Kür amaçlı ve kurutulmuş olarak satın alacağınız koyu kırmızı renkli hibiskusların, önce bir parça tadına bakınız. Eğer dilinizin üzerinde ekşi tat bırakmıyorsa satın almayınız. Ya raf ömrünü doldurmuştur, ya da uygun toprakta yetişmemiştir. Tüm bunların dışında koyu kırmızı renkli çiçeklerinin mutlaka en alt taçyapraklarının bulunduğuna dikkat ediniz. Bu taçyapraklar özellikle akciğer kanseri ve diyabet hastaları için kullanılması gereken en önemli kısımlarıdır.

Hibiskus bitkisi, ebegümeci ailesindendir. Akdeniz bölgesinde hemen hemen her narenciye bahçesinde, yol kenarlarında ve sebze yetiştirilen tarlalarda ebegümeciyi bulursunuz.

Araştırmalarımda gördüğüm, hibiskus bitkisinin **akciğer kanserini önlemedeki** gücüdür. Akciğer kanserine yakalanma riski taşıyanların hibiskus kürünü ihmal etmemelerini öneririm. Yılda en az 3-4 kez uygulamalarını öneririm.

Değerli okuyucu, hibiskus bitkisi öylesine önemli bir nimet ki yerini başka hiçbir bitki dolduramaz. Kendi ailesi içerisindeki ebegümecinin hiçbir türünde bu özellik yoktur. Hibiskus bir demir deposudur. Toprağın içerisinde bulunan demiri ve magnezyumu adeta emer ve bünyesinde depolar. Yetiştiği toprakta hibiskus hasat edilip nakledildikçe birkaç yıl sonra yetiştiği toprakta demir ve magnezyum kalmaz. Demiri azalmış veya tükenmek üzere olan toprakta yetişen hibiskus bitkisinin tıbbi amaçlı olarak kullanılmasında fayda, yok denecek kadar az olur.

Hibiskus, içerdiği zengin magnezyumdan ve malik asitten dolayı güçlü bir laksatiftir. Bağırsaklarda oluşan gazın alınmasında etkilidir. Şişkinlik şikâyeti çekenlerin yardımcısıdır. Eğer kür olarak toprağında magnezyum ve demir oranı azalmış olan hibiskusu kullanıyorsanız yukarıda belirtmiş olduğum özelliklerinden yeteri derecede yararlanamıyorsunuz demektir.

Demir oranı düşük olan toprakta yetişen hibiskusun hasat edilmemesi ve kür olarak kullanılmaması gerekir. Çünkü onun şifa gücü zayıflamış veya kaybolmuştur. Çözüm, hibiskus üreticisinin bitkiyi yetiştirdiği toprağa demir oranı yüksek toprak ilave etmesidir.

Akciğer kanserine yakalanmış hastaların da günde en az 2 bardak hibiskus çayı içmelerinde çok büyük faydalar vardır. Ancak, günde 3 bardağı geçmemelidir. Akciğer kanseri hastalarının uygulayabilecekleri diğer yardımcı kürler için *Bitkisel Sağlık Rehberi* adlı kitabımı okumalarını öneririm.

DİKKAT !

- Hibiskus bitkisinin en güçlü özelliklerinden biri de topraktaki metalleri depolama potansiyelidir. Ağır metal içeren topraklarda yetişmekte olan hibiskusların kullanılmaması ve hasat edilmemesi gerekir. Hibiskusun topraktan emdiği metalleri en bol olarak topladığı yer çiçekleridir.

Hibiskusun çiçeklerinde bulunan bazı önemli maddeler

- Thiamin
- Kalay
- Selenyum
- Sabdaretin
- Sabdaritrin
- Potasyum
- Demir
- Pectin
- Malik asit

- Magnezyum
- Gosipetin
- Delphinin
- Kobalt
- Delphidinin
- Krom
- Çinko
- Vitamin C

Yukarıda da belirttiğim gibi, hibiskus gerçek bir demir deposudur. Toprağın demirini adeta emer. Demire bağlı anemi (kansızlık) şikâyeti olanlar, bu satırları okurken, "İşte, tam bana göre bir bitki, demir bakımından çok zengin, hemen kürünü uygulayabilirim." diyeceklerdir. Değerli okuyucu, böyle düşünmekte haklı olabilirsiniz. Ancak, bir bitkide falanca madde çok fazla varmış, bundan dolayı onun kürünü uygulayabilirim, düşüncesi kural değildir. Hibiskus bu duruma en güzel örneği teşkil eder. Hibiskusun demir bakımından zengin olduğu doğrudur. Ancak, kürünü yaparak içeriğinde bulunan demiri vücudumuza kazandırmak mümkün değildir. Hiç mi alamayız? Hibiskus kürü uygulandığında vücudumuz yeteri oranda demir alamaz. Hibiskusun içerdiği demiri almamıza engel olan, hibiskusun içeriğinde bulunan *metal-chalator* (metal tutucu) özellikli etkin maddelerin bulunmasıdır.

DİKKAT !

■ Hekiminiz demire bağlı anemi tedavisi önermişse, hibiskus çayı veya kürü uygulanmamalıdır. Zayıflama diyeti uygulayanlara günde bir bardak hibiskus çayı içmelerini öneririm. Hibiskus çayı hem tok tutar hem de açlık duygusunu geciktirir.

KÜR 1
AKCİĞER KANSERİNİ ÖNLEYİCİ

Yaklaşık 150 ml (1 su bardağı) kaynamakta olan klorsuz suya bir yemek kaşığı hibiskus ilave edilir. Kısık ateşte 3 dakika demlenir ve üçüncü dakikadan sonra ocağın altı kapatılarak ılınıncaya kadar bekletilir. Ilınınca süzülür. Yavaş ve yudum yudum içilir. 10 gün müddetle günde iki kez, öğleden evvel ve öğleden sonra olmak üzere içilir. Her defasında taze hazırlanmak zorundadır. Üç ayda bir kez, 10 günlük kür tekrar edilir.

KÜR 2
AKCİĞER KANSERİ HASTALARDA VE TANSİYON DENGELEMEDE

Kemoterapi ve/veya radyoterapi esnasında uygulanmamalıdır. Kemoterapi ve/veya radyoterapi tamamlandıktan 15 gün sonra başlanır. Yaklaşık 150 ml (1 su bardağı) kaynamakta olan klorsuz suya 1 yemek kaşığı ilave edilir. Hafif ateşte 6 dakika demlenir ve sıcakken süzülür. Ilınınca, yavaş ve yudum yudum içilir. 15 gün müddetle günde iki kez, öğleden evvel ve öğleden sonra olmak üzere içilir. Her defasında taze hazırlanmak zorundadır. İki ayda bir kez 15 günlük kür tekrar edilir.

KÜR 3
WİLSON HASTALARI

Yaklaşık 150 ml (1 su bardağı) kaynamakta olan klorsuz suya 1 yemek kaşığı ilave edilir. Hafif ateşte 3 dakika demlenir ve ocağın altı kapatılarak ılıyıncaya kadar bekletilir. Ilınınca süzülür. Yavaş ve yudum yudum içilir. 15 gün müddetle günde 3 kez, öğleden evvel, öğleden sonra ve akşam yatarken olmak üzere içilir. Her defasında taze hazırlanmak zorundadır. 2 ayda bir kez, 15 günlük kür tekrar edilir.

DİKKAT !

■ Wilson hastaları kesinlikle klorlu su içmemeli ve kürlerini de klorlu suyla hazırlamamalıdırlar.

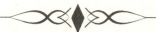

Not: Hekiminizin önerdiği ilaçlar varsa, mutlaka kullanınız. Bu bitkiye karşı alerjiniz olup olmadığını öğreniniz. Bu kitaptaki tüm bitkisel kürler ancak ve ancak yetişkinler içindir. Burada okuduğunuz bilgilerin, yardımcı ve destekleyici olduğunu göz ardı etmeyiniz. Hekiminize danışmadan buradaki bilgilerle kendi kendinize kesinlikle teşhis koymayınız ve uygulamayınız. Unutmayınız ki hastalık yoktur, hasta vardır. Her hastalığın seyri insandan insana değişir. Teşhisi koyacak olan ancak bir hekimdir.

MAYDANOZ - LİMON

Özellikleri
- Karaciğer yağlanmasına karşı
- Hipertansiyon tedavisinde
- Yorgunluğa karşı

Değerli okuyucu, yüksek tansiyon şikâyetini yeni yaşamaya başladıysanız en kısa zamanda hekime gidiniz. Genel bir kural olmasa da, 1-2 ay içerisinde kontrol altına alınamayan yüksek tansiyon kalıcı olabilmekte ve sürekli ilaç kullanmak mecburiyetinde kalınabilmektedir. Bunun için neler yapılabilir? Kolayca uygulanabilecek yöntemleri sırasıyla aşağıda belirtmiş bulunuyorum.

- Öncelikle hekiminizin önerileri doğrultusunda hareket ediniz.

- Sigara içiyorsanız, sigarayı bıraktığınızda tansiyonunuzun en az 1-1,5 birim düştüğünü bir-iki gün içerisinde gözlemleyebilirsiniz. Örneğin, 15 ise en az 13,5 değerine inecektir.

- Sigara veya tütün kullanmıyorsanız, kesinlikle sigara dumanının bulunduğu ortamlarda kalmayınız. Çünkü sigara dumanının özellikle tansiyon yüksekliği olan pasif içicilerin şikâyetlerini tetikleyici özelliği vardır. Eğer yüksek tansiyon şikâyetiniz yeni başlamışsa ve sigara kullanmıyorsanız, sigara dumanının olduğu ortamlarda bulunmayınız.

- Sık sık temiz hava almaya çıkınız. Akşam yemeğinden sonra mutlaka temiz havaya çıkınız ve yürüyüş yapınız.

- Erken yatınız. Uykunuzu mutlaka almanız gerekir. Gece yatarken, yatak odanızın penceresini çok az aralayınız ve içeriye taze hava akımı girmesini sağlayınız. Az uyumak veya uykuyu almamak yüksek tansiyon hastalığının gelişmesinde etkendir.

- Eğer sigara tiryakisiyseniz ve kapalı mekânda havalandırma yapmıyorsanız, çok yakın bir gelecekte hipertansiyon hastası olma ihtimalinizin çok çok yüksek olduğunu unutmayınız.

- Tuz tüketiminde ölçülü olunuz. Yemeklerinize ekstra tuz ilave etme alışkanlığınız varsa bu alışkanlığınızdan vazgeçiniz.

- Akşamları salata, meyve ve sebze ağırlıklı beslenmeyi tercih ediniz. Kızartmalardan ve ağır tatlılardan mutlaka kaçınınız.

- Akşam yemeklerinde tatlılardan uzak durunuz.

DİKKAT !

- Tiroid bezinin tamamını aldırmış olan hastalar yaşam boyu hekimlerinin önermiş olduğu ilaç veya ilaçları kullanmak zorundadırlar. Genel bir kural olmasa da, tiroid bezinin tamamı alınmış olanlarda **hepatosteatoz** (karaciğer yağlanması) şikâyetleri ortaya çıkabilmektedir. Tiroid bezi alınmış olan hastalarda, karaciğer yağlanmasına karşı "maydanoz-limon suyu kürü" yeterli olmamaktadır. Bu hastalarda gelişen hepatosteatoz (karaciğer yağlanması) daha ziyade tiroid bezinin eksikliğine bağlı olarak gelişmektedir. Tiroid bezinin uzaklaştırılması sonucunda ortaya çıkan T3 ve T4 hormonlarının eksikliği dışında, aynı şekilde tiroid bezinin ürettiği **kalsitonin hormon açığı** da kendisini göstermektedir. Kalsitonin hormonu, kandaki kalsiyumun kemiklere alınmasında görevlidir. Ne var ki, kalsiyum metabolizması bu konuda da hastaların takviye ilaç almalarına rağmen sağlıklı bir şekilde çalışmasına imkân vermemektedir. Unutulmamalıdır ki, kalsiyum farklı birçok hormon metabolizmasıyla etkileşim halindedir. Örneğin, östrojen hormon seviyeleriyle kalsiyum iyonu seviyelerinin karşılıklı etkileşimlerinde olduğu gibi. (Helen E. Scharfman and Neil J. MacLusky. (2006) The Influence of Gonadal Hormones on Neuronal Excitability, Seizures, and Epilepsy in the Female. *Epilepsia 47:9, 1423-1440*)

Bu durumda olan hastalar ne yapabilirler? Tiroid bezi alınmış (total tiroid ektomi) hastalarda gelişen karaciğer yağlanmasına karşı destekleyici bitkisel kür olarak, sabahları aç karnına, maydanoz-limon kürüne paralel olarak, öğlen ve akşam yemeklerinden 20 dakika önce 1 yemek kaşığı dolusu dereotu kürü uygulanmalıdır.

Karaciğer yağlanması (hepatosteatoz) şikâyeti olan tiroid hastalarının uygulaması gereken kürü, aşağıda açıklamış bulunuyorum.

KÜR 1
YENİ BAŞLAMAKTA OLAN HİPERTANSİYONA KARŞI MAYDANOZ-LİMON

15-16 adet taze maydanoz gövde saplarıyla beraber blendıra veya robota atılır. Üzerine 2 yemek kaşığı taze sıkılmış limon suyu ve yarım bardaktan biraz fazla, klorsuz su ilave edilir. 1-2 dakika robot veya blendır çalıştırılır. Sabahları aç karnına kahvaltıdan 10-15 dakika önce içilir.

Bu kürün uygulaması;

$$2 \times 15U + 7A$$
15 gün uygulama + 7 gün ara + 15 gün uygulama
=Toplam 30 günlük kür
U = 15 gün uygulanır
A = 7 gün ara verilir

şeklindedir. Bu formülün anlamı şudur: İki defa 15 gün uygulanır ve her 15 gün tamamlandığında 7 gün ara verilir. Toplam uygulama süresi 30 gündür. Uygulama sürelerine 7 günlük aralar dahil değildir. Her defasında taze hazırlanması gerekir. Yılda 2-3 kez tekrarlanabilir.

KÜR 2
KARACİĞER YAĞLANMASINA KARŞI MAYDANOZ-LİMON VE LAVANTA

Sabahları Kür 1'de önerilmiş olan maydanoz-limon kürü, aynı günün akşamlarıysa lavanta kürü uygulanır. Bir tatlı kaşığı lavanta, kaynamakta olan 100-125 ml (yaklaşık 1 su bardağı) klorsuz suya ilave edilir ve 8 dakika kısık ateşte kaynatılır. 8 dakika sonra ocaktan indirilir ve ılınmaya bırakılır. Ilındıktan sonra süzülür ve akşam yemeklerinden sonra en erken iki saat sonra yudum yudum içilir. İçildikten sonra hiçbir şey tüketilmez.

Bu kürün uygulaması;
$$2 \times 15U + 7A$$
U=15 gün uygulanır
A = 7 gün ara verilir

şeklindedir. Bu formülün anlamı şudur: İki defa 15 gün uygulanır ve her 15 gün tamamlandığında 7 gün ara verilir. Toplam uygulama süresi 30 gündür. Uygulama sürelerine 7 günlük aralar dahil değildir. Her defasında taze hazırlanması gerekir.

Lavanta kürünün uygulanışı

Yaklaşık 1 su bardağı (150-200 ml) klorsuz suyu önce cezvede kaynatınız. Su kaynamaya başladıktan sonra içerisine bir tatlı kaşığı lavanta ilave ediniz ve toplam 8 dakika kısık ateşte ağzı kapalı olarak kaynatmaya devam ediniz. 8 dakika tamamlandıktan sonra ocaktan indirip ılınmaya bırakınız. Ilınınca süzüp, akşam yemeklerinden en erken 2 saat sonra yudum yudum içiniz. İçildikten sonra hiçbir şey tüketilmez.

Birinci 15 gün sadece maydonoz-limon sabahları aç karnına içilir ve 5 gün ara verilir. İkinci 15 gün sabahları maydonoz-limon + aynı günün akşamları da lavanta kürü uygulanır. Her defasında taze hazırlanmalıdır.

KÜR 3
YORGUNLUĞA KARŞI

Kür 1'in aynısı uygulanır.

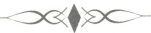

Not: Hekiminizin önerdiği ilaçlar varsa, mutlaka kullanınız. Bu bitkiye karşı alerjiniz olup olmadığını öğreniniz. Bu kitaptaki tüm bitkisel kürler ancak ve ancak yetişkinler içindir. Burada okuduğunuz bilgilerin, yardımcı ve destekleyici olduğunu göz ardı etmeyiniz. Hekiminize danışmadan buradaki bilgilerle kendi kendinize kesinlikle teşhis koymayınız ve uygulamayınız. Unutmayınız ki hastalık yoktur, hasta vardır. Her hastalığın seyri insandan insana değişir. Teşhisi koyacak olan ancak bir hekimdir.

MAYDANOZ - LİMON - SARIMSAK

Özellikleri
- Kalp damarlarının yağlanmasını önleyici
- Kalp damarlarındaki yağları eritici
- Kalbi güçlendirici
- Kalp damarlarının yağlanmasına bağlı yorgunluğa karşı
- Hipertansiyona karşı

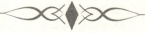

Sarımsak, maydanoz ve limon, her biri tek başına ayrı ayrı birer kür olarak kullanılabilir. Şimdi kısaca ayrı ayrı kullanıldığı takdirde etkilerinin neler olduğundan bahsedeceğim.

Taze sıkılmış limon suyu

Orta boy 1 adet limonun suyunu veya yarım bardak klorsuz suyun içerisine sıkıp içerseniz,

- Yemek sonrası şişkinliği alır.
- Hazmı kolaylaştırır
- Bağırsak gazını uzaklaştırır

Öğünlerinizden sonra şişkinlik veya dolgunluk hissederseniz içeceğiniz 1 adet orta boy limonun suyu veya yarım bardak klorsuz suya ilave edip içeceğiniz 1 limon suyu

- Kanı sulandırır
- Kanın akışını hızlandırır
- Damar sertliğne karşı önleyicidir

Bu sayede kalbin yükü hafifler, daha rahat kan pompalar ve zorlanmadan çalışır. Çünkü kanın viskozitesi düşer, akışkanlığı artmış olur. Unutmayınız, bir sıvının viskozitesinin düşmesi (azalması) demek, akışkanlığının artması demektir. Vizkozite ve akışkanlık ters orantılıdır. Örneğin, balın vizkozitesi suya göre yüksektir. Balın akışkanlığı düşük, suyun akışkanlığıysa daha yüksektir. Çünkü bal zor akarken, su çok kolay akar.

Sabahları aç karnına içilecek 1 adet orta boy limon suyu gece boyu bağırsaklarda birikmiş olan gazın kolayca dışarı atılmasını sağlayacaktır. Eğer aç karnına 1 adet limon suyunu içmekte zorlanıyorsanız, onu yarım bardak klorsuz suyla da alabilirsiniz. Limon suyunu veya sulandırılmış limon suyunu içtikten sonra birkaç dakika bulunduğunuz yerde dolaşmanız esnasında nasıl rahatladığınızı hayretle gözlemleyebilirsiniz.

Haftada birkaç kez, sabahları aç karnına veya öğünlerinizden sonra uygulayacağınız 1 adet orta boy limon suyu veya 1 adet orta boy limonlu su, **yüksek tansiyon rahatsızlığına karşı önleyici kür** rolü oynayabilecektir. **Damar sertliğine karşı önleyici** gücünü, bol miktarda içerdiği **sitrik asit**ten alır. Limon suyunda bulunan **diosmin** ve **citronetin** gaz giderici etki gösterir.

DİKKAT !

■ Trombosit (platelet) sayıları düşük olanların limon suyuna karşı dikkatli olmaları ve salatalarında limon suyu kullanmamalarını öneririm. Limon suyunun içeriğinde bulunan **citropten**, trombosit düşüklüğüne neden olabilmektedir.

Sarımsak

Tek başına tüketilen çiğ sarımsağın tansiyonu düşürdüğü söylenir. Genel bir kural olmasa da sarımsağın tansiyonu düşürdüğü doğrudur. Özellikle düşük tansiyonlular kuru sarımsak veya taze sarımsak tükettiklerinde tansiyonlarının daha da düştüğünü gözlerler. Fazla tüketilen sarımsak (tazesi veya kurusu) tansiyon düşürmesiyle beraber bir miktar yorgunluğu da beraberinde getirir. Bu yorgunluk duygusunu çekenler kendilerini "Üzerime sanki bir ağırlık ağırlık çöktü" şeklinde ifade ederler. Az da olsa kolesterol düşürücü özelliği, bilinen en genel özellikleri arasındadır.

Ortaçağda salgın hastalıkların ortaya çıkışıyla beraber sarımsak tüketimi hızlı bir artış göstermiştir. O devirlerde antibiyotik kavramı dahi bilinmiyor olmasına rağmen, sarımsağa olan yönelişin arkasında batıl inançlar yatmaktadır. Gerçek odur ki, sarımsak çok sayıda doğal antibiyotik özelliği olan etkin maddeler içerir. Birinci Dünya Savaşı'nda Batı Avrupalı askerler yaralandıklarında, yaralarının üzerine beze sarılı ezilmiş sarımsak kullanmışlardır. Sarımsağın içerisinde bulunan bazı doğal antibiyotik özellikli etkin maddeler:

- Aliin
- Allicin
- Diallyl-sulfide
- Diallyl-disulfide
- Diallyl-trisulfide
- Diallyl-tetrasulfide
- Ferulic acid
- P-hydroxy-benzoic-acid'dir.

Günlük yaşamlarında kuru ve taze sarımsağı bol bol tüketen çok insan tanıdım. Hemen hemen hepsinin ortak tarafı, bir türlü anlam veremedikleri yorgunluk şikâyetleriydi. Kendilerine bunun fazla sarımsak tüketiminden kaynakladığını söylediğimde, birkaç gün sonra dönüp, "Hocam haklıymışsınız, sarımsağı kestim, yorgunluk şikâyetim kayboldu" demişlerdir.

Değerli okuyucu, her zaman vurguladığım gibi, hiçbir besin maddesini veya bitkisel çayı düzenli olarak tüketmeyi alışkanlık haline getirmemek gerekir. Kuru veya taze sarımsak düzenli veya sık sık tüketildiğinde kansızlığa (anemi) neden olur. Bu durumun nasıl geliştiğini basitçe açıklamaya çalışayım; Sarımsağın ana etkin maddesi **aliin**'dir. Ağızda çiğnenmeye başladığında enzimatik olarak (içerdiği myrosinaz enzimi yardımıyla) allicin maddesi oluşur. Allicin, hemoglobini (HGB) oksitleyerek denatürize eder ve eritrosit içerisinde Heinz kitlesi oluşturur. Bu da **hemolitik anemi**'ye neden olur. Özellikle, hemolitik anemi şikâyeti olanların sarımsaktan uzak durmaları gerekir. Genel olarak anemi şikâyeti olanların sarımsak tüketiminde ölçülü olmalarını öneririm. Kısaca, kan tahlillerinde **hemoglobin düşüklüğü** olanların sarımsak tüketmemeleri gerekir.

DİKKAT !

■ Sarımsak tüketimi yüzdeki sivilcelerin tetikleyicisidir. Ergenlik çağında olanlar, sarımsak tüketimi sonrasında yüzlerindeki sivilcelerin artış gösterdiğini hayretle gözlemleyebilirler.

■ Trombosit (platelet) sayıları düşük olanların kuru çiğ sarımsak veya taze sarımsak tüketimine karşı dikkatli olmalarını ve salatalarında da kullanmamalarını öneririm. Çünkü sarımsağın yüksek oranda içerdiği **aliin** ve **allicin** etkin maddeleri antiplatelet (platelet düşürücü) özelliğe sahiptir.

Sarımsak-Limon-Maydanoz

Değerli okuyucu, bu üçlü karışımın bir araya gelmesi uzun çalışma yılları gerektirdi. Ne var ki, bu üçlü kombinasyon birbirlerini tamamladıktan sonra, kısa sürede kür olarak hazırlama şeklini geliştireceğimi zannettiğim süreç 11 yılımı almıştır. *"Bitkisel Sağlık Rehberi"* adlı kitabıma yetiştirmeyi çok arzu etmeme rağmen bir türlü tamamlamak mümkün olmadı. Bu nedenle, elinizde tuttuğunuz *"Tıbbi Bitkiler Rehberi"* adlı kitabıma yetiştirebildim.

Sarımsak-limon karışımı mükemmel bir karışım olmasına rağmen, kalp damarlarının içten yağlanmasına çözüm getirebilecek güce sahip değildir. Genel olarak tek bir bitkinin kullanılması taraftarıyımdır. Örneğin, iki bitkinin karıştırılması çoğu zaman kolayca bir çözüm sunabiliyor gibi gelse de, işin kimyası devreye girdiğinde çok karmaşık ve kompleks bir hal alabiliyor. Tekrar başa dönüp araştırmak ise kolay bir iş değil. Saatler, günler, haftalar, bazen aylar boyunca geçtiğiniz yollardan tekrar tekrar geçiyorsunuz. Her defasında, aylar veya yıllar önce açtığınız kapıları tekrar tekrar açıp kapatıyorsunuz. Acaba gözden bir şey kaçırdım mı diye... Bazen öyle bir kapıyı açıyorsunuz ki, hemen kapatmak zorunda kalıyorsunuz. Çünkü açtığınız kapının arkasında sistematiği ve düzeni görmek imkânsızlaşıyor. Yıllar içerisinde şunu anladım, bir şey ne kadar karmaşık veya kompleks olursa olsun, mutlaka bir düzenliliği vardır. Sadece o günkü bakış ve ilmi tecrübeyle düzensizliğin içerisindeki düzeni anlamak veya görebilmek için o günün ilmi yeterli değil, demektir.

İşin içerisine üç ayrı bitkinin karışımı girince, üç bitkinin kimyası işin içinden çıkılmaz bir hal alıyor. Ancak, sabırla, itinayla olayın üzerine gidildiğinde çözeceğinize inanıyorsunuz. Doğa kendisini gizlemiyor, kendisini farklı şekillere sokup farklı biçimlerde karşımıza çıkmıyor. Kimyasını değiştirmiyor. Herşey aynı. Ne var ki, birden fazla bitki karıştırılınca yepyeni reaksiyonlar ve bileşikler oluşuyor. Bu yeni reaksiyonları ve yeni bileşikleri anlamak ve tanımaya çalışmak için, mevcut kimya bilimiyle çalışmak işi daha da zorlaştırıyor ve anlam kazandırmak da zorlaşıyor.

Sarımsak-Maydanoz-Limon kürü

Hemen belirtmeliyim ki, bu üçlü kürü araştırmak, bana en fazla heyecan ve bir o kadar da endişe vermiş olan çalışmalarımdan bir tanesidir. Bu kürün geliştirilmesinde çok fazla zaman harcadım, çok sık geri dönüşler yaparak tekrar tekrar araştırdım. Uzun araştırma yılları içerisinde çok zor bir işe kalkıştığımı düşündüm. Çünkü üç farklı karışım (sarımsak, limon ve maydanoz) işimi çok zorlaştırıyordu. Korkum, tek bir bitkinin kimyasını ve sistematiğini araştırmak bile yılları alırken, üç farklı bitkinin karışımını araştırmanın çok daha uzun yıllarımı alacak olmasıydı. Çoğu zaman ömrümün yetmiyeceğini düşünerek vazgeçmeyi düşündüm. Bazen çok kısa zamanda çözebileceğime inandığım basit bir bitkinin kimyası birkaç yılımı almıştı. Bazen de bu bitki ne kadar karmaşık, bu iş yıllarımı alacak, dediğim durumlarda, birkaç ay içerisinde sonuca gittiğimi de biliyordum. Ne var ki, üçlü bir karışımla çalışmak hem çok zordu hem de çok fazla zaman istiyordu. Gerçekten ömrümün yetmeyeceği düşüncesindeydim. Yarım kalır endişesi yaşıyor, boşa harcanacak zaman olarak görüyorum. Bu endişemi yendim. Çünkü kendime doğru soruyu sormuştum. İşte sorduğum soru ve cevabı: "Ömrümün bittiği anda, mutlaka ve mutlaka yarım kalan ve tamamlanmamış işlerim olmayacak mı? Öyle ise, bu endişe niye?" Sabırla ve hiçbir endişeye kapılmadan üçlü karışımı araştırmaya devam ettim. Allah'a şükürler olsun ki, bu üçlü karışımı tamamlayabildim.

Bu kürü uygulamaya başlayanlar birinci haftadan itbaren kendilerini daha zinde ve daha güçlü hissetmeye başlarlar. Kendilerine olan güvenleri artar. Birkaç merdiven basamağını çıkmakta zorlananlar daha kolay merdiven çıkmaya başladıklarını hayretle gözleyeceklerdir. Önceki haftalara göre daha az yorulduklarını hissedebileceklerdir. Kalp dolaşım bozukluğunun neden olduğu ürkeklik ve endişe duyguları yavaş yavaş kaybolup, yerine sağlıklı ve yaşam kalitesi yükselmiş olmanın verdiği güven hissi alacaktır. Bu kürün yılda en az bir kez uygulanmasını önermekteyim. Rahatsızlığın durumuna göre veya şikâyetlerin doğrultusunda yılda 2-3 kez tekrar edilebilir.

KÜR
KALP DAMARLARINI AÇMAK VE KALP DOLAŞIMINI GÜÇLENDİRMEK

Kullanılacak olan malzemeler:

■ Kuru kabukları soyulmuş iri bir adet diş sarımsak (sarımsağın kahverengileşmemiş olması ve yumuşamamış olmasına dikkat edilmelidir.)

■ 10-12 adet taze yeşil maydanoz (saplarıyla beraber.) Maydanozun yapraklarının sararmamış olmasına dikkat edilmelidir. Yaprakları sararmış maydanoz kullanılmamalıdır.

■ İki yemek kaşığı taze sıkılmış limon suyu.

■ Yarım bardak klorsuz su.

Bu malzemelerin hazırlanması için mutfak robotu veya blendır (mikser) kullanılır. Maydanozlar el yardımıyla kopartılarak robota atılır. Üzerine 2 yemek kaşığı taze sıkılmış limon suyu ilave edilir. İri tek bir diş sarımsak bıçakla doğranıp ilave edilir. Yarım bardak klorsuz su ilave edildikten sonra robot veya blendır çalıştırılır. Yaklaşık 1-1,5 dakika çalıştırıldıktan sonra karşımın tamamı kahvaltıdan en az 20 dakika önce aç karnına içilir. Kahvaltıya kadar, ihtiyaç hissedilirse sadece su içilebilir.

Kürün uygulama şekli şöyledir: İlk 3 gün sarımsaklı, ikinci 3 gün sarımsaksız, üçüncü 3 günse tekrar sarımsaklı olarak uygulanır. Toplam 9 gün uyguladıktan sonra 3 gün ara verilir. 3 gün aradan sonra aynı şekilde 9 gün uygulanır ve kür sonlandırılır.

3 gün (sarımsak + maydanoz + limon + su)
3 gün (maydanoz + limon + su)
3 gün (sarımsak + maydanoz + limon + su)

3 gün ara verilir, tekrar,

3 gün (sarımsak + maydanoz + limon + su)
3 gün (maydanoz + limon + su)
3 gün (sarımsak + maydanoz + limon + su)

şeklinde uygulayarak kür sonlandırılır.

DİKKAT !

■ Düşük tansiyonluysanız bu kürün kan basıncını (tansiyonu) bir miktar düşürebileceğini göz ardı etmeyiniz.

■ Yukarıda önermiş olduğum bu kürü yılda 1-2 kez uygulamakla, kalp damarlarının içten yağ bağlamasına, kalp damarlarında plak oluşumuna, kalbi besleyen damarların daralmasına veya tıkanmasına karşı önleyici ve koruyucu kür uygulanmış ve aynı zamanda kalp dolaşımı da güçlendirilmiş olur.

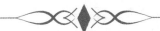

Not: Hekiminizin önerdiği ilaçlar varsa, mutlaka kullanınız. Bu bitkiye karşı alerjiniz olup olmadığını öğreniniz. Bu kitaptaki tüm bitkisel kürler ancak ve ancak yetişkinler içindir. Burada okuduğunuz bilgilerin, yardımcı ve destekleyici olduğunu göz ardı etmeyiniz. Hekiminize danışmadan buradaki bilgilerle kendi kendinize kesinlikle teşhis koymayınız ve uygulamayınız. Unutmayınız ki hastalık yoktur, hasta vardır. Her hastalığın seyri insandan insana değişir. Teşhisi koyacak olan ancak bir hekimdir.

KURUTULMUŞ KİRAZ SAPI

Özellikleri
- Bakiye idrara neden olan prostat hipertofisinde
- Bayanların regl dönemlerindeki ödem artışına karşı
- Toksin atıcı
- Dolaşım bozukluğuna karşı
- Mesanenin boyun obstrüksiyonlarından dolayı idrar yapma zorluğuna karşı
- İleri yaşlarda ayaklarda oluşan ödeme karşı
- Meme CA' ya bağlı operasyon sonrası kolda gelişen ödeme karşı

Kurutulmuş kiraz sapı ve armutun bir türünün sapları, yaklaşık 15 yıldan beri geriye dönerek tekrar tekrar ele alıp üzerinde çalıştığım bitki kısımlarıdır. Kolay kolay da bu çalışmalarımın sonlanacağını düşünemiyorum. Çünkü kurutulmuş kiraz sapının kendine özgü basit bir kimyasal yapısı ve mükemmel bir biyokimyası vardır. Karmaşık olmayan, düzenli ve belirgin bir selülozik yapıya sahiptir. İçerdiği etkin maddelerin azlığı ve bağımsızlığı onu tedavi amaçlı kullandığımız takdirde çok güçlü kılmaktadır. Bu özelliği, bugüne kadar incelediğim ve araştırdığım hiçbir bitkide görmedim.

Kiraz, en sevdiğim meyvedir. Tükettiğim her şeye karşı ölçülü olmaya çalışırım ancak sadece kiraza karşı ölçülü değilimdir. Hele onu taze taze ağacından kopartarak yemenin zevki, benim için apayrı bir keyiftir. Araştırdığım ve incelemeye aldığım her bitkinin bende bir anısı vardır. Beni, bir bitkiyi araştırmaya iten sebepler vardır. Kitabımda yeri geldikçe anlatmışımdır. Kiraz sapında da böyle olmuştur. Kirazın sapları ince ve uzundur. Diğer meyvelerin sapları oldukça kısadır. Kirazı ise, ağzıma götürdüğümde saplarını çekerek kopartır ve başparmağım ile işaret parmağım arasında saplarını ileri geri yuvarlarken damakta bıraktığı o muhteşem lezzetin tadını çıkartırım. İki parmağım arasındaki yuvarlamayı mümkün olduğu kadar uzatırım. Neden kirazın sapları bu kadar ince ve uzun diye de sorarım kendi kendime… Daha kısa veya daha uzun olabilirdi. Saplarının neden uzun olduğu sorusunu sormak ilk defa bundan 15 yıl önce aklıma geldi. Saplarının uzun ve ince olması genetik yapısında zaten programlanmış. Beni ilgilendiren nokta, bu ince ve uzun yapının mevcut genetik programının, etkin madde bütünlüğü üzerindeki sınırlamaları ve değişimleri neler olabilir? sorusudur.

Meyve olarak kirazın vücuttan su attığı, bilinen en genel özelliğidir. Vücudumuzun tuz dengesini olumsuz etkilemeden vücuttan suyu atar. Damarlarımızın dostudur. Vücuttan hem su atar hem de **kanı sulandırır**. Bu sayede **kalbin daha rahat çalışmasını sağlar**. Bu özellik meyvelerde çok ender görülen bir özelliktir. **Damarların içten yağlanmasına karşı** önleyici gücü oldukça güçlüdür. Sabahları aç karnına tüketilecek bir avuç kiraz **kötü huylu kolesterolün** olumsuz etkisine karşı gün boyu adeta bir kalkan oluşturur. **Trigliseridin** ve **kolesterolün düşürülmesinde** ve dengelenmesinde etkilidir. Tabii "Nasıl olsa bir avuç kiraz tükettim, gün içerisinde ne yiyeceğime dikkat etmeme gerek kalmadı" şeklinde düşünmek de yanlıştır.

Kurutulmuş kiraz sapı çayını, genç erkeklerin kullanmamasını öneririm. Erkeklerde en erken kullanılacak yaş 40 yaş ve sonrasıdır. Genç bayanlar da en erken 15 yaşından sonra kurutulmuş kiraz sapı kürü uygulayabilirler. Bayanların genel olarak kurutulmuş kiraz sapı kürünü nasıl ve hangi durumlarda uygulayabileceklerini Kür 1'de açıkladım.

Prostat şikâyetlerinin ortadan kaldırılmasında muhteşem bir etkisi vardır. Ancak, tek başına kür olarak prostat şikâyetlerine karşı etkili değildir. İkinci bir bitkiyle beraber kullanılması şarttır. Bu bitkinin ne olduğunu buldum. Karışımın hazırlama ve tüketim şeklinin nasıl olması gerektiği üzerinde çalışmaktayım. İnşallah, birkaç aya kadar tamamlayabileceğime inanıyorum.

Bu satırları yazmaya başladığım günlerde kitabımı tamamlamıştım ve Mart 2006'nın ikinci haftasında medyada kiraz sapı ile zayıflama haberleri çıktı. Yaptığım çalışmalarımın sonuçlarına göre, kurutulmuş kiraz sapı çayıyla zayıflamaya çalışmak sağlıklı değildir ve ben bu zayıflama yöntemini önermemekteyim.

Regl dönemlerinde pek çok bayan vücutlarında oluşan şişmelerden şikâyetçidirler. Estetik açıdan can sıkıcı olan bu durumdan kurtulmanın en kolay yolu **kurutulmuş kiraz sapı**dır. Kiraz sapını kaynatıp içmek hem **dolaşımı kolaylaştırmakta**, hem **toksin atmakta** ve hem de vücutta oluşan şişliği (özellikle yüz kısmında) yok etmektedir. Kurutulmuş kiraz sapı kürü, regl döneminin ödemine karşı etkili bir kürdür. Organ veya doku ödemine karşı etkisi çok azdır.

KÜR 1
REGL DÖNEMİNE BAĞLI ÖDEME KARŞI

Kaynamakta olan 1 litre klorsuz suya yaklaşık bir avuç (25-30 adet) kiraz sapını atınız. 5 dakika ağzı kapalı olarak hafif ateşte kaynatınız. Soğuduktan sonra süzünüz ve bir şişeye doldurarak buzdolabında koruyunuz. Aç veya tok, regl süresince her gün bir su bardağı içiniz. Hazırlanan kiraz sapı suyu buzdolabında 3 gün bekleyebilir. 3 günden sonra artan miktarı kullanmayınız. Gerekiyorsa yeniden her 3 günde bir taze olarak hazırlayınız. Satın aldığınız kiraz sapları tozlu olabilir, soğuk suda yıkayabilirsiniz. Kesinlikle sıcak suda yıkamayınız.

KÜR 2
TOKSİN ATICI VE DOLAŞIM BOZUKLUĞUNA KARŞI

Kaynamakta olan 1 litre klorsuz suya yaklaşık bir avuç (20-30 adet) kiraz sapını atınız. 7 dakika ağzı kapalı olarak hafif ateşte kaynatınız. Kaynama süresi tamamlandıktan sonra, soğumasını beklemeden süzünüz ve bir şişeye doldurarak buzdolabında koruyunuz. Yemekten yarım saat önce veya yemeklerden iki saat sonra günde sadece 1 su bardağı içilir. Bir hafta uygulandıktan sonra 3 gün ara verilir ve tekrar bir hafta uygulanır ve sonra kür sonlandırılır. Hazırlanan kiraz sapı suyu buzdolabında 3 gün bekleyebilir. 3 günden sonra artan miktarı kullanmayınız. Gerekiyorsa yeniden her 3 günde bir taze olarak hazırlayınız. Satın aldığınız kiraz sapları tozluysa soğuk suda yıkayabilirsiniz. Kesinlikle sıcak suda yıkamayınız.

KÜR 3
AYAKLARDA OLUŞAN ÖDEMLERE KARŞI

Kaynamakta olan 1 su bardağı klorsuz suya 25-30 adet kurutulmuş kiraz sapı atınız. 5 dakika hafif ateşte kaynattıktan sonra ılınmaya bırakılır. Ilınınca süzülür ve içilir. Bir hafta boyunca günde bir kez kahvaltıdan 1-2 saat önce veya öğle yemeğinden 1-2 saat sonra içilir. Birinci haftadan sonra 3 hafta boyunca haftada 3-4 kez uygulanır. Bu kür yılda birkaç kez uygulanabilir.

Not: Kür 2'nin hazırlama ve uygulama şekli **meme CA'ya bağlı operasyon sonrası kolda gelişen ödeme karşı ve mesanenin boyun obstrüksiyonlarından dolayı idrar yapma zorluğunda** aynen uygulanır. Bu kür şikâyetlerin seyrine göre tekrarlanabilir.

KÜR 4
REZİDÜ İDRAR DURUMUNDA

Kür 2'nin hazırlanışı aynen uygulanır. İçmeden önce 3-4 damla limon suyu damlatılarak karıştırılıp içilir.

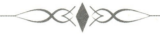

Not: Hekiminizin önerdiği ilaçlar varsa, mutlaka kullanınız. Bu bitkiye karşı alerjiniz olup olmadığını öğreniniz. Bu kitaptaki tüm bitkisel kürler ancak ve ancak yetişkinler içindir. Burada okuduğunuz bilgilerin, yardımcı ve destekleyici olduğunu göz ardı etmeyiniz. Hekiminize danışmadan buradaki bilgilerle kendi kendinize kesinlikle teşhis koymayınız ve uygulamayınız. Unutmayınız ki hastalık yoktur, hasta vardır. Her hastalığın seyri insandan insana değişir. Teşhisi koyacak olan ancak bir hekimdir.

KURUTULMUŞ KİRAZ SAPI - LİMON SUYU

Özellikleri
- İdrar yapmada zorlanmaya karşı
- Erkeklerde orgazm sonrası gelişen ani penial bölge ağrılarına karşı
- Erkeklerde idrar tutma zorluğu veya idrar damlama şikayetine karşı
- Rezüdiyel idrara karşı

60 yaşlarında bir okuyucum, telefonda "Gün içerisinde birkaç kez yolda yürürken bir-iki damla idrar kaçırdığımın farkına varıyorum. Her gün bir-iki defa iç çamışırımı değiştirmek zorunda kalıyorum. Fakat beni asıl rahatsız eden, namaz kılarken idrar kaçırdığımı hissediyorum ve namazdan çıkıp, iç çamaşırlarımı ve üstümü değiştirip tekrar abdest almak zorunda kalıyorum. Bu durum beni çok rahatsız ediyor. Bana bir şey önerebilir misiniz?" diye sormuştu. Devamını şöyle anlatıyordu: "Hatta her namaz vakti önce tuvalete gidiyorum, hemen abdest alıp namaza duruyorum. Tuvalate henüz gitmiş olmama rağmen namazda gene de arada idrar damlattığım oluyor."

Kendisine bu konuda yönelttiğim ilk sorum, sigara içip içmediğini sormak olmuştur. Sigara kullandığını söyledi. Azaltarak sigarayı bırakmasını önerdim. Çünkü sigara içmek, orta yaştan itibaren idrar tutmakta zorlanmayı ve damlatmayı tetikleyebiliyor. Zannediyorum, yaklaşık 15 gün sonra beni tekrar aradığında, sigarayı azalttığını ve idrar damlatma şikayetinin de çok azaldığını belirtmişti. Beni bir daha aramadı. Öyle zannediyorum ki, sigarayı tamamen bırakmış olmalı...

Eğer sigarayı bıraktığı halde idrar damlatma sorunu devam etseydi, kendisine kurutulmuş kiraz sapıyla beraber uygulayabileceği çok kolay bir kür önerecektim.

Sigara kullanmadığı halde aynı sorunu yaşayan orta yaş ve yukarısı çok insan tanıdım. Bu durumda olanlara, kolaylıkla uygulayabilecekleri kurutulmuş kiraz sapı-limon suyu kürünü öneriyorum. Bu kürün nasıl uygulanacağını aşağıda belirtmiş bulunuyorum.

Bazı erkekler cinsel ilişki sonrasında (orgazm sonrası) idrar kesesi yönünden gelen ve kasıklara kadar inebilen, değişik şiddetlerde ağrı yaşadıklarından bahsederler. Cinsel ilişkinin hemen sonrasında gelişebilen bu ağrılar prostatit veya iyi huylu prostat büyümesi şikâyeti olan hastalarda daha sık görülmektedir. Ancak, prostatla ilgili hiçbir şikâyeti olmayan erkekler de bu tür şikâyetleri yaşayabilmektedirler. Cinsel ilişki sonrası yaşanabilen bu tür ağrılar bazı erkeklerde öylesine şiddetlidir ki, cinsel ilişkiye girmekten korkar hale gelebilmektedirler.

Rezidüyel idrar
Rezidü, idrar kesesindeki idrarın bir seferde tamamen boşaltılamaması demektir. Yani, idrar yaptıktan sonra idrar kesesinde bir miktar daha idrarın kalması anlamına gelir ki, kısa bir süre sonra tekrar tuvalate gitme ihtiyacı hissedilir.

Değerli okuyucu, rezidüyel idrar şikâyetlerinin birçok nedeni olabilir.

- İdrar yolları enfeksiyonu
- Bel soğukluğu
- Nörojenik mesane
- Sistit (idrar kesesi iltihaplanması)
- Prostatit (prostat içi iltihaplanması)
- Benigne prostate hyperplazy (iyi huylu prostat büyümesi)

Başta bunlar ve daha farklı nedenlerden dolayı da rezidüyel idrar şikâyeti yaşanabilir. Bu konuda size en doğru bilgiyi verecek ve teşhisi koyacak olan hekiminizdir.

Sebebi bilinmeyen veya yaşlılığa bağlı olarak gelişmekte olan rezidüyel idrara karşı kurutulmuş kiraz sapı-limon suyu kürü mükemmel bir yardımcıdır.

KÜR
KURUTULMUŞ KİRAZ SAPI – LİMON SUYU REZİDÜ İDRARA KARŞI

Kaynamakta olan 1 litre klorsuz suya 25-30 adet kiraz sapını atınız. Kısık ateşte ağzı kapalı olarak 7 dakika kaynatınız. Kaynama süresi tamamlandıktan sonra, soğumasını beklemeden süzünüz ve bir şişeye doldurarak buzdolabında koruyunuz. Yemeklerden yarım saat önce veya yemeklerden 2 saat sonra günde sadece 1 su bardağı içiniz. İçmeden önce 3-4 damla limon suyu damlatarak karıştırıp içiniz. Bir hafta uyguladıktan sonra 3 gün ara veriniz, tekrar bir hafta uygulayınız ve sonra kürü sonlandırınız. Hazırlanan kiraz sapı suyu buzdolabında 3 gün bekleyebilir. 3 günden sonra artan miktarı kullanmayınız. Gerekirse yeniden her 3 günde bir taze olarak hazırlayınız. Satın aldığınız kiraz sapları tozluysa soğuk suda yıkayabilirsiniz. Kesinlikle sıcak suda yıkamayınız. Bu kürü 3 ayda bir tekrarlayabilirsiniz.

Not: Hekiminizin önerdiği ilaçlar varsa, mutlaka kullanınız. Bu bitkiye karşı alerjiniz olup olmadığını öğreniniz. Bu kitaptaki tüm bitkisel kürler ancak ve ancak yetişkinler içindir. Burada okuduğunuz bilgilerin, yardımcı ve destekleyici olduğunu göz ardı etmeyiniz. Hekiminize danışmadan buradaki bilgilerle kendi kendinize kesinlikle teşhis koymayınız ve uygulamayınız. Unutmayınız ki hastalık yoktur, hasta vardır. Her hastalığın seyri insandan insana değişir. Teşhisi koyacak olan ancak bir hekimdir.

BİBERİYE

Latince adı : Rosmarinus officinalis
İngilizce : Rosemary
Almanca : Rosmarin

Özellikleri
- Gut hastalığına karşı
- Ürik asit yükseliğine karşı
- Sık sık başağrısı çekenlere yardımcı
- Alerjiye bağlı migren ağrılarına karşı
- Hafif derecede romatoid artirit şikâyetlerine karşı
- Aritmiye karşı
- Üst solunum yolları enfeksiyonlarına karşı önleyici ve koruyucu

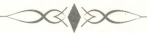

Biberiye çok yeni araştırmaya başlamış olduğum bir bitkidir. Avrupa ve Amerika'da üzerinde çok fazla araştırmalar yapılmıştır. Literatürde bu bitki hakkında çok fazla araştırma sonucu bulmak mümkündür. Bu nedenle biberiyeyi araştırmayı hep ertelemişimdir. Onu detaylı olarak incelemeye başlayalı yaklaşık üç yıl oldu. Hemen belirtmeliyim ki, gerçekten çok sayıda değişik hastalığa karşı etkisi olabileceği görüşüne sahibim. Biberiyenin insan sağlığını olumlu yönde etkileyen ve daha birçok hastalığa karşı da koruyucu, önleyici ve tedavi edici olduğuna inanıyorum. Henüz çalışmalarımın tamamlanmamış olması nedeniyle, elde ettiğim iki sonucu burada açıklamakla yetineceğim. Benim araştırma sonuçlarımdan elde ettiğim verilere göre, gut hastalığı, üst solunum yolları enfeksiyonları ve sık sık başağrısı şikâyeti çekenlerin imdadına yetişir. Aritmi şikâyeti olanların da faydalanabileceği bir bitkidir.

Romatoid artrit hastalarına önermemin nedeni, yapraklarında çok zengin olarak **betulinic asit** ve **beta pinene** içermesidir. Özellikle biberiyenin yapraklarında bol miktarda bulunan **betulinik asit, prostaglandin inhibitörü** olması nedeniyle romatizma hastalarına önermekteyim. Hem ağrı kesici hem de **antiinflamatuvar** özelliğe sahip çok sayıda etkin madde içermesinden dolayı da romatizmal şikâyeti olanlara uygundur.

Geniş spektrumlu doğal bir antibiyotik

Biberiyeyi ilk incelediğimde, dikkatimi çeken içeriğinde çok sayıda antibakteriyel özellikli etkin maddeyi bulunduruyor olmasıdır. Bunlardan bazıları şunlardır:

- Bornyl-acetat
- Borneol
- Betulinic acid
- Alpha-terpineol
- Apigenin
- Ursolic acid
- Terpinen4-ol
- Safrol
- Rosmarinic acid
- Methyl-eugenol
- Limonen

Yukarıda belirtmiş olduğum antibakteriyel etkin maddeler nedeniyle, onu hekiminizin size önerdiği antibiyotik ilaçların yerine kullanabileceğiniz sonucunu çıkarmayınız.

Kış aylarında gribe ve üst solunum yolları enfeksiyonlarına karşı mükemmel bir koruyucu ve önleyici olarak kullanabilirsiniz.

Karaciğerin dostu

Kime sorsanız Karaciğerin dostu birkaç tane bitki saymamızı isteseler, ilk aklımıza gelenler enginar, kereviz, çilek ve taze kayısı olabilir. Ancak, biberiye genel olarak karaciğerin güçlü bir dostudur. Karaciğer yetmezliği şikâyeti olanların ve siroz hastalarının da yardımcısıdır.

KÜR 1
ALERJİYE BAĞLI MİGREN VEYA SIK SIK YAŞANAN BAŞ AĞRILARINA KARŞI

1 su bardağı (150-200 ml) klorsuz suyu önce kaynatınız. Kaynadıktan sonra bitkiden 1 tatlı kaşığı ilave ediniz. 9 dakika hafif ateşte demleyiniz. 9 dakikadan sonra sıcakken süzünüz. Ilınınca her gün sabah, öğlen ve akşam yemeklerinden bir saat sonra yavaşça yudum yudum içiniz. Her öğün için taze hazırlanmak zorundadır. İçerisine damak tadına uygun herhangi bir şey ilave etmeyiniz.

Bu kürün uygulaması

$$2 \times 21U + 3A$$
21 gün uygulama + 3 gün ara + 21 gün uygulama
=Toplam 42 günlük kür
U = 21 gün uygulanır
A = 3 gün ara verilir

şeklindedir. Bu formülün anlamı şudur: İki defa 21 gün uygulanır ve her 21 gün tamamlandığında 3 gün ara verilecektir. Toplam uygulama süresi 42 gündür. Uygulama sürelerine 3'er günlük aralar dahil değildir. Her defasında taze hazırlanması gerekir.

KÜR 2
ÜST SOLUNUM YOLLARI ENFEKSİYONLARINA KARŞI ÖNLEYİCİ

1 su bardağı (150-200 ml) klorsuz suyu önce kaynatınız. Kaynadıktan sonra bitkiden bir tatlı kaşığı ilave ediniz. 10 dakika hafif ateşte demleyiniz. 10 dakikadan sonra ılınmaya bırakınız, ılınınca süzünüz. Ilık olarak her gün sabah öğle ve akşam yemeklerinden bir saat sonra yavaşça yudum yudum içiniz. Her öğün için taze hazırlanmak zorundadır. İçerisine damak tadına uygun herhangi bir şey ilave etmeyiniz.

Bu kürün uygulaması,
$$2 \times 15U + 3A$$
15 gün uygulama + 3 gün ara + 15 gün uygulama
=Toplam 30 günlük kür

U = 15 gün uygulanır
A = 3 gün ara verilir

şeklindedir. Bu formülün anlamı şudur: İki defa 15 gün uygulanır ve her 15 gün tamamlandığında 3 gün ara verilir. Toplam uygulama süresi 30 gündür. Uygulama sürelerine 3'er günlük aralar dahil değildir. Her defasında taze hazırlanması gerekir.

KÜR 3
GUT HASTALIĞINA, ROMATOİD ARTRİTE VE ÜRİK ASİT YÜKSEKLİĞİNE KARŞI

Hazırlama ve kullanma şekli Kür 1'in aynısıdır. Bu kür şikâyetlerin seyrine göre ileri ki dönemlerde tekrarlanabilir.

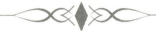

Not: Hekiminizin önerdiği ilaçlar varsa, mutlaka kullanınız. Bu bitkiye karşı alerjiniz olup olmadığını öğreniniz. Bu kitaptaki tüm bitkisel kürler ancak ve ancak yetişkinler içindir. Burada okuduğunuz bilgilerin, yardımcı ve destekleyici olduğunu göz ardı etmeyiniz. Hekiminize danışmadan buradaki bilgilerle kendi kendinize kesinlikle teşhis koymayınız ve uygulamayınız. Unutmayınız ki hastalık yoktur, hasta vardır. Her hastalığın seyri insandan insana değişir. Teşhisi koyacak olan ancak bir hekimdir.

AVOKADO

Latince : Parsea americana
Almanca : Avokado
İngilizce : Avocado

Özellikleri
- Kanser hastalarına yardımcı
- Demire bağlı anemiye karşı
- Regl öncesi anemi durumuna karşı
- Vücuttan sodyum atıcı

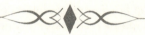

Ülkemizde pek fazla tanınmamaktadır. Rahmetli babam ve amcam onu ilk defa 1950'li yılların sonlarında narenciye bahçemizin bir bölümüne ekmişlerdi. Özellikle amcam, avokado hayranıydı, bu meyveyi çok severek tüketirdi. Avokadoyu, Amerika seyahati dönüşünde getirmişti. Bahçeye gelen misafirlerimiz değişik türden meyve ağaçlarını incelerler ve biz de meyvelerinden kendilerine ikram ederdik. Amcam, heyecanla avokadoyu tanıtmaya çalışırdı. Gelen misafirlerimiz içerisinde hiç kimse avokadoyla ilgilenmezdi. Çünkü tadını beğenmiyorlardı. Doğada tadını beğenmeyip de tüketmediğimiz çok sayıda bitki, sebze ve meyve var. Oysa tadından dolayı tüketilmeyen bitki, sebze ve meyvelerde, insan sağlığına faydalı öylesine güçlü nimetler gizli ki...

Rahatlıkla söyleyebilirim ki, avokado o yıllarda sadece bizim bahçemizde vardı. Uzun yıllar Türkiye'de tanınmayı ve kabul görmeyi bekledi durdu. Ta ki, 1980'li yılların başından itibaren birdenbire en pahalı meyve olarak pazarlarımıza girene kadar... Bunun en önemli nedeni turizmdir. Ülkemize gelen yabancı turistler, salatalarda neden avokado kullanmadıklarını aşçılara sormaya başlamışlardı.

Hiç unutamam, o yıllarda komşu köylerden avokado ağaçlarımızı görmeye gelen meraklı köylüler (Mersin'in Çeşmeli, Kargıpınarı, Tece, Elvanlı, Arpaç köyleri) avokado ağacına, avukat ağacı derlerdi. Çünkü amcam avukattı. Bize ağacın ismini sorduklarında "avokado" derdik, ancak onlar "avukat" anlarlardı veya evlerine dönene kadar karıştırır, avukatın bahçesindeki avukat ağacı demek kolaylarına gelirdi. Düzeltmemize rağmen uzun yıllar o yörede avukat ağacı olarak tanındı. Günümüzde hâlâ daha o yıllardan kalan insanlar avokadoyu, avukat ağacı olarak bilirler.

Avokadonun olgunlaşmış olanını (elde kolayca ezilebilen) kullanmak gerekir. Eğer yumuşağını bulamıyorsanız, onu birkaç gün içerisinde kolaylıkla yumuşatabilirsiniz, yapacağınız tek şey her birini ayrı ayrı gazete veya kesekâğıdına sarıp oda sıcaklığında bekletmektir. Birkaç gün sonra gazete kâğıdını açmadan dışından, yumuşayıp yumuşamadığını kontrol edebilirsiniz. Avokadonun yumuşaklığı, olgun şeftali yumuşaklığında olmalıdır. Avokadoyu taze hazırlayıp tüketmek gerekir. Hazırladıktan sonra en geç birkaç saat içerisinde tüketilmelidir.

Avokado, B_6-vitamini bakımından oldukça zengindir. Ülser ve migreni olanlar yediklerine çok dikkat ederler ama avokadoyu hiç çekinmeden tüketebilirler. Ülser, migren ve Alzheimer hastalarının özellikle tüketmelerinde faydalar vardır. Bu önerimin nedeni içerdiği **thiamin** ve **theronine** etkin maddelerinden dolayıdır. Avokadonun içerdiği **riboflavin, seretonin** ve **pyridoxine** migrene karşı mükemmel bir önleyicidir. Ancak, içeriğinde bulunan yüksek miktardaki **proline** ve **heptacosane** maddeleri onun migrene karşı önleyici gücünü büyük ölçüde zayıflatmaktadır.

Avokadoyu tüketenler onun çok yağlı olduğunu ve kolesterollerini yükselteceğini düşünürler. Bu doğru değildir. Tam tersine avokado kolesterol düşürücüdür. Hele hele aşağıda önermiş olduğum hazırlama şekline göre tüketilirse, kolestrolün düşürülmesinde daha da etkilidir. Avokadonun az da olsa **dopamin** ve **seretonin** içerdiğini biliyor muydunuz?

İyi huylu prostat büyümesi

İyi huylu prostat büyümesine bağlı şikâyeti olanlara da haftada 2-3 kez avokado tüketmelerini tavsiye ederim. Çünkü avokadonun içeriğinde **5-alfa-redüktaz enzimini inhibe eden** beş tane etkin madde bulunmaktadır.

Kanser hastaları için

Değerli okuyucu, kemoterapi ve/veya radyoterapi sonrası anemi şikâyetiyle karşı karşıya kalan hastalar *"Bitkisel Sağlık Rehberi"* adlı kitabımda belirtmiş olduğum kereviz-ıspanak kürünü uygulamakta zorlanmaktadırlar. Bu zorluğun birinci nedeni, kemoterapi ve radyoterapi sonrası hastalarda görülen aşırı yorgunluk ve mide bulantısı şikâyetlerinden dolayı, haşlanmış kereviz-ıspanak suyunu içmelerindeki zorluktur. Bu nedenle, özellikle kanser hastalarının radyoterapi ve kemoterapi sonrası yaşadıkları anemiye karşı uygulayabilecekleri en mükemmel bitkisel destekleyici kür avokado küründür.

Avokado öyle bir nimettir ki, içeriğinde bulunan demirin tamamı vücudumuz tarafından emilebilmektedir. Avokadoya bu özelliği kazandıran, **heptulose** etkin maddesini içeriyor olmasıdır.

Anemi şikâyeti çeken herkese avokado kürünü önerebilirim. Bugüne kadar incelemiş ve araştırmış olduğum hiçbir meyve içerdiği demiri, böylesine güçlü bir şekilde vücuda kazandırmamaktadır. Meyvesinde bulunan **folacin** etkin maddesi **antianemik** özelliğe sahiptir.

Kendilerini yorgun hisseden kanser hastalarına haftada 3-4 kez avokado tüketmelerini öneririm.

Avokadoyu aşağıda önerdiğim şekilde hazırlayıp tüketmeleri onlara hem dinçlik, zindelik hem de anemi durumundan çıkmalarında önemli ölçüde destek sağlayacaktır.

Avokadonun meyve olarak tüketilmesi biraz zor gelebilir. Hatta tanıdığım birçok insan, "Hocam bu meyve nasıl yenirki, tadı hiç güzel değil" diyorlar. Bunu söyleyenler görüşlerinde haklıdırlar. Ben de aynı görüşe katılıyorum. Ancak, avokadonun çok çeşitli hazırlama şekilleri vardır. Eğer onu doğru katkılarla hazırlarsak, mükemmel bir aroma ve damak tadı kazanmaktadır. Aşağıda önermiş olduğum hazırlama şekline göre uygulayabilirsiniz. Önermiş olduğum hazırlama şeklinin dışında farklı bir uygulama yapmayınız. Çünkü sarımsak ve taze limon suyunun dışında ilave edeceğiniz farklı katkılar kür için uygun olmayabilir.

Anemi şikâyeti yaşayan hastalara, avokadonun iki çeşit hazırlama şeklini önereceğim. Bu sayede hem avokadoyu tüketmekte zorlanmayacaklar, hem de anemiye karşı uyguladıkları anemi kürü özelliğini yitirmeyecektir.

Avokado vücuttan sodyum atar

Avokadonun tuz atımındaki seçiciliği, sodyuma karşıdır. O, vücuttaki sodyumu adeta seçerek dışarı atar. Sodyum yüksekliği olanlara özellikle avokado tüketmelerini tavsiye ederim.

Avokado omega-9-asit deposudur

Avokado gerçek bir **doymamış omega-9-asit** deposudur. Ortalama olarak 500 000 ppm omega-9-asit içerir. Avokadonun damakta bıraktığı tat ve aroma, onun çok yağlı olmasındandır. İçeriğinde bol miktarda doymamış yağ bulunduğu doğrudur. Bu yüzden onu kolesterol bombası zannedenler de vardır. Ancak avokadonun içeriğinde kolesterol sıfırdır.

Avokado omega-6-asit deposudur

Ortalama 300 bin ppm doymamış omega-6-asit içerir. Buna kısaca omega-6 adı verilmektedir. Omega-6'nın kimya dilindeki adı, linoleik asittir.

Regl dönemindeki şikâyetler

Çok ender de olsa, bazı bayanlar 15-20 günde bir düzenli adet görürler. Veya bazı bayanların adet dönemleri hem uzun sürer hem de fazlaca kanamalı geçer. Bu durumda olan bayanlar kolayca anemi durumuna düşerler. Anemiye bağlı olarak başlıca şikâyetleri,

- Saç dökülmesi
- Tahammülsüzlük
- Sinirlilik, gerginlik
- Kalp çarpıntısı
- Tırnakların kolay kırılması
- Gün içerisinde değişen ruh hali
- Yorgunluk
- Soluk bir beniz
- Dolaşım bozukluğu
- Uykuyu alamama
- Sabahları yorgun kalkma
- En basit ev işlerini yapamaz hale gelmedir.

Bu durumda olan bayanların haftada 3 kez avokado tüketmeleri, hem anemiye bağlı şikâyetlerin ortadan kalkmasında, hem bağışıklık sistemlerinin güçlendirilmesinde iyi bir yardımcıdır.

KÜR 1
ANEMİYE KARŞI

Bir adet avokado ince dış kabuğu soyulup çekirdeği çıkartıldıktan sonra 1-1,5 yemek kaşığı limon suyu ilave edilerek çatalla ezilir. Bir dilim ekmeğin üzerine sürülerek tüketilir. Haftada 3 kez 1 ay boyunca devam edilir ve kür sonlandırılır. Dönem dönem şikâyetlerin seyrine göre tekrarlanabilir.

KÜR 2
KANSER HASTALARINDA, İYİ HUYLU PROSTAT BÜYÜMESİNDE VE KOLESTEROLÜN DÜŞÜRÜLMESİNDE

Kür 1'le hazırlama şekli aynıdır. Ancak ezilirken içerisine 1-2 diş ezilmiş sarımsak ilave edilir. Uygulama şekli de aynıdır. Dönem dönem şikâyetlerin seyrine göre tekrarlanabilir.

Not: Anemi yaşayan kanser hastalarına da önerilir.

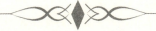

Not: Hekiminizin önerdiği ilaçlar varsa, mutlaka kullanınız. Bu bitkiye karşı alerjiniz olup olmadığını öğreniniz. Bu kitaptaki tüm bitkisel kürler ancak ve ancak yetişkinler içindir. Burada okuduğunuz bilgilerin, yardımcı ve destekleyici olduğunu göz ardı etmeyiniz. Hekiminize danışmadan buradaki bilgilerle kendi kendinize kesinlikle teşhis koymayınız ve uygulamayınız. Unutmayınız ki hastalık yoktur, hasta vardır. Her hastalığın seyri insandan insana değişir. Teşhisi koyacak olan ancak bir hekimdir.

KURUTULMUŞ AVOKADO YAPRAĞI

Latince : Parsea americana
Almanca : Avokado
İngilizce : Avocado

Özellikleri
■ Böbrek taşını harekete geçirerek düşürür

Ailemde otacı kültürüyle ilgilenen kimse olmadı. İlkokul yıllarımdan hatırladığım narenciye bahçemizin bulunduğu Mersin-Kargıpınarı köyüne ve Mersin'deki evimize kurutulmuş avokado yaprağı istemeye gelenler olurdu. Gerek bahçedeki çiftlik evimizde gerekse de Mersin'deki evimizde birkaç çuval kurutulmuş avokado yaprağı her zaman bulunurdu. Evde kimse olmadığında bu işi ben yapardım. Kesekâğıdına bahçemizden toplayıp kuruttuğumuz avokado yapraklarından bir miktar doldurur, isteyen kişiye verirdim. Hazırlama ve kullanma şeklinin yazılı olduğu kâğıdı da içerisine koyardım. İlkokula gittiğim yıllarda kurutulmuş avokado yaprağının böbrek taşına iyi geldiğini amcamdan öğrenmiştim. Ancak, ailemde ve akrabalarımda hiç kimse bitkiler üzerine çalışmamıştı. Bu bilginin kaynağının nereden geldiğini bilmiyorum. Lise yıllarımda dahi evimize kadar gelip avokado yaprağı isteyen insanlar olduğunu bilirim.

Aradan uzun yıllar geçti. Sıra avokado ve yapraklarını araştırmaya gelmişti. Avokadonun yapraklarında hangi etken madde veya maddeler grubu vardı ki, böbrek taşının düşürülmesinde etkili olabiliyordu? Soruyu yanlış sormuştum. Yanlış soru sorduğumu çok zaman sonra anladım.

Değerli okuyucu, çoğu zaman yeri geldikçe belirttiğim gibi, araştırma "soruyu doğru sorabilme sanatıdır." Araştırma yaptığınız konuda kafanızda o kadar çok soru vardır ki, bu sorulardan bir tanesi doğrudur. İşte, doğru soruyu sorduğunuz anda, alacağınız cevap da sizi doğru neticeye götürür. Aksi takdirde uğraşır durursunuz. Çoğu zaman da, doğru soruyu sorduğunuz halde neticeye gidememiş olduğunuzu sonradan fark edersiniz. Peki, neden daha önce doğru soruyu sorduğum halde o zaman sonuca gidememiştim? Bunu cevabı da oldukça basitti. Çünkü doğru soruyu sorduğum o dönemlerde bilmediğim ve öğrenmem gerekenler vardı. Velhasıl araştırma süreci son nefesimize kadar öğrenmekle geçen bir zaman dilimidir.

Belki merak ediyorsunuzdur, acaba soru nasıl sorulmalıydı diye? Yanlış olan soru, avokado yaprağında böbrek taşının düşürülmesinde etkili olan hangi etken madde veya etken maddeler sorusudur. Doğru soru şudur: Avokado yaprağı böbrek taşını düşürmekte etkili olan bir kimyaya nasıl sahiptir? Nihayet doğru soruyu sorabilmiştim. Cevabını bulmak ve vermek en az altı yılımı almıştı. Yeri gelmişken hemen belirtmekte fayda görüyorum, altı yıl boyunca her gün avokado yaprağını araştırmadım. Ben, aynı zamanda çok sayıda farklı bitkiyi araştırırım. Aynı bitkiyi sürekli araştırmak hem yorucudur, hem dikkat dağıtıcıdır, hem de kolaylıkla kısır döngüye girmenize neden olur. Örneğin, bir hafta boyunca bir bitki üzerinde yoğunlaşırken, ikinci hafta başka bir bitki üzerinde tekrar çalışmaya başlarım. Bazen, bir bitki üzerinde sadece birkaç saat çalışır bırakır, tekrar üzerinde çalıştığım diğer bir bitkiye dönerim.

Böbrek taşını harekete geçiren kimyasal güç avokado yaprağında bulunan **methyl-chavicol**dur. İlk bakışta methyl-chavicol ana etkin madde gibi görünmektedir. Halbuki bu güç etkin madde olmaktan ziyade, böbrek taşını harekete geçiren etken bir rol üstlenmektedir. Böbrek taşını harekete geçiren kimyasal gücün tetikleyicisidir diyebiliriz.

Böbrek taşı oluşması önlenebilir mi?

Evet önlenebilir. Haftada birkaç kez tüketilecek az yağlı pırasa yemeği böbrek taşı oluşumunu önlemektedir. Bu konudaki ilk bilgiyi Bitkisel Sağlık Rehberi adlı kitabıma almıştım. Veya haftada 1-2 kez tüketilecek 1 bardak haşlanmış pırasa suyu böbrek taşı oluşumuna karşı mükemmel bir önleyicidir. Yaklaşık 2 bardak suda 150 gram taze pırasa (doğranmış) 7 dakika ağzı kapalı haşlanır ve ılınmaya bırakılır. Ilınınca haşlama suyu içilir. Haşlanmış pırasanın tüketilmesine gerek yoktur.

KÜR 1
BÖBREK TAŞINI DÜŞÜRMEK İÇİN

Kaynamakta olan 1 su bardağı (150-200 ml) klorsuz suya bir tatlı kaşığı (2-3 g) kurutulmuş avokado yaprağı ilave edilir. Kısık ateşte 8 dakika kaynatılır. (demlenir) Demleme süresi tamamlandıktan sonra sıcakken süzülür. Ilınınca akşam yemeğinden 2 saat sonra içilir. Her 5 günlük kullanımdan sonra 3 gün ara verilir. Damak tadına uygun hiçbir şey ilave edilmemelidir. Bu kürü 20 günden fazla uygulamayınız. Tekrar uygulamak için en az 20 gün ara verilmelidir.

Not: Hekiminizin önerdiği ilaçlar varsa, mutlaka kullanınız. Bu bitkiye karşı alerjiniz olup olmadığını öğreniniz. Bu kitaptaki tüm bitkisel kürler ancak ve ancak yetişkinler içindir. Burada okuduğunuz bilgilerin, yardımcı ve destekleyici olduğunu göz ardı etmeyiniz. Hekiminize danışmadan buradaki bilgilerle kendi kendinize kesinlikle teşhis koymayınız ve uygulamayınız. Unutmayınız ki hastalık yoktur, hasta vardır. Her hastalığın seyri insandan insana değişir. Teşhisi koyacak olan ancak bir hekimdir.

ASMA YAPRAĞI

Özellikleri
- Alkolizmi tedavi edici
- Alkolün zararlarını azaltıcı
- Alkolü bıraktırıcı
- Akciğer kanserine karşı

Değerli okuyucu, alkol hücre için zehirdir. Hücre zehri olan bir şey doku zehiridir. Doku zehiri olan bir madde, aynı zamanda organ zehridir. Buradan kolayca çıkarılacak sonuç, alkol tüm vücut için zararlıdır.

Alkol bağımlısı birkaç insan tanıdım. Alkol bağımlısı olduktan sonra pişman olan, bırakmak isteyen fakat bir türlü bırakamayan… Aralarında psikolojik destek alanlar da vardı. Bazıları utanarak, "Hocam bana yardımcı olabilecek bir kürünüz var mı?" diye soruyordu. "Hocam, tüm saygınlığımı yitirdim, utanıyorum. Alkol bağımlısı olduktan sonra, yüzüme bakan insanların yüzlerindeki garip ifade beni daha da üzüyor. Acaba, alkollüyken ne yaptım sorusu, hatırlayamamak ve bu belirsizlik beni yıkıyor. Daha kötü oluyorum. Tüm saygınlığımı yitirmiş olduğumu anlıyorum."

Bu ve benzeri ifadeler alkol bağımlısı insanların iç dünyasından dökülen, kararsız, şüpheci, güvensiz, ürkek sözlerdir. Kurtulmak isterler. Bir daha içmemek üzere kendilerine ve en yakınlarına söz verirler, yemin ederler. Sonra yenilip tekrar içerler. Verilen sözler, edilen yeminler hep boşa çıkar. Sonunda yıkılan yuvalar, uzaklaşan dostlar…

Alkolizm

Alkolizm çoğunlukla genetik (ırsi) yatkınlık gösteren veya genetik yolla da geçebilen, biyokimyasal bir bozukluktur. Ancak yüksek dozda ve çok sık alkol tüketimine bağlı olarak gelişen alkol bağımlılığı da sıklıkla görülmektedir.

Alkol aldıktan sonra hastanın kontrolünü kaybetmesi, içmeye başladıktan sonra bırakamaması, kendine engel olamadığını göstermektedir. Alkolik içmeye başlar, çünkü kendini tutamaz. Alkoliklerin çoğunluğu içtiği zaman kontrolünü kaybeder, ancak tüm hastalıklarda olduğu gibi istisnalar vardır. Bazen bir alkolik, içmeden durabilir, kendi kendine ve çevresine bağımlı olmadığını ispatlamaya çalışır, bazen daha kontrollü içebilir.

Günümüzde alkolizm tedavisi

Alkol tedavisi fizyolojik, psikolojik ve sosyal olarak sınıflandırılabilir. Çoğu zaman fizyolojik tedavi, psikolojik tedaviye ek olarak yapılmaktadır. Alkol tedavisinde psikoterapi vazgeçilmez bir yöntemdir. Psikoterapide hasta, ailesi ile beraber değerlendirilir. Hastanın içinde bulunduğu aile ele alınmalıdır, çünkü alkolizm bir "Aile hastalığı"dır.

İlaç tedavisi

Danimarkalı Eric Jakobsen tarafından 1948 yılında geliştirilmiş olan bir ilaç, çok az miktarda dahi alkol alındığında kusma, şiddetli mide bulantısı, el ve ayaklarda üşüme, kan basıncının düşmesi, deride kızarıklar, şiddetli baş ağrısı ve kalp atışlarının yükselmesine neden olur. Bu belirtileri aynı anda yaşayan hasta, adeta öleceğinden korkar. Bu ilacın amacı, hastaya ilaçla beraber alkol aldığı takdirde ne kadar tehlikeli olduğunu göstermektir. Böylece hastanın ilaç kullandığı dönemde alkol alması engellenmiş olur. Tedavi amaçlı kullanılan diğer ilaçlarsa şunlardır:

■ Antidipsojenikler
■ Seratonerjik antidepresanlar
■ Lityum

Tüm bu ilaçlar, ancak uzman bir hekim gözetiminde kullanılabilir.

Alkol bağımlılarında depresyon ve yalnızlık duygusu beraber gelişmektedir. Belli bir zamandan sonra onlar için yegâne çözüm ve rahatlama yolu alkol almaktır. İpin ucu kaçmıştır. Maddi ve manevi kayıpları düşünmemek için bu kez sürekli alkol almak isteyebilirler.

Değerli okuyucu, feda edilecek, vazgeçilecek, uğrunda fedakârca mücadele edilmeyecek hiçbir insan yoktur. Eğitimcilik hayatımda hiçbir öğrencimi gözden çıkarmadım. Hiçbir öğrencimden vazgeçmedim. Eğitilemez demedim. Yardım isteyen hiçbir insanı geri çevirmedim. Yardıma muhtaç olduğunun bilincinde ve farkında olmayını görüp ona yardım etmek, eğitimciliğin temelidir. Hocalık sadece fizik, kimya, matematik, biyoloji öğretmek değildir. Hocalık güzel ahlakı öğretmek ve güzel ahlaklı kişiler yetiştirmektir.

Alkol hakkında kısa bilgi

Alkol hücrenin zehridir. Alkol alımı genel yaşlanmayı ve cildin kırışmasını hızlandırır. Karaciğerin en büyük düşmanıdır. Trigliserid ve kolesterolü yükseltir. Karaciğerin yağlanmasına, ileri aşamalarda siroza ve karaciğer kanserinin gelişmesine neden olabilir. Avrupa standartlarında günde 20 gramdan fazla alınan alkolün yukarıda bahsettiğim şikâyetlere neden olduğu ve hızlandırdığı savunulur. Çoğu zaman tüketilen alkollü bir içeceğin kaç gram alkol içerdiğini bilmek isteyenler olmaktadır. Aşağıdaki formülle bunu kolayca hesaplamak mümkündür.

(İçilen miktar ml) x (vol. yüzde alkol) x (0.8 g/ml) = gram alkol

Örneğin, 1 şişe bira 500 ml'dir ve yüzde 5 alkol içerir. Eğer, bir kişi 500 ml bira içmiş ise, 500 x 5/100 x 0,8 = 20 gram alkol almış demektir. Bu da yaklaşık olarak 0,5 ppm (promil) demektir.

20 lik (200 ml) rakı içmiş olan birisi için hesaplarsak, 200 x 45/100 x 0.8 = 72 gram alkol almış demektir. Bu da yaklaşık 1.8 ppm (promil) demektir.

Trafik kontrollerinde yapılan alkol muayenelerinde "promil" olarak ölçüm yapılmaktadır.

Bitkisel olarak yardımcı tedavi

Alkol bağımlısı insanlara yardım etmek için, onlara alkolü kolayca bıraktıracak bitkisel bir kürün uzun yıllardır arayışı içerisindeydim. Tanıdığım alkol bağımlısı insanlar, ilaçlarını yurt dışından getirtiyorlardı. Ancak, belli bir zaman sonra bu ilaçlar da fayda etmiyordu. Çaresizdiler.

Neden asma yaprağı?

Doğada mutlaka bu hastalığa karşı bitkisel bir yardımcı tedavi olduğu inancındaydım. Bazen bir konu üzerinde uzun zaman araştırma yaptığınız veya yoğunlaştığınız zaman "neden olmasın?" şeklinde bir soru aklınıza gelebilir. Üzümden alkol yapıldığını herkes bilir; beyaz üzümden beyaz şarabın, kırmızı üzümden kırmızı şarabın... **Neden**, alkole karşı tiksindirici veya alkol bağımlılığına karşı etkili yardımcı çözüm, üzümün yapraklarında gizli **olmasın**?

Neden olmasın? İşte, bu soru beni üzüm yaprağını araştırmaya yöneltmiştir. Belki, çok basit bir soru gibi gelebilir. Ama zaten, en zor sorular, basit olan sorular değil midir? Üzüm yaprağının içerdiği etkin maddeleri araştırmaya başladığımda, daha önce hiçbir bitki yaprağında karşılaşmadığım ve tanımadığım onlarca kimyasal bileşik karşıma çıkıvermişti. Doğadaki her bitkinin içeriğinde bir tek kendisine özgü (özel) etkin maddeler vardır. Şüphesiz ki, üzüm yaprağının da kendine has etkin maddeleri olacaktır. Eğer üzüm yaprağında alkolizme karşı etkili olabilecek etkin madde veya maddeler varsa bunlar hangileriydi? İşte, bu sorunun cevabını alabilmek veya bulabilmek için alkolizm nasıl bir hastalıktır, sorusunun cevabını bilmek gerekiyordu. Yani, alkolizm nedir?

Ülser, hepatit, prostatit, ülseratif kolit, diyabet, makula dejenerasyonu veya hemoroid gibi hastalıklar çok iyi bir şekilde tanımlanmıştır. Tanımlandığı içindir ki, bu tanıma karşı savaşacak etkin maddeyi ve bu etkin maddenin biyokimyasını belli bir sistematik içerisinde doğadaki bitkilerde araştırıp yardımcı tedavi olarak ortaya koyabiliriz. Ancak alkol bağımlılığı iyi tanımlanmış bir hastalık değildir. Yani, vücutta ne oluyor da kişi alkol alma ihtiyacı duyuyor? Alkol alma ihtiyacını hastalık derecesine getirmiş olan bağımlılık mekanizması nedir? Yani alkole karşı bağımlılığı geliştiren, tetikleyen nasıl bir metabolizmadır? Alkolizmde, insan vücudundaki hangi metabolizma harekete geçerek, alkol almak zorunda bırakıyor veya alkol alma açlığına neden oluyor? Doğru bilinmesi ve doğru ayırt edilmesi gereken nokta, alkolizmin neden olduğu şikâyetler ve semptomlar (belirtiler) değildir. Çünkü bir hastalığın şikâyetlerini (semptomlarını) ortadan kaldırıcı tedavi, tedavi değildir. Bir hastalığın, şikâyetlerini ortadan kaldırıcı tedaviye semptomatik tedavi denir. Tedavi, teşhis edilmiş hastalığın ortadan kaldırılmasıdır. Örneğin, şeker veya romatoid artrit hastalığının tedavisinde kullanılan ilaçlar semptomatik tedavidir. Bu hastalıklarda ilaç kullanıldığı müddetçe hastalığın şikâyetleri ortadan kaldırılır ancak ne şeker ne de romatoid artrit hastalığını ortadan kaldırmaz. Amaç, alkolizmin semptomatik tedavisi değil, alkolizmin tedavisidir. Çünkü alkolizmin semptomatik tedavisi alkol kullanımını engellemeyip, sadece alkolizmin şikâyetlerini ortadan kaldırıcı rol oynayacaktır. Sonuçta, alkol kullanımına bağlı şikâyetler yaşanmasa dahi, alkol kullanımının neden olduğu tahribat ve diğer hastalıklar seyrine devam edecektir.

Asma yaprağının taze iken tadına bakıldığında ekşimsi bir tat verir. Bu ekşi tadı ona kazandıran, **limonen** ve **citric acid**'in beraberce bulunmasıdır.

Üzüm yaprağında bulunan **brevilagin, inisitol, hirsutrin ve elemol-acetate** etkin maddeleri alkolizm hastalığına karşı en etkili olan primer etkili maddelerdir. Hem meyvesinde hem de yaprağında bulunan **d-catechin, delphinidin ve leucocyanidin** fonksiyonel etken maddeleri, primer (ana) etkin maddeleri desteklemektedirler.

Yeşil taze üzüm suyu (koruk)

Yeşil taze üzüm suyu, alkolün neden olduğu zararlara mükemmel bir destekleyicidir. Tadının bir miktar ekşi olmasına dikkat edilmelidir. Ne çok koruk (ekşi), ne de (tatlı) olmamalıdır.

Kür için kullanılacak olan yaprakların taze olanlarını tercih ediniz. Kurumuş veya kurutulmuş olanlar, taze yapraklar kadar etkili olmasa da, tazesine göre yaklaşık yüzde 60 etkilidir.

>>> **ASMA YAPRAĞINDA BULUNAN BAZI MADDELER**

Gallocatechin	Asetik asit
Alpha-amyrin	Citronellol
Alpha-terpineol	Alpha-viniferin
Brevilagin	Beta-amyrin

KÜR 1
ALKOLİZM TEDAVİSİNDE VE AKCİĞER KANSERİ HASTALARINDA

Yaklaşık 10-12 adet taze asma yaprağı kaynamakta olan 250 ml klorsuz suya atılır, kısık ateşte 8 dakika kaynatılır ve ılınmaya bırakılır. Ilınınca süzülür ve 1 su bardağı kadar, akşam yemeğinden 2 saat sonra içilir. Haftada 3 kez taze olarak hazırlanır ve içilir. Bu kür 1 ay uygulanır. Bir aydan sonra 15 gün ara verilir ve bir aylık kür tekrar edilip sonlandırılır.

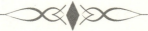

Not: Hekiminizin önerdiği ilaçlar varsa, mutlaka kullanınız. Bu bitkiye karşı alerjiniz olup olmadığını öğreniniz. Bu kitaptaki tüm bitkisel kürler ancak ve ancak yetişkinler içindir. Burada okuduğunuz bilgilerin, yardımcı ve destekleyici olduğunu göz ardı etmeyiniz. Hekiminize danışmadan buradaki bilgilerle kendi kendinize kesinlikle teşhis koymayınız ve uygulamayınız. Unutmayınız ki hastalık yoktur, hasta vardır. Her hastalığın seyri insandan insana değişir. Teşhisi koyacak olan ancak bir hekimdir.

ANNE SÜTÜNÜ AZALTAN BİTKİLER (GALACTOFOGE)

"**Galactofoge**" emziren annelerin sütünü azaltan veya tamamen durmasına neden olan anlamına gelir. Bu nedenle emziren annelerin erken dönemde sütlerinin azlamasına neden olan bitkileri ayrı bir bölümde toplamayı uygun buldum. Bu bitkilerden en önemlilerini aşağıda belirtmiş bulunuyorum:

- Nane
- Maydanoz
- Nişasta unu
- Adaçayı
- Şekerkamışı
- Ararot
- Arpa ve arpa unundan yapılmış besinler
- Şalgam
- Mısır
- Salamurası yapılmış besinler
- Aşırı tuz tüketimi
- Turşusu yapılmış besinler
- Sirke ve limon suyunun fazlaca kullanılması

Adaçayı, memleketimizde fazlaca tüketilen bitkisel bir çaydır. Hamile bayanların ve emziren anne adaylarının kesin olarak uzak durması gereken bir bitkidir. Tüp bebek veya aşılama yöntemi uygulanacak olan bayanların adaçayından uzak durmaları gerekir. Söz adaçayından açılmışken, **epilepsi hastalarının** da kesin olarak uzak durması gereken bir bitkidir. Çocuk yapmaya karar vermiş olan eşler adaçayı tüketmemelidirler. Bu kural sadece kadınlar için değil, aynı zamanda erkekler için de geçerlidir. Adaçayı içme alışkanlığı olan erkeklerin sperm sayıları azalır.

Adaçayının kurutulmuş sap ve yaprakları ortaçağda evlerin içerisinde yakılarak tütsüsü yapılırdı. (fumigate) Bu âdet halen daha Avrupa'nın birçok köyünde uygulanmaktadır. Adaçayının tütsü olarak kullanılmasının nedeni, evlerin odalarını dezenfekte etmek içindir. Adaçayı, lahana ve havuç yetiştirilen tarlalara serpilerek, ürüne zarar veren bakteri ve böcekleri uzaklaştırmak amacıyla uzun yıllar kullanılmıştır. Bu sayede tarlalarda yetiştirilen lahana ve havuç, parazitlere karşı mükemmel bir şekilde korunma altına alınıyordu. Teknolojinin gelişmesiyle geliştirilen kimyasal zirai ilaçlar bu muhteşem doğal korunma yöntemlerini tarihe gömerek unutulmasına neden olmuştur. Buna benzer daha birçok yöntem ne yazık ki kaybolup gitmiştir. Doğal yaşam tarihi içerisinde insan, öylesine güçlü yöntemler ve teknikler geliştirmiş ki, günümüzün modern ziraatçiliğinin başaramadığı bazı sorunlar, geçmiş tarihte kolayca ve doğal olarak çözülüyordu. Ne acıdır ki, bu yöntemler unutulmuş ve birçoğu da kaybolup gitmiştir.

Günümüzde, yeni yetişmekte olan araştırmacı genç bilim adamları, doğal yaşamın geçmiş tarihini bilmeden, tanımadan, modern ve yapay kimyanın uygulamasına geçerek, insanı doğanın düşmanı haline getirmektedirler. Bu konuda modern kimyanın ağır ve yıkıcı sonuçlarını görmeye başlayan insan, katkısız ve içeriğinde kimya olmayan doğal ürünleri aramaya başladı. Daha 10 yıl öncesine kadar, zirai ilaçtan nasibini almamış, görüntüsü bozuk meyveler tercih edilmezken, şimdilerde bu görüntüsü bozuk doğal meyveler ve sebzeler aranır oldu. Belki görüntü kaliteleri bozuk, ama doğal ve zararsızlar. Ama günümüzde giderek onları bulmak zorlaştı. Hem de görüntüsü güzel sebze ve meyvelerden daha pahalılar.

Ortaçağın insanları kimyayı bilmiyor olabilirler. Ama biz bugünün modern kimyasıyla antikçağdan beri uygulanmış yöntemleri araştırarak açıklığa kavuşturursak, doğadan ve doğallıktan uzaklaşmamış oluruz.

Bazı herbalistler, bitkisel karışımların içerisine bir miktar öğütülmüş adaçayı ilave ederler, bunun da sebebi hazırladıkları bitkilerin böceklenmemesi içindir.

Nane
Hamile bayanların, bebek yapmayı düşünen kadınların, bebeklerini emziren annelerin, bu dönemlerde nane tüketmemelerini öneririm. Nane tüketiminin alışkanlık haline getirilmemesi gerekir. Nane hamile bayanlarda düşük yapma riskini artırır, emziren annelerin sütlerinin azalmasına neden olur.

DİKKAT !

■ Anne sütünün azalmasının arkasında tiroidin normal çalışmaması yatabilir. Arka arkaya doğum yapmış kadınlarda sık görülen bir rahatsızlık da tiroid hormon dengesizliğinin gelişmesidir. Emziren annelerin sütlerinin azalmasının sebebi, tiroid bezinin sağlıklı çalışmaması da olabilir. Mutlaka hekimlerine danışmaları gerekir. Çünkü anne sütü üzerinden bebeğin alacağı iyot çok önemlidir. Bebeğin beyin gelişimi iyota doğrudan bağlıdır. Unutmamalıdır ki, emziren annenin tiroid bezinin dengeli ve sağlıklı çalışması çok önemlidir. İyot, tiroid bezinin sağlıklı çalışmasında birinci derecede önemlidir. Mutlaka, hekiminize danışınız.

Not: Hekiminizin önerdiği ilaçlar varsa, mutlaka kullanınız. Bu bitkiye karşı alerjiniz olup olmadığını öğreniniz. Bu kitaptaki tüm bitkisel kürler ancak ve ancak yetişkinler içindir. Burada okuduğunuz bilgilerin, yardımcı ve destekleyici olduğunu göz ardı etmeyiniz. Hekiminize danışmadan buradaki bilgilerle kendi kendinize kesinlikle teşhis koymayınız ve uygulamayınız. Unutmayınız ki hastalık yoktur, hasta vardır. Her hastalığın seyri insandan insana değişir. Teşhisi koyacak olan ancak bir hekimdir.

ANNE SÜTÜNÜ ARTIRICI BİTKİSEL KÜRLER (GALACTOGOGUE)

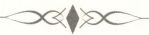

Herbal Galactagogue

Değerli okuyucu, bebeklerini emziren annelerden sık sık aldığım soruların başında, "Bebeğimi daha uzun emzirmek istiyorum, fakat sütüm azalmaya başladı, ne önerirsiniz?" sorusu gelmektedir. Emzirme döneminin (laktasyon) daha ikinci aylarında sütlerinin azaldığından yakınan annelerin sayısı ne yazık ki giderek artmaktadır. Bu konuda önerdiğim tek bir kür yoktur. Çünkü emziren bir annenin sütünün erken azalmasının birçok nedeni olabilir. Bu durumu mutlaka öncelikle hekimleriyle görüşmelerini öneririm.

Hamile bayanların, bebeklerini emziren annelerin, mevsiminin dışında yetişen hormonlu ve ebter tohumlu sebzeleri tüketmemelerini özellikle belirtmek isterim. Ayrıca, mevsiminde olsun veya olmasın ebter tohumdan üretilen sebzelerin tüketilmemesini öneririm. Transgen (genleriyle oynanmış) tohumlardan elde edilen ve ülkemizde de görülmeye başlayan bu ürünleri, (örneğin mısır) hamile bayanların ve bebeklerini emziren annelerin özellikle tüketmemeleri gerekir.

Aşağıda birbirlerinden farklı birkaç tane kür önermiş bulunuyorum. Bu kürlerin tamamı anne sütünü artırıcı etkiye sahiptir. Özellikle, incir-havuç kürü ve taze beyaz dut oldukça güçlü galactogoguedur (anne sütünü artırıcı). Bebeklerini emziren annelere öncelikle incir-havuç kürünü uygulamalarını öneririm.

- Taze beyaz üzüm
- Dereotu
- İncir (taze veya kurutulmuş)
- İncir-havuç
- Taze beyaz dut
- Haşlanmış taze beyaz dut kurusu

Yukarıda isimlerini yazmış olduğum kürlerin hazırlanma ve kullanma şekillerini aşağıda vermiş bulunuyorum. Aynı anda birden fazla kürün uygulanmaması gerektiğini özellikle belirtmek isterim.

KÜR 1

Günde 2 porsiyon taze beyaz üzüm tüketmek anne sütünü artırıcıdır.

KÜR 2

Sabah-akşam yemeklerden önce tüketeceğiniz dereotu sütünüzün artmasını sağlayacaktır.

KÜR 3

Anne sütünü artırmak için haşlanmış kuru incir suyu da içebilirsiniz. 8-9 adet kuru inciri yarım litre suda en fazla 10 dakika haşlayınız. 2'ye böldüğünüz suyu sabah ve akşam olmak üzere günde 2 defa tüketiniz.

KÜR 4

Yarım litre kaynamakta olan klorsuz suyun içerisine 8-9 adet kuru inciri ikiye bölüp atınız. Ağzı kapalı olarak kısık ateşte 5 dakika kaynatınız. 5. Dakikadan sonra içerisine 1 adet havucu dilimleyip ağzı kapalı olarak kısık ateşte 3 dakika daha kaynatınız. Ilıyınca süzünüz. 21 gün boyunca öğleden önce ve öğleden sonra aç veya tok karnına birer su bardağı içiniz.

NOT 1: Anne sütü artırıcı kürlerden bir diğeri ise beyaz dut kurusu kürüdür.
(bkz: Beyaz dut kurusu)

NOT 2: Bu kürler aynı anda uygulanmaz. İncir-havuç kürü hariç, uygulama süresi 1 haftadır. Bir haftanın sonunda uygulama bırakılır. Bir hafta uyguladığınız herhangi bir kürden sonra tekrarlama ihtiyacı duyarsanız, bu defa başka bir kürü uygulamanızda bir sakınca yoktur. Örneğin; 1 hafta taze beyaz üzüm kürü uygulayıp bıraktınız.
Daha sonraki bir dönemde yine 1 hafta olmak üzere dereotu veya kuru incir kürünü uygulayabilirsiniz.

Bunların dışında diğer yardımcı kürlerse şunlardır:

- Anason
- Kereviz
- Taze kereviz yaprakları
- Balkabağı
- Çilek
- Kıvırcık salata
- Sumak
- Rezene çayı
- Tere

Not: Hekiminizin önerdiği ilaçlar varsa, mutlaka kullanınız. Bu bitkiye karşı alerjiniz olup olmadığını öğreniniz. Bu kitaptaki tüm bitkisel kürler ancak ve ancak yetişkinler içindir. Burada okuduğunuz bilgilerin, yardımcı ve destekleyici olduğunu göz ardı etmeyiniz. Hekiminize danışmadan buradaki bilgilerle kendi kendinize kesinlikle teşhis koymayınız ve uygulamayınız. Unutmayınız ki hastalık yoktur, hasta vardır. Her hastalığın seyri insandan insana değişir. Teşhisi koyacak olan ancak bir hekimdir.

BROKOLİ

Latince adı : Brassica olerace convra. botrytis var. italica
İngilizce : Broccoli
Almanca : Brokoli

Özellikleri
- Fibrokistlere karşı
- Osteoporoza karşı

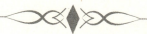

Değerli okuyucu, brokoli üzerine olan araştırma sonuçlarımı *"Bitkisel Sağlık Rehberi"* adlı kitabımda ayrı bir bölümde yazmıştım. Brokolinin, kadınların göğüslerinde oluşan fibrokistleri ortadan kaldırmadaki gücünü o yıllarda henüz bilmiyordum. Bu nedenle, elinizde tuttuğunuz kitabıma ayrı bir bölüm olarak almayı uygun buldum.

Fibrokistler

Kadınlarda, memenin iyi huylu rahatsızlıklarından biri de hastanın eline bir sertlik veya kitle gelmesidir. Yakınmalara meme ağrısı, meme başı akıntısı da eşlik edebilir. Memenin bu iyi huylu rahatsızlıkları modern tıpta detaylı bir şekilde sınıflandırılmıştır. Bunlar arasında iyi huylu olarak en sık rastlananları:

- Fibrokistik değişiklikler
- Fibroadenom
- İntraduktal papillom
- Duktal ektazi
- Mastit'tir.

Fibrokistik değişimler, genel bir kural olmasa da doğurganlık çağındaki kadınlarda daha sık görülmektedir. Hemen hemen her iki kadından birinde rastlanır. Belirtileri memede yoğunluk artışı, fındık büyüklüğüne varan nodüllerin ele gelmesi, ağrı ve hassasiyettir. Kistler âdet öncesi (menstruasyon) şişer ve ağrılı olabilir. Bu şişmelerin nedenlerinden en önemlisi aylık hormonal değişiklerdir.

Fibrokistler ve anemi

Değerli okuyucu, demire bağlı kansızlık (anemi) çok önemli bir rahatsızlıktır. Birçok hastalığın tetikleyicisi anemidir. Örneğin;

- Alerjik reaksiyonlar
- Fibrokist
- Depresif bir yaşam
- Kalp çarpıntısı
- Kalpte ritim bozukluğu
- Saç dökülmesi
- Romatizmal şikâyetler
- Kronik yorgunluk
- Bağışıklık sisteminin zayıflaması
- Tiroid şikâyetleri
- Hormon dengesizliği

Demire bağlı anemi, fibrokistlerin oluşumunda ve hızlı gelişmelerinde etkilidir. Eğer sık sık kansızlık şikâyeti yaşıyorsanız veya kronik kansızlık şikâyeti söz konusuysa mutlaka tedavi olmanız gerekir. Öncelikle vücudunuzun demir deposunu kontrol ettiriniz ve hemoglobin (HGB) değerinizin 12'nin altına düşmemesine özen gösteriniz.

Aneminin dışında başka bir rahatsızlığınız varsa, mutlaka anemi şikâyetinin tedavi edilmesi gerekir. Anemi, tedavi edilmediği takdirde mevcut olan diğer rahatsızlığın tedavisi uzun zaman alabilir. Unutmayınız, kansızlık aynı zamanda bağışıklık sisteminin zayıflığı demektir. Bağışıklık sistemi zayıf olan hastaların çok daha zor tedavi olduklarını göz ardı etmeyiniz. Sürekli anemi şikâyeti yaşayanlar, aynı zamanda birkaç rahatsızlığı da beraber yaşamak durumunda kalabiliyorlar. Aneminin ortadan kalkmasıyla mevcut olan birçok şikâyet de kendiliğinden ortadan kalkmaktadır. Unutmayınız, anemi yaşam kalitenizi hem çok olumsuz etkiler hem de birçok şikâyeti de eşzamanlı olarak yaşamanıza neden olur. Anemi uzun müddet tedavi edilmediği takdirde çok sayıda farklı rahatsızlığın ortaya çıkmasına ve kalıcı rahatsızlıkların gelişmesine neden olabilmektedir.

Kemik erimesi *(osteoporoz)*

Brokoli içerdiği zengin kalsiyum oranından dolayı, **osteoporoz** (kemik erimesi) **hastalarına da iyi bir yardımcıdır.** Lahana, brokoli, karnabahar, maydanoz, hepsi birer kalsiyum deposudur. Birçok kez vurguladığım gibi, bir sebze veya meyvede bir mineralin veya farklı bir etkin maddenin bol miktarda bulunuyor olması, mutlaka bol bulunduğu sebzeden veya meyveden o oranda bol alınması anlamına gelmez. Ancak, brokolide kalsiyum hem çok zengindir, hem de vücudumuza en zengin olarak alınır. Özellikle menopoz dönemindeki bayanların bol süt içerek desteklemeye çalıştıkları kalsiyum açıkları sonuçsuz kalır. Ağırlıkça eşit miktarlardaki brokoli ve sütü karşılaştırdığımız zaman, brokoliden çok daha fazla kalsiyum alırız. Süt içerek kalsiyum açığını kapatmaya çalışan osteoporoz hastalarının bu konudaki gayretleri boşunadır. Ayrıca brokolide yağ yoktur, sütte ise kolesterolü yükselten yağ grubları vardır. Brokoli tam aksine kolesterolün düşürülmesinde iyi bir destekleyicidir.

Yeri gelmişken belirtmekte tekrar fayda görüyorum, kemik yapısının en önemli inorganik (mineral) yapıtaşlarından bir tanesi kalsiyumdur. Ancak, osteoporoz (kemik erimesi) hastalığı kalsiyum açığı problemi değildir. Süt ve süt ürünlerinin tüketilmesi ile de osteoporoza karşı önleyici veya koruyucu önlem alınmaz. Yaşlı insanlarda (kadınlarda menopoz ve menopoz sonrası, erkeklerde ise 60 yaşından sonra) daha sık görülmektedir. D-vitamini ile kalsiyum depolanması doğrudan ilişkilidir. Bu nedenle D-vitamini eksikliği kalsiyum emilimini de azaltır. Yaşlı insanların gün ışığından kendilerini mahrum etmemeleri gerekir. Çünkü D-vitamini oluşumu için gün ışığı şarttır. Ayrıca, C-vitamini de kemik yapısının ağ-örgü yapısının oluşumunda ve korunmasında doğrudan etkilidir. Alman asıllı bilim adamı Prof. Dr. Jürgen Vormann yaptığı araştırmalarda C, K ve D vitamini takviyelerinin osteoporoz hastalarında fonksiyonel olduğunu 15 Nisan 2004 tarihli JournalMED'de yayınlamıştır. Brokoli hem C-vitamini hem de kalsiyum deposudur.

Osteoporoz rahatsızlığının ortaya çıkışında birçok neden vardır. Vücudumuzun asit-baz dengesini ayarlayan en önemli organımız böbreklerimizdir. Besinler üzerinden aldığımız asidin fazlası böbrekler üzerinden idrar yoluyla vücuttan atılır. İleri yaşlarda, böbreklerin asit atılımı yavaşlayarak, vücutta gizli asit artımına veya asit birikimine neden olur. İşte, asit miktarının artması kemik yapısındaki minerallerin, kemiği yavaş yavaş terk etmeye başlaması anlamına gelir ki, bu da kemik erimesinin ortaya çıkması anlamına gelir. Böyle durumda olan hastalara, asit yapıcı beslenme yerine, bazik beslenmeyi destekleyici besinleri önermek oldukça faydalı olacaktır.

Yüksek oranda protein tüketimi (proteince zengin beslenme) asit oluşumunu artırdığından osteoporozu hızlandırmaktadır. Ancak, kemik matris yapısının korunmasında dengeli bir şekilde, aşırıya kaçmadan proteine mutlaka ihtiyaç vardır. Çünkü proteinlerin yapıtaşı olan aminoasitler kemik yapısının korunması için birinci derecede önemlidir. Osteoporoz hastaları protein bakımından zengin hayvansal besinlerden ziyade proteince zengin olan bitkisel beslenmeyi tercih etmelidirler. Bitkisel olarak en zengin protein içeren besinler soya ve ıspanaktır. Et türleri protein bakımından çok zengin olmalarına rağmen asit oranını en hızlı yükselten besin grubundadırlar. Bu konudaki beslenme şekli için hekiminize danışınız.

KÜR 1
KADINLARIN GÖĞSÜNDEKİ FİBROADENOMLARA (FİBROKİSTLERE) KARŞI

Taze ve koyu yeşil renkli olan brokoliden yaklaşık 200-250 gram alınız ve kaynamakta olan yarım litre klorsuz suyun içerisine atınız. Ağzı kapalı olarak kısık ateşte 6 dakika haşlayınız. 6'ncı dakikadan sonra ocaktan indiriniz ve ağzı açık olarak ılınmaya bırakınız. Yarısını sabah kahvaltısından 20 dakika önce aç karnına, diğer yarısını da öğlen yemeğinden 20 dakika önce aç karnına içiniz. 21 gün boyunca her gün taze hazırlanıp içilmesi gerekir. Haşlama suyu içerisindeki haşlanmış brokoliyi tüketme zorunluluğu yoktur. Arzu edilirse tüketilebilir. Duruma göre zaman zaman kür tekrar edilebilir.

Not: Eğer, fibrokistler 2 yıldan fazla mevcutsa, bu takdirde uygulanacak brokoli kürü şöyle olmalıdır:

2 x 21U + 3A
U = 21 gün uygulanır
A = 3 gün ara verilir
=Toplam 42 günlük kür

Bu formülün anlamı şudur: İki kez 21 gün uygulanıp, her 21'nci günün sonunda 3 gün ara verilecektir. Toplam 42 gün uygulanacaktır. Her 21 günün sonunda verilecek olan 3 günlük ara uygulama süresine dahil değildir. Bu kür tamamlandıktan sonra şikâyetin durumuna göre dönem dönem (yılda 2-3 kez) uygulanır.

KÜR 2
OSTEOPOROZ ŞİKÂYETLERİNE KARŞI

Yaklaşık yarım litre kaynamakta olan klorsuz suyun içine 200-250 gram brokoliyi atınız. Kısık ateşte en fazla 4-5 dakika haşlayınız. Ilındıktan sonra süzüp ayırınız. Üçte birini sabah, üçte birini öğlen ve son kalan üçte birini de akşam aç karnına içiniz. Brokoli suyunu içtikten sonra 20 dakika hiçbir şey yiyip içmeyiniz (su hariç). Eğer çalışan bir insan olarak öğle üzeri evinizde bulunamıyorsanız yarısını sabah, diğer yarısını da akşam aç karnına içebilirsiniz. Haşlanmış olan brokoliyi de yemeklerinizin arasında salata olarak tüketebilirsiniz. Haşlanmış brokoli parçalarını tüketmek zorunda değilsiniz. Mühim olan haşlama suyunu tüketmektir. Her 7 günlük uygulamanın sonunda 3 gün ara veriniz. Toplam uygulama zamanı 21 gün olacaktır (3 günlük aralar hariç).

İlerleyen zamanda şikâyetleriniz tekrar ortaya çıkarsa bu defa 15 günlük brokoli kürü uygulamanız gerekir. Sabah erken işe gitmek durumundaysanız, sabah ve akşam içeceğiniz haşlanmış brokoli suyunu akşam hazırlayınız. Geri kalan yarısını sabah içimi için buzdolabında koruma altına alabilirsiniz. Hergün taze hazırlanmalıdır.

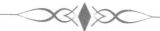

Not: Hekiminizin önerdiği ilaçlar varsa, mutlaka kullanınız. Bu bitkiye karşı alerjiniz olup olmadığını öğreniniz. Bu kitaptaki tüm bitkisel kürler ancak ve ancak yetişkinler içindir. Burada okuduğunuz bilgilerin, yardımcı ve destekleyici olduğunu göz ardı etmeyiniz. Hekiminize danışmadan buradaki bilgilerle kendi kendinize kesinlikle teşhis koymayınız ve uygulamayınız. Unutmayınız ki hastalık yoktur, hasta vardır. Her hastalığın seyri insandan insana değişir. Teşhisi koyacak olan ancak bir hekimdir.

SÜT

Özellikleri
- Reflüye karşı
- Mide ağrısına karşı
- Mide veya yemek borusu yanmasına karşı

Değerli okuyucu, gün geçmiyor ki mide yanmasına karşı iki yudum süt kürünü uygulayıp da şifa bulmuş birkaç insan ofisime bizzat gelerek veya telefonla teşekkür etmesin. Gelen veya telefonla arayan bu insanların ortak tarafı yıllardır ilaç kullanmalarına rağmen çözüm bulamamış olmalarıdır.

Reflü nedir?

"Reflü"nün kelime anlamı geri akım ya da geri kaçmaktır ve bize Fransızcadan geçmiş Latin kökenli bir sözcüktür. Halk arasında **Mide Reflüsü** olarak bilinen **Gastro Özofageal Reflü** hastalığı mide içeriğinin yemek borusuna geri kaçmasıdır. Reflü, asitli mide içeriğinin yemek borusuna gelmesi ve uzun süre temas etmesiyle yemek borusunun asitten kendini koruma özelliğinin yok olmasından kaynaklanır. Erişkinlerin yaklaşık yüzde 20'sinde reflü görülmektedir.

Mide içeriği, midenin salgıladığı hidrojen iyonu nedeniyle yüksek derecede asidiktir. Normalde sindirim sistemimizdeki içeriğin hareketi ağızdan yutma borusuna, yutma borusundan mideye ve mideden de onikiparmak bağırsağına doğrudur. Bunun tersine, mideden yutma borusuna, ya da onikiparmak bağırsağından mideye doğru bir içerik kaçması olmaması lazımdır. Onikiparmak bağırsağından mideye doğru bir kaçak olması durumunda bir tip **gastrit** oluşabilir ve buna tıpta **alkalen reflü gastrit hastalığı** denilmektedir. Burada oluşan gastritin nedeni pankreas sıvısı ve safra içeren alkali özellikteki onikiparmak bağırsağı içeriğinin mide yüzeyinde oluşturduğu hasardır. Eğer onikiparmak bağırsağından mideye doğru safra geri akımı varsa mideden yukarı çıkan içerik hem asit hem de safra içerir. Alkali (bazik) özellikli olan safra da mide asidi gibi yemek borusunun tahrişine neden olur. Reflü hastalığı, asitli ve/veya safralı mide içeriğinin yemek borusuna gelmesi ve uzun süre temas etmesiyle yemek borusunun kendini asitten ve/veya safralı mide içeriğinden koruyamaması nedeniyle olur

Yemek borusunun alt ucunda mide içeriğinin yemek borusuna geçişini engelleyen bir kapak mekanizması vardır. Reflü hastalarında en sık görülen özellik bu mekanizmanın gevşekliğidir. Bu durum sıklıkla **mide fıtığı**yla birlikte yaşanır. Mide boşalım bozukluğu veya bozulmuş yemek borusu hareketi bu hastalığı tetikleyen diğer nedenlerdir.

Eğer mide ağrısı veya yanması ya da yemek borusu yanması şikâyetiniz varsa, bu durumda iki yudum süt içmenizi önermekteyim. Yanma başladığında sadece ve sadece iki yudum süt içiniz. Sütün sıcak veya ılıtılmış olarak içilmemesi gerekir. İçilecek iki yudum sütün ya oda sıcaklığında ya da doğrudan buzdolabından soğuk olarak içilmesi doğru olandır. En geç birkaç dakika içerisinde yanmanız büyük bir ihtimalle geçecektir. 15-20 dakika sonra yanma veya ağrı tekrar ederse, hemen tekrar iki yudum süt içiniz. Bu şekilde devam ederek, yanma veya ağrı süre aralıklarının giderek açıldığını gözleyebileceksiniz.

Evden veya işyerinizden dışarıya çıktığınızda yanma veya ağrı geldiğinde hemen iki yudum süt içiniz. Dışarı çıktığınızda veya seyahatlerinizde süt bulma imkânınız yoksa çantanızda küçük bir şişede süt bulundurunuz. Eğer ağrıyı veya yanmayı iki yudum süt içmeden uzun müddet çekerseniz, her defasında başa dönmüş olursunuz.

Değerli okuyucu, iki yudum süt kürünü uygulayarak yıllardır tablet tüketimine son vermiş yüzlerce insan tanıyorum. Çok ender de olsa iki yudum sütle başarılı sonuç alamayanlar olmaktadır. Eğer iki yudum sütle tam bir başarı elde

DİKKAT !

■ İki yudum sütle mide veya yemek borusu yanmasını veya ağrısını bir hafta içerisinde kontrol altına alamıyorsanız, mutlaka hekime danışınız.

edilememişse, *"Bitkisel Sağlık Rehberi"* adlı kitabımdaki havuç kürünü önermekteyim. Ameliyat günü alıp da havuç kürüne birkaç hafta önceden başlamış ve ameliyat gününde gerek kalmadığı için ameliyattan vazgeçmiş hastalar tanımaktayım. Değerli okuyucu, gerek iki yudum süt kürü gerekse de havuç kürüyle kesin sonuç alınacağı düşüncesiyle hekim kontrollerine gitmemek kesinlikle yanlıştır.

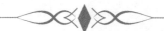

Not: Hekiminizin önerdiği ilaçlar varsa, mutlaka kullanınız. Bu bitkiye karşı alerjiniz olup olmadığını öğreniniz. Bu kitaptaki tüm bitkisel kürler ancak ve ancak yetişkinler içindir. Burada okuduğunuz bilgilerin, yardımcı ve destekleyici olduğunu göz ardı etmeyiniz. Hekiminize danışmadan buradaki bilgilerle kendi kendinize kesinlikle teşhis koymayınız ve uygulamayınız. Unutmayınız ki hastalık yoktur, hasta vardır. Her hastalığın seyri insandan insana değişir. Teşhisi koyacak olan ancak bir hekimdir.

TAZE PORTAKAL YAPRAĞI

Özellikleri
- Şiddetli kabızlığa karşı

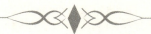

Taze portakal yaprağı kronik kabızlık şikâyetlerine karşı mükemmel bir yardımcıdır. Portakal yaprağının kurutulmuşu amaca uygun değildir. Taze portakal yaprağı bağırsakların perisaltik hareketlerini tetikler. Perisaltik hareketler esnasında bağırsak florası veya mukozası üzerinde etkili değildir. Örneğin, kabızlığa karşı kullanılan sinameki bitkisi, bağırsaklarda hem perisaltik hareketleri tetikler, hem de kaydırıcı mukozanın dışarı atılmasında etkilidir. Sinameki kürü terk edildiğinde kabızlık daha şiddetli tekrar eder. Çünkü sinameki bitkisi kaydırıcı bağırsak mukozasını da bir miktar dışkıyla beraber dışarı attığından, terk edildiğinde kabızlık tekrar eder. Her defasında, kullanılan sinameki daha fazla mukozayı dışarı attığından bağırsağın iç duvarında bulunan mukoza giderek azalarak dışkının kayması zorlaşır ve kabızlığın kronikleşmesi vazgeçilmez olur.

Portakal yaprağında bulunan **apigenin-rahmno-glucoside** ve **kafein** beraberliği bağırsağa doğrudan perisaltik hareketleri kazandırır. Bu iki etkin maddenin aynı ortamda bulunması mukozal yapıyı aktive etmemesi anlamına gelir ki, bu da mukozanın stabilitesi demektir. Yaprağın içeriğinde bulunan **diosmetin-rhamno-glucoside** ise, bağırsaklara daha çok vertikal kasılma hareketi kazandırır.

Portakal yaprağı, **rutin** etkin maddesi bakımından öylesine zengindir ki, ortalama 8500 ppm içerir. Rutin, portakalın kabuklarında ortalama olarak 5500 ppm civarında bulunur.

Yaklaşık altı yıl önce portakal yaprağıyla ilgili çalışmalarımı tamamlamıştım. O günden bugüne çok sayıda kabızlık şikâyeti olanlara yardımcı ve destekleyici olarak portakal yaprağı kürünü önerdim. Bunlardan birkaç kişi öylesine şiddetli kabızlık şikâyetinden yakınıyordu ki, 10-15 gün hiç tuvalete çıkamadıklarını ve sonunda hastanaye gidip yardım almak zorunda kaldıklarını, eğer 4-5 günde bir kez tuvalate çıkarlarsa hallerinden memnun olduklarını anlatıyorlardı. Kullanmadıkları ilaç, denemedikleri yöntem kalmamış, hepsi başarısızlıkla sonuçlanmıştı. Portakal yaprağı kürü onlar için bir kurtuluş olmuştu. Değerli okuyucu, her ne kadar portakal yaprağı oldukça etkiliyse de, faydasını görmemiş olanlar da vardı.

Sinameki ne zaman kullanılmalıdır?

Seyahatlerde hijyenik tuvalet şartlarının bulunamaması veya dışkılama ihtiyacı geldiğinde tuvalet imkânı bulunamaması nedeniyle kişi dışkılama ihtiyacını tutmak zorunda kalabilir. Bu nedenle kabızlık baş gösterebilir. Böyle bir durumda bir-iki kez sinameki çayı içmek iyi bir çözüm getirebilir. Ancak, **sinameki çayı kesinlikle alışkanlık haline getirilmemeli** ve uzun müddet (bir haftadan fazla da) kullanılmamalıdır.

Değerli okuyucu, *"Bitkisel Sağlık Rehberi"* adlı kitabımda kabızlığa karşı pırasa kürünü de önermekteyim. Pırasa kürü orta şiddette kabızlığa karşı mükemmel bir yardımcıdır.

KÜR 1
KABIZLIĞA KARŞI TAZE PORTAKAL YAPRAĞI

Yaklaşık 150 ml (1 su bardağı) klorsuz suda 7-8 adet taze portakal yaprağını 10-12 dakika kısık ateşte kaynatınız. Kaynama süresi tamamlandıktan sonra ocaktan indiriniz ve ılınmasını bekleyiniz. Ilındıktan sonra kahvaltıdan en erken 1 saat sonra içiniz. 4 gün boyunca günde bir kez içilir ve kür sonlandırılır. İhtiyaca göre kür tekrar edilebilir.

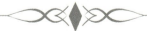

Not: Hekiminizin önerdiği ilaçlar varsa, mutlaka kullanınız. Bu bitkiye karşı alerjiniz olup olmadığını öğreniniz. Bu kitaptaki tüm bitkisel kürler ancak ve ancak yetişkinler içindir. Burada okuduğunuz bilgilerin, yardımcı ve destekleyici olduğunu göz ardı etmeyiniz. Hekiminize danışmadan buradaki bilgilerle kendi kendinize kesinlikle teşhis koymayınız ve uygulamayınız. Unutmayınız ki hastalık yoktur, hasta vardır. Her hastalığın seyri insandan insana değişir. Teşhisi koyacak olan ancak bir hekimdir.

FAYDALI BİLGİLER

Romatizma hastaları

Romatoid artrit (iltihaplı eklem romatizması) şikâyeti olanların beyaz ekmek tüketiminden uzak durmaları gerekir. Beyaz ekmek tüketimini sonlandırdıktan birkaç gün içerisinde romatizmaya bağlı ağrılarının her geçen gün nasıl azalmaya başladığını hayretle gözlemleyeceklerdir. Tabik ki ekmek yemeden yemeğin tadını almak mümkün değildir. Bu anlamda beyaz ekmeğe alternatif olarak, saf çavdar ekmeği (yüzde 100 çavdar unundan yapılmış) tüketilebilir. Veya Anadolu'nun doğal buğdayını ilkel haliyle değirmende öğütüp tam buğday ekmeği yaparak halk pazarlarında satışa sunan köylülerden tedarik edebilirsiniz. Bu ekmekler köylülerin kendi fırınlarında en az iki-üç saatte pişirilen ekmeklerdir. Bu tür tam buğday ekmeklerini Anadolu'nun bazı kasabalarında ve şehirlerin halk pazarlarında bulmak halen mümkündür. Ne acıdır ki, bu işi yapan, sofralarımızın kurucuları ve milletin efendisi olan köylülerimizin sayıları her geçen gün giderek azalmaktadır. Çünkü bu işi yapan köylüler yaşlandılar. Arkalarından gelen nesilleri (evlatları) ise, ekonomik nedenlerden dolayı göç etmiş ve büyük illerde farklı işlerde çalışır durumdalar.

Ramazanda oruç tutan romatizma hastalarının ağrı şikâyetleri özellikle artış gösterir. Halkımızın tükettiği ekmek, kepeği alınmış ve mineral bakımından fakir ekmektir. Buğday hamuru mayalandıktan sonra romatizma ağrılarını artıran prostaglandin üretimini tetikleyen etkin maddeler daha fazla oluşur. Prostaglandin üretimini hızlandıran, buğdayda bulunan laurik asittir.

Çay tiryakileri dikkat

Çay tiryakilerinin birçoğunun alerjisinin olduğunu biliyor muydunuz? Günde üç bardaktan fazla çay içenlerde kaşıntı tetiklenir. Bu kaşıntılar daha ziyade el ve ayak parmaklarında kendisini gösterir.

Sivilceleri azdıran veya tetikleyen besinlerin hangileri olduğunu biliyor musunuz?

- Sarımsak
- Portakal
- Greyfurt
- Taze beyaz üzüm
- Ceviz
- Yumurta sarısı
- Domates
- Çikolata

Narenciye grubunda olan portakal ve greyfurt, sivilcelerin azmasında ve artmasında etkilidir. Her ne kadar mandalina ve limon da birer narenciye ise de, sivilceler üzerinde portakal ve greyfurt kadar olumsuz etkili değildir. Sağlı ve sollu olmak üzere, alt ve üst dudağın birleştiği ağız kenarlarında bir türlü kapanmak bilmeyen yaralarınız varsa ve zaman zaman tekrar ediyorsa portakal ve greyfurttan, taze beyaz üzümden ve cevizden (tazesi veya kurusu) kesin olarak uzak durunuz.

Yemekle beraber pişmiş sarımsak sivilcelerin tetiklenmesinde etkili değildir. Ama özellikle salatalarda çiğ olarak tüketilen sarımsak sivilcelerin artmasında etkin rol oynar. Sarımsağın içeriğinde **aliin, ajoene ve disulfan** grubu birkaç tane doğal antibiyotik bulunmaktadır. Ayrıca, **kükürt** bakımından da zengindir. Bazı kimseler, "Çiğ sarımsak doğal antibiyotik özelliğe sahiptir, bu nedenle iltihap önleyicidir", görüşünü savunarak, "Nasıl olsa sivilceler de iltihap içeriyor, antibiyotik de iltihab kurutucu özelliğe sahip, bu nedenle çiğ sarımsak tüketimi faydalıdır" görüşünü savunurlar. Bu görüş kesinlikle yanlıştır.

Sarımsakta kükürt ve doğal antibiyotik özelliği olan bazı etkin maddelerin bulunduğu doğrudur. Hatta yüzlerinde inatçı sivilceleri olanlar kükürtlü sabun kullanırlar. Bu anlamda kükürtlü sabun kullanılması bir yardımcıdır. Ancak sivilcelere karşı çiğ sarımsak tüketimi yanlıştır. Aksine sivilceleri azdırır. Sarımsağın içeriğinde bulunan *allicin* etkin maddesi her ne kadar doğal antibiyotik özelliğe sahipse de iltihap üretimini artırıcı ve allerjen özelliği daha baskındır. Aynı şekilde, sarımsağın içeriğinde bulunan **alpha-phellendrane** etkin maddesi de her ne kadar doğal antibiyotik (iltihap kurutucu) özelliğe sahipse de, irritant (irrite etme, tahriş etme) özelliği çok daha baskındır. Çiğ sarımsak tüketildiğinde bazen yemek borusuna yapışarak yemek borusunun nasıl hızla irrite olduğunu (tahriş olduğunu) ve hemen arkasından da yanma duygusunun geliştiğini hayretle hissedebilirsiniz. Sarımsakta alpha- phellendrane gibi iritasyon (tahriş) gücü baskın olan en az altı tane etkin madde bulunmaktadır.

Haftada 2-3 kez 10 dakika kısık ateşte demlenmiş lavanta veya karabaş bitki çayı sivilcelerin tetiklenmesinde, çıkmasında veya yok edilmesinde mükemmel bir yardımcıdır.

Sonradan edinilmiş hastalıklar (genetik olmayan) üzerine çalışırken, üzerinde en çok durduğum noktalardan bir tanesi kişinin beslenme şeklidir. Beslenmesinde neleri alışkanlık haline getirdiğini veya çok severek tükettiği besinlerin neler olduğunu sorgularım. Sonradan kazanılmış hastalıkların birçoğunun arkasında yatan sebep, alışkanlık haline getirilmiş beslenme şeklidir. Son yıllarda hızlı bir artış gösteren **ülseratif kolit** veya **Chron hastaları** ile yapmış olduğum görüşmelerde onlara çok farklı sorular yöneltirim. Çünkü, her iki hastalıkta da beslenme şekillerinin veya alışkanlıklarının etkili olduğu düşüncesindeyim. Bugüne kadar görüştüğüm ülseratif kolit ve Chron hastalarının büyük bir çoğunluğunda bu hastalıklara yakalanmadan önce çok fazla tatlı veya çiğköfte tüketme alışkanlıkları vardı. Her çiğ köfte veya da her aşırı tatlı tüketenlerin ülseratif kolit veya Chron hastalığına yakalanacağı gibi bir kural yoktur. Ancak, her iki hastalığa yakalanma yatkınlığı olanlarda aşırı tatlı veya çiğköfte tüketiminin etkin rol oynayabileceği sonucunu göz ardı etmemek gerektiğine inanıyorum.

EBEGÜMECİDE BULUNAN BAZI ETKİN MADDELER

3-METHYL-1-BUTANOL
ACETIC-ACID
ALPHA-TERPINYL-ACETATE
ALUMINUM
ANISALDEHYDE
ANTHOCYANINS
ASCORBIC-ACID
ASPARTIC-ACID
BENZALDEHYDE
BENZYL-ALCOHOL
BETA-CAROTENE
BETA-SITOSTEROL
BETA-SITOSTEROL-BETA-D-GALACTOPYRANOSIDE
BETA-SITOSTEROL-BETA-D-GALACTOSIDE
BETA-SITOSTERYL-BENZOATE
BUTYRIC-ACID
CALCIUM
CALCIUM-OXALATE
CAMPESTEROL
CAPRYLIC-ACID
CARBOHYDRATES
CELLULOSE
CHOLESTEROL
CHROMIUM
CIS-12,13-EPOXY-CIS-9-OCTADECENOIC-ACID
CITRIC-ACID
COBALT
CYANIDIN-3-SAMBUBIOSIDE
DELPHINIDIN
DELPHINIDIN-3-GLUCOSIDE
DELPHINIDIN-3-SAMBUBIOSIDE
DELPHININ
ERGOSTEROL
ETHANOL
FORMIC-ACID
GLYCOLIC-ACID
GOSSIPETIN
GOSSYPETIN-3-GLUCOSIDE

HIBISCETIN
HIBISCIC-ACID
HIBISCIN
HIBISCIN-CHLORIDE
HIBISCRETIN
IRON
ISOAMYL-ALCOHOL
ISOPROPYL-ALCOHOL
LINOLEIC-ACID
MAGNESIUM
MALIC-ACID
MALVALIC-ACID
MANGANESE
METHANOL
MUCILAGE
MYRISTIC-ACID
NIACIN
NITROGEN
OLEIC-ACID
OXALIC-ACID
PALMITIC-ACID
PALMITOLEIC-ACID
PECTIN
PELARGONIC-ACID
PENTOSANS
PHOSPHORUS
POTASSIUM
PROPIONIC-ACID
PROTOCATECHUIC-ACID
RESIN
RIBOFLAVIN
SABDARETIN
SABDARITRIN
SAPONIN
SELENIUM
SILICON
SODIUM
STEARIC-ACID
STERCULIC-ACID
SUCROSE
SULFUR

TARTARIC-ACID
THIAMIN
TIN
UTALONIC-ACID
ZINC

SÖĞÜTTE BULUNAN BAZI ETKİN MADDELER

4-O-METHYL-GLUCURONOXYLAN
5-HYDROXY-PIPECOLIC-ACID
ALBOSIDE
ALPHA-CELLULOSE
ALUMINUM
APIGENIN
ARABINOSE
ASCORBIC-ACID
BETA-CAROTENE
CALCIUM
CATECHIN
CATECHIN-TANNINS CELLULOSE
CHROMIUM
CYANIDIN L
CYANIDIN-3-GLUCOSIDE
FRAGILIN
GALACTOSE
GLUCOMANNAN
GLUCOSE
GRANDIDENTATUM
HEMICELLULOSE
HOLOCELLULOSE
DEMİR
ISOQUERCITRIN
LIGNIN
MAGNESIUM
MANGANESE
NIACIN
P-COUMARIC-ACID
PENTOSANS
PHOSPHORUS
PICEIN L

POTASSIUM
PROTEIN
QUERCETIN
QUERCIMERITRIN
RESIN
RHAMNOSE
RIBOFLAVIN
RUTIN
SALICASE
SALICIN L
SALICORTIN L
SALICYL-ALCOHOL
SALICYLIC-ACID
SALIDROSIDE
SALIREPOSIDE
SELENIUM
SILICON
SODIUM
STARCH
TANNIN
THIAMIN
TIN
TRIANDRIN
VIMALIN
XYLOSE
ZINC

TARÇINDA BULUNAN BAZI ETKİN MADDELER

1,8-CINEOLE
2-PHENYLETHYL-BENZOATE
2-VINYLPHENOL
3-PHENYL-PROPYL-ACETATE
ACETOEUGENOL
ALPHA-PINENE
ALPHA-TERPINEOL
ALPHA-YLANGENE
ASCORBIC-ACID
BENZALDEHYDE
BENZYL-ALCOHOL

BENZYL-BENZOATE
BETA-CAROTENE
BETA-PINENE
BORNEOL
BORNYL-ACETATE
BORON
BROMINE
CALCIUM
CAMPHENE
CARBOHYDRATES
CARYOPHYLLENE
CHLORINE
CINNAMALDEHYDE
CINNAMYL-ACETATE Bark
CINNAMYL-ALCOHOL
CINNZEYLANINE
CINNZEYLANOL
CIS-OCIMENE
COUMARIN
CUMENE
CUMINALDEHYDE
DELTA-3-CARENE
DIHYDROFUMIGATIN
EUGENOL
EUGENOL-ACETATE
FARNESOL
FURFURAL
FURFUROL
GAMMA-TERPINENE
GAMMA-TERPINEOL
GAMMA-YLANGENE
GERANIAL
GERANIOL
GERANYL-ACETATE
HUMULENE
HYDROCINNAMALDEHYDE
IODINE
IRON
ISOCARYOPHYLLENE
ISOEUGENOL
LIMONENE

LINALOL
LINALYL-ACETATE
MANGANESE
METHYL-EUGENOL
METHYL-VINYL-KETONE
MYRCENE
NIACIN
NONYL-ALDEHYDE
P-CYMENE
PELARGONALDEHYDE
PHELLANDRENE
PHENYL-ETHYL-ALCOHOL
PHENYLETHYL-ACETATE
PHOSPHORUS
POTASSIUM
RIBOFLAVIN
RUBIDIUM
SABINENE
SODIUM
STRONTIUM
SULFUR
TANNIN
TERPINEN-4-OL
TERPINOLENE
THIAMIN
TITANIUM
TRANS-LINALOL-OXIDE
ZINC

AVOKADODA BULUNAN BAZI ETKİN MADDELER

1,2,4-TRIHYDROXYHEPTADECA-16-ENE
24-METHYLENE-CYCLOARTENOL
ALANINE
ALPHA-CAROTENE
ALPHA-TOCOPHEROL
ARGININE
ASCORBIC-ACID
ASPARTIC-ACID
BETA-CAROTENE

BETA-SITOSTEROL
BIOTIN
BORON
CAFFEIC-ACID
CALCIUM
CAMPESTEROL
CHLOROGENIC-ACID
CRYPTOXANTHIN
CYCLOARTENOL
CYSTINE
D-ERYTHRO-D-GALACTO-OCTITOL
D-ERYTHRO-L-GLUCO-NONULOSE
D-GLYCERO-D-GALACTO-HEPTITOL
D-GLYCERO-D-GALACTO-HEPTOSE
D-GLYCERO-D-GALACTO-OCTULOSE
D-GLYCERO-D-MANNO-OCTULOSE
D-MANNOHEPTULOSE
D-MANNOKETOHEPTOSE
D-TALOHEPTULOSE
DOPAMINE
FOLACIN
GLUTAMIC-ACID
GLYCEROL
GLYCINE
HENTRIACOSANE
HEPTACOSANE
HISTIDINE
IRON
ISOLEUCINE
ISOLUTEIN
LECITHIN
LEUCINE
LINOLEIC-ACID
LINOLENIC-ACID
LUTEIN
LYSINE
MAGNESIUM
MANGANESE
METHIONINE
METHYL-CHAVICOL
MYO-INOSITOL

NIACIN
NONACOSANE
OLEIC-ACID
P-COUMARIC-ACID
P-COUMARYL-QUINIC-ACID
PALMITIC-ACID
PALMITOLEIC-ACID
PANTOTHENIC-ACID
PENTACOSANE
PHENYLALANINE
PHOSPHORUS
PHYTOSTEROLS
PINENE
POTASSIUM
PROLINE
PYRIDOXINE
QUERCETIN
RIBOFLAVIN
SERINE
SEROTONIN
SODIUM
STEARIC-ACID
TANNIN
TARTARIC-ACID
THIAMIN
THREONINE
TRIACOSANE
TRYPTOPHAN
TYRAMINE
TYROSINE
VALINE
VIOLAXANTHIN
VIT-B-6
VIT-D
ZINC

ATKUYRUĞU BİTKİSİNDE BULUNAN BAZI ETKİN MADDELER

3-METHOXY-PYRIDINE
ACONITIC-ACID

ARTICULATIN
ASCORBIC-ACID
BETA-CAROTENE
BETA-SITOSTEROL
CAFFEIC-ACID
CALCIUM
CAMPESTEROL
CHOLESTEROL
CHROMIUM
COBALT DELTA-5,8,11,14-EICOSATETRAENIC-ACID
DELTA-7,10,13-HEXADECATRIENIC-ACID
DELTA-8,11,14-EICOSATRIENIC-ACID
DELTA-9,12,15-OCTADECATRIENIC-ACID
DIHYDROKAEMPFEROL
IHYDROQUERCETIN
DIMETHYL-SULFONE
EQUISETINE
EQUISETONIN
EQUISETRIN
EQUISETROSIDE
FERULIC-ACID
GALLIC-ACID
GALUTEOLIN
GOSSYPITRIN
HERBACETRIN
IRON
ISOFUCOSTEROL
ISOQUERCITRIN
ISOQUERCITROSIDE KAEMPFEROL
KAEMPFEROL-7-DIGLUCOSIDE
LUTEOLIN
LUTEOLIN-5-GLUCOSIDE
MAGNESIUM
MALIC-ACID
MANGANESE
NARINGENIN
NIACIN
NICOTINE
OXALIC-ACID
P-COUMARIC-ACID
P-HYDROXY-BENZOIC-ACID

PALUSTRINE
PALUSTRININE
PHENOLIC-ACIDS
PHOSPHORUS
POTASIUM-CHLORIDE
POTASSIUM
PROTEIN RHODOXANTHIN
SELENIUM
SILICA SILICIC-ACID
SILICON
SODIUM
TANNIC-ACID
THIAMIN
THIAMINASE
THYMINE
TIN
VANILLIC-ACID
ZINC

ASMA YAPRAĞINDA BULUNAN BAZI ETKİN MADDELER

(DL)-GALLOCATECHIN
2,6-DIMETHYL-TRANS-OCTA-2,7-DIEN-1,6-DIOL-BETA-D-GLUCOPYRANOSIDE
2-METHOXY-3-ISOBUTYL-PYRAZINE
2-PHENYLETHAN-1-OL
24-METHYL-CYCLOARTENOL
ACETIC-ACID
ALPHA-AMYRIN
ALPHA-TERPINEOL
ALPHA-VINIFERIN
ASCORBIC-ACID
BENZYL-ALCOHOL
BENZYL-ALCOHOL-6-O-L-ARABINOFURANOSYL-BETA-D-GLUCOPYRANOSIDE
BENZYL-ALCOHOL-BETA-D-GLUCOSIDE
BENZYL-ALCOHOL-BETA-D-RUTINOSIDE
BETA-AMYRIN
BETA-CAROTENE
BREVILAGIN-I
CALCIUM
CALCIUM-PECTATE

CITRIC-ACID
CITRONELLOL
CYCLOARTENOL
D-CATECHIN
DELPHINIDIN
ELEMOL-ACETATE
FLAVONOIDS
FUMARIC-ACID
GALLOCATECHIN
GERANIOL
GERMANICOL
GLYCERIC-ACID
HIRSUTRIN
INOSITOL
IRON
ISOQUERCITRIN
ISOVITILAGIN
KAEMPFEROL
LEUCOCYANIDIN
LIMONENE
LINALOL
LUPEOL
LUTEOLIN
MONO-P-COUMARYL-ACID
MONOCAFFEIC-ACID
MONOFERULYLSUCCINIC-ACID
NIACIN
OBTUSIFOLIOL
OENIN
OCTAN-1-OL
OLEANOLIC-ACID
PETUNIDIN-3-CAFFEOYLGLUCOSIDE
PHOSPHORUS
PTEROSTILBENE
QUINIC-ACID
RESVERATROL
RIBOFLAVIN
RUTIN
SELENIUM
SHIKIMIC-ACID
STIGMASTEROL

TARAXASTEROL
TARAXEROL
THIAMIN
URSOLIC-ALDEHYDE
VITISPIRANE
VITILAGIN
ZINC

KAYNAK
Bitkisel Sağlık Rehberi
Prof. Dr. İbrahim Adnan SARAÇOĞLU

INDEX

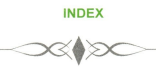

Âdet dönemi 77
Âdet düzensizliği 80
Ağrı kesici 96
Akciğer kanseri 105,165
Alerji 83,90
Alkolizm tedavisi 190,192
Alkoloidler 60
Alkolü bıraktırıcı 190,192
Alkolün zararlarını azaltıcı 190,192
Alerjiye bağlı migren ağrılarına karşı 182
Alerjiye bağlı şiddetli kaşıntılar 123
Alerjiye karşı direnç kazanmak 122,124
Anemi 198
Ani kan şekeri düşmesi 129
Anne sütü artırıcı kürler 196
anne sütü azalmasına karşı 194
Antibiyotik agonisti 109
Anti-metastatik 142
Antioksidan 49,146
antitümoral 156
antocyanidler 54
Asma yaprağı 190
Avokado 184
Bakiye idrar 176
Bağırsak spazmı 97
Balgam söktürücü 106
Bayanlarda tüylenme 68,79
Beyaz dut kurusu 91
Beyaz lahana 146
Beyaz lahana - maydanoz-limon 151
Biberiye 181
Bitkisel kür nedir 30
Bitkisel sterinler 58
Böbrek iltihaplanmalarına karşı 103
Böbrek taşı 189
Brokoli 198

Bronşit 160
Chron hastalığı 101
Çekirdekli siyah kuru üzüm 121
Cilt maskesi 71
Cilt temizleyici 82
Çay tiryakileri 206
Damar sertliği 162
Demire bağlı anemi 106,185
Dereotu 109
Diş eti iltihabı 104
Diyaliz hastaları 107
Diş kökü iltihabı 104
Doğal tohumlar 10
Dolaşım bozukluğu 176
Diyopatik burun akıntısı 64
Ebegümeci 144
Egzama 93,94
Emziren anneler 117
Epilepsi 195
Erkeklerde idrar tutma zorluğu 179
Erkeklerde orgazm sonrası gelişen ani penial bölge ağrıları ... 179
Fibrokist 199
FSH hormonu yüksekliğine karşı 79
Gen teknolojisiyle tedavi 17
Geniz akıntısı 65
Göz tansiyonu 153
Guatr 110,112
Gut hastalığı 181
Hareketli bağırsak sendromu 144
Havuç-kuru incir 126
Hazımsızlık 156
Helikobakter pylori 109,119
Hemoroid (basur) 109,120
Hibiskus (amber çiçeği) 161
Hibrid tohumlar 12
Hipertansiyon 168,170
Hipertiroid 110
Hipotiroid 111
Hipoglisemi 77,129
İdrar damlatma şikâyeti 179
İdrar yapma zorluğu 142,180

İdrar yolları enfeksiyonu 153
İleri yaşlarda ayaklarda oluşan ödem 177
İltihaplı eklem romatizması 63,65
İltihaplı sivilceler 134
İndoller 52
İnsülin direncini düşürme 146
İştah kesici 109,119
İyi huylu prostat büyümesi şikâyetleri 106
Kalbi güçlendirme 171
Kalp çarpıntısı 143
Kalp damarlarındaki yağlar 173
Kalp damarlarının yağlanmasına bağlı yorgunluğa karşı 172
Kanda iltihap düşürücü 93,94
Kan şekerini düşürücü 76
Kan yapıcı 159
Kanser 36
Kanser hastaları 105, 142, 185
Kanseri önleyici 105
Karaciğer kanseri 142
Karaciğer yağlanmasını önleyici 65,168
Karanfil 96
Kekik 156
Kereviz - maydanoz 135
Kırkkilit bitkisi 141
Kolay hamile kalma 159
Kolesterol düşürücü 107
Kronik ishal 101
Kronik kabızlık 98
Kronik yorgunluk 96,129
Kuru incir 159
Kurutulmuş avokado yaprağı 188
Kurutulmuş kiraz sapı 176
Kurutulmuş kiraz sapı - Limon suyu 179
Lavanta 62
Lentigo 69
Maydanoz – limon 167
Maydanoz-limon-sarımsak 170
Melissa (oğulotu) 153
Meme CA 176
Menepoz şikâyetleri 109,119
Mide ağrısı 202

Mide bulantısı 56
Mide veya yemek borusu yanması 202
Nane 67
Nar suyu 103
Osteoporoz 199
Östrojen hormon yükseltici 67, 79,155
Patates 129
Radyoterapi-kemoterapi sonrası gelişen mide bulantısına karşı 157
Reflü 202
Regl dönemlerindeki ödem artışına karşı 177
Regl dönemi şikâyetleri 186
rezidüyel idrar 180
Romatizma 63
Romatoid artrit 65
Sağlıklı zayıflama kürü 152
Sebebi bilinmeyen yorgunluk- halsizlik şikâyetlerine karşı 126,127
Sedefe bağlı kaşıntılar 121,124
Sulforafen 52
Sertleşme problemi 135
Ses tellerini koruyucu 75
Strese bağlı kaşıntılar 121
Sık görülen başş ağrısı 182
Şeker hastaları 76, 95,124,162
Şiddetli ishal 97
Şiddetli kabızlık 204
Siğillere karşı 139
Sindirim kolaylaştırıcı 162
Sivilcelerekarşı 77,172
Strese bağlı kaşıntılar 121
Süt 202
Tansiyon dengeleyici 61
Tarçın 74
Taze portakal yaprağı 204
Taze sıkılmış soğan suyu 132
Taze söğüt yaprağı 138
Tere 105
Testere dişli arslanpençesi 79
Tip1 Tip2 diyabet 148
Tiroid nodüllerine karşı 120
Toksin atıcı 177
Toz alerjisine karşı 164

Transgen tohumlar 14
Trigliserid düşürücü 74
Ülseratif kolit 44,101,133,134
Ürik asit yükseliğine karşı 181
Üst solunum yolları enfeksiyonlarına karşı önleyici ve koruyucu 182
Vücut direncini artırmak 102
Vücuttan sodyum atıcı 186
Wilson hastalığı 162,165
Yanıklara karşı 130
Yaraların iyileştirilmesi 153
Yeşil taze üzüm suyu 193
Yorgunluk 169
Yumurta çatlatıcı 159
Yüksek tansiyona karşı 103
Zayıflama 119,152,165
Zihin yorgunluğu 96